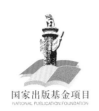

"十三五"国家重点图书出版规划项目

国家出版基金项目
NATIONAL PUBLICATION FOUNDATION

海洋生物医用材料大系
MARINE BIOMEDICAL MATERIALS

总主编
奚廷斐　周长忍

主　审
刘昌胜　付小兵　顾晓松

海洋生物医用材料临床应用

CLINICAL APPLICATION OF MARINE BIOMEDICAL MATERIALS

主编
张　伟　顾其胜　杨宇民

上海科学技术出版社

图书在版编目（CIP）数据

海洋生物医用材料临床应用 / 张伟，顾其胜，杨宇
民主编. -- 上海 : 上海科学技术出版社，2020.1
　（海洋生物医用材料大系）
　ISBN 978-7-5478-4721-3

　Ⅰ. ①海… Ⅱ. ①张… ②顾… ③杨… Ⅲ. ①海洋生
物－生物材料－临床应用 Ⅳ. ①R318.08

中国版本图书馆CIP数据核字(2020)第006476号

海洋生物医用材料临床应用

张　伟　顾其胜　杨宇民

上海世纪出版(集团)有限公司
上 海 科 学 技 术 出 版 社　出版、发行
（上海钦州南路 71 号　邮政编码 200235　www.sstp.cn）

浙江新华印刷技术有限公司印刷

开本 787×1092　1/16　印张 21.75　插页 4
字数：450 千字
2020 年 1 月第 1 版　2020 年 1 月第 1 次印刷
ISBN 978 - 7 - 5478 - 4721 - 3/R・1987
定价：168.00 元

丛书内容提要

　　我国对于海洋生物医用材料的深入研究已有近30年历史,但从国家战略层面对海洋生物医用材料整个行业的发展、挑战及对策进行全面总结和剖析的系统性专著迄今尚属空白。本丛书系统梳理了海洋生物医用材料行业的研发进展、行业现况、临床应用、质量控制标准及政府监管等情况,组织大专院校的材料学专家、相关生产企业、临床应用科室、政府监管人员等,结合自己的工作实际对海洋生物医用材料的生产、科研、教学、临床、检测和评价、监管、新增长点等各个方面,提出了具有高度科学性、严谨性、实用性的总结和思考,进而编撰本套丛书。

本套丛书包括6个分卷:

　　第一卷·海洋生物医用材料导论:论述海洋生物医用材料的战略现况、资源及种类分布、研发现况、临床应用现况、市场监管现况、全球新局势下挑战与机遇、发展新趋势等。

　　第二卷·壳聚糖基海洋生物医用材料:论述壳聚糖基生物医用材料的研发现况、医用原料制备及风险控制、产品分类监管及产品开发、标准化现况、智能型新材料、新技术及应用、发展新趋势等。

　　第三卷·海藻酸基海洋生物医用材料:论述海藻酸基生物医用材料的研发现况、医用原料制备及风险控制、产品分类监管及产品开发、标准化现况、智能型新材料、新技术及应用、行业前景及挑战、发展新趋势等。

丛书内容提要

第四卷·蛋白质基海洋生物医用材料：论述鱼胶原蛋白基生物医用材料的研发现况、原料生产与关键控制、质量控制与检测、国内外标准情况、临床现况、行业前景及挑战、发展新趋势等。

第五卷·海洋生物医用材料临床应用：论述海洋生物医用材料的临床应用现况、临床使用原则/方式/技巧、临床问题及对策、上市后再评价、应用新趋势与新思路等。

第六卷·海洋生物医用材料监管与评价：论述海洋生物医用材料的政策法规（分类界定、命名规则、技术评审要点及解读等），安全性和有效性评价（标准、技术要求、检验方法、临床研究、新趋势），市场准入（注册程序、生产管理、销售管理），上市后监管和再评价（抽检、不良事件、再评价）。

丛书编委会

丛书总主编

奚廷斐　周长忍

执行总主编

位晓娟　顾其胜

主　　审

刘昌胜　付小兵　顾晓松

分卷主编

第一卷·海洋生物医用材料导论

奚廷斐　周长忍

第二卷·壳聚糖基海洋生物医用材料

顾其胜　陈西广　赵成如

丛书编委会

第三卷·海藻酸基海洋生物医用材料

马小军　于炜婷　秦益民

第四卷·蛋白质基海洋生物医用材料

位晓娟　顾其胜

第五卷·海洋生物医用材料临床应用

张　伟　顾其胜　杨宇民

第六卷·海洋生物医用材料监管与评价

冯晓明　柯林楠

本卷编者名单

主编

张 伟 顾其胜 杨宇民

编委

以姓氏笔画为序

于海鹏 天津医科大学肿瘤医院

王 磊 同济大学附属东方医院口腔科

孙伟庆 杭州协合医疗用品有限公司

杨宇民 南通大学

吴奕光 深圳大学化学与环境工程学院

何耀华 上海交通大学附属第六人民医院

位晓娟 上海交通大学附属第六人民医院

张 伟 上海交通大学附属第六人民医院

范建霞 上海交通大学医学院附属国际和平妇幼保健院

周 贵 北京智赢惠众医疗科技有限公司

赵 珺 上海交通大学附属第六人民医院

赵成如 山东赛克赛斯生物科技股份有限公司

顾其胜 烟台大学生命科学学院

郭 志 天津医科大学肿瘤医院

本卷编者名单

参编人员
以姓氏笔画为序

于海鹏　王　金　王　琳　王　磊　王成丽　王玲爽　王晓玲　尹博浩　闫永丽
孙伟庆　孙奔奔　杨宇民　吴灿光　吴奕光　何耀华　位晓娟　汪　涛　张　伟
陈泓池　范建霞　范隆华　周　贵　赵亚红　赵成如　赵　珺　徐余波　郭　志
缪国俊

主编简介

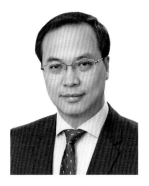

张伟

上海交通大学附属第六人民医院骨科主任医师，党支部书记，医学博士，博士生导师。负责"十三五"国家重点研发计划课题、"十二五"国家重点项目、国家自然科技基金以及省部级重点科技项目等课题 10 余项，主编（译）专著 7 部，发表论文 50 余篇，单篇最高 SCI 影响因子大于 15。获得国家科学技术进步奖二等奖、上海市技术发明一等奖、军队科技进步二等奖、军队医疗成果三等奖等科技奖励。担任上海市医师协会骨科医师分会委员、秘书兼创伤组执行组长，上海市医师协会医学科学普及分会委员，白求恩公益基金会老年髋部骨折专业委员会副主任委员兼秘书长，长三角老年髋部骨折救治联盟副理事长兼秘书长，国际创伤与矫形外科协会中国部创伤委员会委员，中国医疗保健国际交流促进会骨科分会委员兼创伤学组秘书长，上海市医学会骨科分会创伤学组委员等。《中华老年骨科与康复电子杂志》《中国修复重建外科杂志》《实用骨科杂志》等杂志编委。AO 中国讲师团讲师、捷迈讲师团讲师。获西藏自治区"优秀援藏干部"、上海市"仁心医师"、中国优秀中青年骨科医师、上海市卫生系统先进工作者等荣誉和称号。

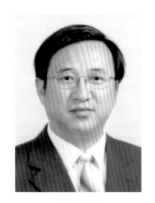

顾其胜

教授级高级工程师。毕业于复旦大学上海医学院（原上海医科大学）药学系。现受聘于烟台大学生命科学学院，从事海洋生物医学材料的教学与科研工作。曾在多家生物医药公司任董事长或总经理、总工程师或首席科学家，企业管理经验丰富。迄今共发表学术论文 200 余篇，主编学术专著 10 余本。参加国家高技术研究发展计划项目、国家"十一五""十二五""十三五"重点专项及上海市重点专项等科研项目。共申请专利 36 项，其中 16 项已获授权。在科研成果方面，主持研发的《水溶性医用几丁糖的制备技术与应用》获得 2009 年国家科学技术进步奖二等奖，同时还获得 2008 年上海市技术发明奖一等奖等省部级奖项 6 项以及数十项其他奖项。

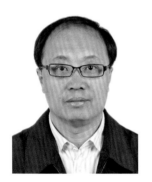

杨宇民

南通大学教授，博士生导师，现任南通大学副校长。为国家"百千万人才工程"国家级人选、国家"有突出贡献中青年专家"、教育部新世纪优秀人才、国务院特殊津贴获得者、江苏省第五期"333 高层次人才培养工程"第二层次培养对象（中青年领军人才）。现任中国生物材料学会常务理事、神经修复材料分会主任委员。

先后主持完成国家重点研发计划项目、国家自然科学基金重点项目和面上项目等多项课题。发表 SCI 论文 100 多篇，影响因子大于 10 的有 12 篇。发表的论文被 SCI 期刊引用近 3 500 次，H-index 值 32；获中国发明专利 17 项和国际发明专利 2 项。带领的科研团队为江苏省高校优秀科技创新团队和江苏省"六大人才高峰"创新人才团队。

序一

　　医疗器械及生物材料领域在我国正处于快速发展期,也是我国医疗行业参与国际竞争的热点领域之一。建设海洋强国战略和"一带一路"倡议的提出,将发展海洋新技术、新产业提高到新的战略高度,"十三五"和即将开始的"十四五"时期是我国海洋经济发展的关键阶段,为我国海洋生物医用材料行业的发展提供了难得的机遇。

　　我国对于海洋生物医用材料的研究已有近 30 年历史,研发、产业、人才、市场及监管等相对成熟,业已形成部分具有国际先进水平的自主产品和技术,但也存在一些问题。从国家层面对海洋生物医用材料整个行业的发展进行总结和剖析,对行业所面临的挑战以及相关策略进行分析和梳理,以提供指导,这关系到整个行业的健康发展。

　　本套丛书首次从国家需求、行业发展高度对海洋生物医用材料领域的发展、现况及最新进展进行全面总结,结合临床应用、注册监管、风险控制等需求进行探讨与对策分析,不仅对产业的发展有很好的指导作用,还为该领域相关政策、法规、标准等的制定提供科学参考。丛书的选题契合国家战略需求,既涵盖业已成熟的产品,又涉及有潜力的产品,并对有望形成新增长点的材料和产业提出分析,以提供策略指导。更值得赞赏的是,丛书中设置了临床应用分册和监管评价分册,不仅可为海洋生物医用材料科研工作者提供参考,还可为从事相关领域产业化的企业、管理人员或行业标准化人员提供思路,同时还为国家药品监督管理局对行业的监管及法规制定提供参考。

　　丛书编撰聚集了国内在材料学、工程学、化学、生物学、监管科学等领域的专家,

序一

以及相关的企业、临床机构和检验机构，体现了我国海洋生物医用材料领域老-中-青团队的凝聚力和传承，从研发、产业化、临床、标准、法规、注册、监管、医工结合等多个角度对海洋生物医用材料的行业发展把脉，结合国际情况和我国国情进行总结与分析。编写时还邀请临床医生参与，使得内容更贴近临床需求。本套丛书是集该行业几十年产品、技术、经验之大成之作，实属难能可贵。

中国科学院院士

华东理工大学　教授

2019 年 10 月

序二

　　海洋资源丰富、种类繁多且再生能力强,这为大力开发且纵深发展海洋资源奠定了基础。党的十八大报告就已经提出:"提高海洋资源开发能力,发展海洋经济,保护海洋生态环境,坚决维护国家海洋权益,建设海洋强国。"这是我国首次提出海洋强国建设的概念。我国提出的"一带一路"倡议对世界海洋经济、产业和布局业已产生了巨大影响。

　　海洋生物医用材料是海洋生物医药整体中的重要组成部分,业已形成新的经济增长点。海洋生物医用材料不仅仅是生物材料中的重要组成,而且已形成产业,是生物材料发展中的一大闪光点。

　　本套丛书的编者首次系统综合了海洋生物医用材料的国内外现况及最新科研成就,并对其发展前景、机遇与挑战等进行科学分析,尤其是对海洋生物医用材料产品开发与监管、海洋生物资源的高值化利用、新形势下行业发展新动力等方面具有重要指导意义。6个分卷系统介绍了海洋生物医用材料研发重点、产品上市、应用与监管以及发展趋势。随着该领域新技术、新产品的逐渐成熟,势必有更多与时俱进的分卷陆续入编。更令人叹赏的是,本套丛书首次尝试将临床应用、标准法规与监管等单独成册,有效突破"产-学-研-医-管"之间的壁垒,极好地诠释了新形势下"产-学-研-医-检-监"型转化医学新模式的内涵,可为科研立方向、为转化立标准、为质量控制立原则、为临床立规范、为监管立依据。

　　该套丛书凝集了在海洋生物医用材料研发、产业化、临床应用、标准化及质量监管等领域多位知名专家及其团队的数年心血之结晶,同时兼收本领域国内外最新进展之精华,具有很强的实用性、科学性、严谨性、先进性和引导性,是业内首部行

序二

业指导性和实用性极强的标志性系列丛书。本套丛书已列入"十三五"国家重点图书出版规划项目，并获得国家出版基金资助，可喜可贺，这既是肯定，更是鞭策。本套丛书的编写和问世将为我国海洋生物医用材料的健康发展和国际竞争力的提高提供有力的参考与指导，能够对从事生物医用材料的学者和科研工作者、高校的相关师生、企业生产管理人员、医院医务工作者和国家药品监督管理人员提供帮助和参考。

中国工程院院士
中国人民解放军总医院　教授
2019 年 10 月

序三

　　我国拥有广阔的海洋空间和丰富的海洋资源，自党的十六大提出"逐步将我国建设成为海洋经济强国"的宏伟目标以来，党的十八大、十九大进一步强化了我国海洋经济发展，党中央提出了发展海洋经济、建设海洋强国的发展目标。因此，有关海洋和海洋相关资源等研究越来越受到重视。如何很好地开发利用海洋资源，并最终形成生产力，服务于国家和民族发展，造福亿万国民，是我们当代科技工作者责无旁贷的使命。

　　海洋生物医用材料的研究和应用在我国还是一个新兴的、充满活力的、具有无限发展前景的领域，相关的研发和生产企业、科研院所、高校和机构近年来取得了众多的成果和进展，但是相对于广阔无边的海洋及其丰富资源来说，还有太多的发展空间需要我们去开拓和探索。我国当前各个行业的快速发展，特别是环保理念和"健康中国"事业的发展，使海洋生物材料的研究和应用也具有无限的发展前景。可以说，当前是我国海洋源生物材料可能出现一波高速发展的关键时期。

　　在这样的时期，我国一部分在海洋生物材料领域具有较好基础的专家学者聚集在一起，团结协作，不懈努力。从各自单打独斗进行产品研发到学科交叉合作攻关，从成立"中国生物材料学会海洋生物材料分会"到海洋生物材料相关的国家"十三五"重点研发计划项目的立项，从相关的科研机构、生产企业之间的合作到材料专业与临床医学团队之间的携手，形成的新局面和大趋势都是令人欣喜的。在这样的基础上，出版《海洋生物医用材料大系》这样的丛书真是恰逢其时、顺势而生。我参加过这个丛书创作团队的一次审稿会，专家们分别来自管理机构、企业、高校、医院等，丛书的内容涵盖了材料学、生产工艺、评价、检测、临床应用、政策法规等各

序三

个方面,团队成员严谨、认真的态度和作风给我留下了深刻的印象。我相信这样一套丛书不仅可以成为相关行业和从业人员的有益参考甚至指南,更能填补我国在这一领域的空白,成为一套里程碑式的经典图书。

海洋无边,资源无限,我辈唯有多努力,方能多收获,不负这个伟大时代给予我们的机遇。

我期待这一套丛书的尽快推出,也期待着我国海洋生物材料的研发和应用的新高潮。

我们都期待着,一个东方"海洋强国"的崛起。

中国工程院院士

南通大学　教授

2019 年 10 月

丛书前言

海洋生物医用材料是我国科技界率先提出的新概念，也是我国医疗行业参与国际竞争有望"弯道超车"的热点之一。建设海洋强国战略和"一带一路"倡议的提出，将发展海洋新技术、新产业提高到战略高度。"十三五"时期是我国海洋经济发展的关键时期，以海洋发达国家和海上丝绸之路沿线国家为重点，新的海洋技术成果开发、转移、分享及竞争模式逐渐形成，对我国海洋生物医用材料行业的发展是千载难逢的机遇，也是任重道远的挑战。

我国对海洋生物医用材料的研究取得了可喜的成绩，业已形成部分具有国际先进水平的自主产品和技术，但也暴露出许多问题，如成果转化力度和深度相对欠缺、产业化规模和速度与科研成果增长严重脱节、标准化及临床再评价仍相对滞后等，难以满足行业健康、可持续发展的需求。迄今，从国家战略层面上对海洋生物医用材料整个行业的发展及策略进行全面总结和剖析的系统性专著尚属空白，与我国迅猛发展的海洋生物医用材料现况以及国家的海洋经济战略布局不匹配。

本套丛书立足海洋生物医用材料的发展现状和趋势，并追踪国内外的前沿方向和技术，首次系统梳理并总结了多种海洋生物医用材料的研发进展、行业现况、临床应用、质量控制标准及政府监管等情况，结合科研、转化、评价、监管等领域专家多年的实践经验及对国内外最新情况的解读，对海洋生物医用材料的生产、科研、教学、临床、检测和评价、监管、新增长点等提出了具有高度科学性、严谨性、实用性的总结和思考，可读性和可操作性强，并对整个行业的发展方向、机遇挑战等关键问题给出科学指导，对该行业的研发、产业化及监管等均有很强的引领性。本套丛书的 6 个分卷系统地介绍了海洋生物医用材料研发重点、产品上市、应用与监

丛书前言

管和发展趋势。集中反映在四个方面：①系统介绍了近 30 年来壳聚糖基和海藻酸基海洋生物医用材料的产品开发、规模化生产与临床应用的实况及进展。②以正处于产业突破边缘的鱼胶原、明胶为例，对蛋白质基海洋生物医用材料的开发和挑战进行分析，并提出导向性开发与思考建议。③以产品转化与应用为目标，将海洋生物医用材料的临床应用作为产品设计开发及应用全过程的核心，并做专业性、系统性阐述。④首次尝试将海洋生物医用材料为重点的标准法规与监管单独成册，可为生物医用材料科研立方向、为转化立标准、为质量控制立原则、为临床立规范、为监管立依据。

本套丛书高度契合国家战略需求，分卷设计既涵盖业已成熟的壳聚糖、海藻酸类产品，又覆盖具有巨大潜力的蛋白质类产品，并对许多有望形成新的增长点的材料研究和产业开发提出分析策略，不仅对产业发展有很好的实用指导，对该领域相关政策、法规、标准等制定也能提供科学参考。由于丛书中设有临床应用和监管评价分卷，不仅可为从事海洋生物医用材料、转化医学研究的工作者和研究生提供参考，还可为从事相关领域产业化的企业、管理人员或行业标准化人员提供思路，同时还为国家药品监督管理局对行业的监管及法规制定提供参考和依据。

丛书总主编　**奚廷斐　周长忍**

2019 年 11 月

本卷编写说明

《海洋生物医用材料大系》的出版意义和价值无需赘述。作为丛书的临床应用卷,《海洋生物医用材料临床应用》有着一段稍显曲折的产生背景与创作过程,回顾与分享这个背景与过程,应该就是对本卷的最好理解和注释。

丛书构思之初,我作为 20 余年前就开始接触海洋生物材料和从事过与之相关的研究的临床医教研工作者,接受编写邀请时的最初设想应该只是参与到丛书中来,在各分卷中就与临床相关的部分拾遗补缺,这时候在我本人的设想里是没有单独的临床应用卷的。在丛书规划和列选的过程中,总主编、执行主编和编辑团队逐渐产生了新的想法:是否可以单列一部临床卷,并建议由我来牵头。对于这个想法,一开始我就惴惴不安,更不敢承接,因为生物材料跟临床的结合涵盖了临床各个学科,要总体把握好真的很难,深感个人学识和精力都有限。

但作为从事与临床医学相关的生物材料研究多年的临床和科学工作者,我心里也非常清楚,对于生物医用材料研究领域来说,临床医学既是出发点,又是最终的到达点。没有临床的问题和需求,那生物医用材料研究的目标在哪里呢?没有最终的临床应用和转化,生物医用材料的研究还有什么意义呢?也正因为如此,材料科学和临床医学的密切结合,是推动材料科学发展和临床医学进步的关键所在。从这个角度出发,单列一部临床应用卷,无论对于材料科学学者还是临床研究者来说,都是具有实用价值的,对于一套系统阐述与医学相关的海洋生物材料丛书来说,也保证了其完整性。感谢丛书主创团队特别是顾其胜老师的坚持和无私付出,促使临床应用卷最终产生并付诸实施。

在创作过程中,丛书总编委和本卷编委就临床应用卷的编写和编辑工作先后

本卷编写说明

召开了多次组稿会、审稿会和定稿会,对各章内容设置和三级目录逐条进行讨论和修改。对于本卷的体例也是几经商讨:是按临床的系统划分章节,还是按材料产品的用途划分章节? 是纳入所有与临床可能相关的材料,还是聚焦当前已经获批用于临床的材料产品? 经过反复讨论后,从方便读者阅读和服从丛书整体规划的完整性和条理性的大局出发,确定了本卷的体例和层次。第一章花了较大的篇幅详细介绍了与海洋生物医用材料临床应用相关的法规,为临床生物材料产品的研发、报批、转化和临床推广应用提供了很好的基础知识和技术指导。其他内容则按照现已在临床应用的材料产品为主线,兼顾进展和前景。这样的体例设置既服从了丛书的整体性,也适当限制了本卷的规模;既重点介绍了当前已经在应用的产品,也为今后不断走向临床应用的新产品留下了补充的空间,让我们更加期待众多新的研究结果落地,在新版里展现真容!

临床应用卷是各位生物材料界和临床医学界同仁共同的心血结晶。我们一直在努力探索,也真诚希望广大读者朋友和业界精英不吝赐教,多提宝贵意见,多合作攻关,奉献出更多的海洋医用生物材料产品,更好地服务于广大患者,为人类造福!

衷心希望得到广大读者的喜欢和反馈,你们的接受和参与,便是我们继续前行的最大动力!

张 伟

2019 年 11 月

目录

第一章 · 海洋生物医用材料的临床应用法规
001

第二章·壳聚糖基材料在创面修复中的应用
071

第九章 · 海藻酸基材料在口腔科的应用

277

第一章 · 海洋生物医用材料的临床应用法规

本章诸多内容均来源于我国政府及相关部门的业已发布且实施中有效的法律法规。作者根据亲身经历及理解提出应关注的重点和要点,同时针对实践中的常见问题及其解决方案提出个人见解。所以,谨请读者在阅读本章时根据本章参考文献中列出的相关网站去查阅原文以解决各自理解上的深浅差异,而且还要关注法律法规的不断更新。

根据相关法规要求,在中国进行医疗器械产品注册时必须对其进行临床评价。临床评价可通过文献资料汇集分析同品种临床数据获得,也可通过临床试验获得相关数据以支持所注册医疗器械产品的安全性和有效性。

医疗器械是指直接或者间接用于人体的仪器、设备、器具、体外诊断试剂及校准物、材料以及其他类似或者相关的物品,包括所需要的计算机软件。其效用主要通过物理方式获得,不是通过药理学、免疫学或者代谢的方式获得,或者虽然有这些方式参与但是只起辅助作用。其目的是:①疾病的诊断、预防、监护、治疗或者缓解。②损伤的诊断、监护、治疗、缓解或者功能补偿。③生理结构或者生理过程的检验、替代、调节或者支持。④生命的支持或者维持。⑤妊娠控制。⑥通过对来自人体的样本进行检查,为医疗或者诊断目的提供信息。

第一节 · 医疗器械的临床法规基础

一、国务院颁布的相关法律法规性文件

针对医疗器械管理的法规,早在 2000 年 1 月 4 日国务院公布了《医疗器械监督管理条例》(中华人民共和国国务院令第 276 号),于 2014 年 2 月 12 日国务院第 39 次常务会议通过其修订版(中华人民共和国国务院令第 650 号)。2017 年 5 月 4 日国务院又发布了《关于修改〈医疗器械监督管理条例〉的决定》(中华人民共和国国务院令第 680 号)。其中与临床相关的规定摘录如下。

1. 第九条

第九条中规定:第一类医疗器械产品备案和申请第二类、第三类医疗器械产品注册,应当提交的资料中必须包括临床评价资料。

2. 第十条

第十条中规定:第一类医疗器械产品备案,由备案人向所在地设区的市级人民政府食品药品监督管理部门提交备案资料。其中,产品检验报告可以是备案人的自检报告;临床评价资料不包括临床试验报告,可以是通过文献、同类产品临床使用获得的数据来证明该医疗器械安全、有效的资料。

3. 第十一条

第十一条中提到,第二类、第三类医疗器械产品注册申请资料中的产品检验报告应当是医疗器械检验机构出具的检验报告;临床评价资料应当包括临床试验报告,但依照本条例第十七条的规定免于进行临床试验的医疗器械除外。

4. 第十七条

第十七条中提到,第一类医疗器械产品备案不需要进行临床试验。申请第二类、第三类医疗器械产品注册,应当进行临床试验。但是,有下列情形之一的,可以免于进行临床试验。

(1)工作机制明确、设计定型,生产工艺成熟,已上市的同品种医疗器械临床应用多年且

无严重不良事件记录，不改变常规用途的。

（2）通过非临床评价能够证明该医疗器械是安全、有效的。

（3）通过对同品种医疗器械临床试验或者临床使用获得的数据进行分析评价，能够证明该医疗器械是安全、有效的。

免于进行临床试验的医疗器械目录由国务院食品药品监督管理部门制定、调整并公布。

自2014年至今，国家食品药品监督管理总局（现国家药品监督管理局）共发布了三批次免于进行临床试验的医疗器械目录。今后将根据技术的发展以及临床经验的积累，继续逐批次扩大免于进行临床试验的医疗器械的范围。相关内容可参阅本章末附一：免于进行临床试验的医疗器械目录清单。

5. 第十八条

第十八条中提到，开展医疗器械临床试验，应当按照《医疗器械临床试验质量管理规范》（查阅国家食品药品监督管理总局中华人民共和国国家卫生和计划生育委员会令第25号）的要求，在有资质的临床试验机构进行，并向临床试验提出者所在地省、自治区、直辖市人民政府食品药品监督管理部门备案。接受临床试验备案的食品药品监督管理部门应当将备案情况通报临床试验机构所在地的同级食品药品监督管理部门和卫生计生主管部门。

医疗器械临床试验机构资质认定条件和临床试验质量管理规范，由国务院食品药品监督管理部门会同国务院卫生计生主管部门制定并公布；医疗器械临床试验机构由国务院食品药品监督管理部门会同国务院卫生计生主管部门认定并公布。

2017年5月4日（查阅国务院关于修改《医疗器械监督管理条例》的决定　中华人民共和国国务院令第680号），国务院对第十八条进行了修改，修改后内容如下：

开展医疗器械临床试验，应当按照《医疗器械临床试验质量管理规范》（查阅国家食品药品监督管理总局中华人民共和国国家卫生和计划生育委员会令第25号）的要求，在具备相应条件的临床试验机构进行，并向临床试验提出者所在地省、自治区、直辖市人民政府食品药品监督管理部门备案。接受临床试验备案的食品药品监督管理部门应当将备案情况通报临床试验机构所在地的同级食品药品监督管理部门和卫生计生主管部门。

医疗器械临床试验机构实行备案管理。医疗器械临床试验机构应当具备的条件及备案管理办法和临床试验质量管理规范，由国务院食品药品监督管理部门会同国务院卫生计生主管部门制定并公布。

修改后的医疗器械临床试验机构由资质认定变更为具备相应临床试验条件，缩短了流程审批环节，扩大临床试验机构选择范围，客观上能够起到加速临床试验的目的，加速新型医疗器械上市。

6. 第十九条

第十九条中提到,第三类医疗器械进行临床试验对人体具有较高风险的,应当经国务院食品药品监督管理部门批准。临床试验对人体具有较高风险的第三类医疗器械目录由国务院食品药品监督管理部门制定、调整并公布。国务院食品药品监督管理部门审批临床试验,应当对拟承担医疗器械临床试验的机构的设备和专业人员等条件,该医疗器械的风险程度,临床试验实施方案,临床受益与风险对比分析报告等进行综合分析。准予开展临床试验的,应当通报临床试验提出者以及临床试验机构所在地省、自治区、直辖市人民政府食品药品监督管理部门与卫生和计划生育委员会主管部门。

对于特定高风险医疗器械,临床试验作为必要的上市前风险分析环节是不可避免的。为此国家食品药品监督管理总局制定了《需进行临床试验审批的第三类医疗器械目录》(查阅国家食品药品监督管理总局通告 2014 年第 14 号),在此目录中的医疗器械不可豁免临床试验。相关内容可参阅本章末附二:需要进行临床审批的医疗器械清单。

二、国家药品监督管理局发布的相关法规

国家药品监督管理局(原国家食品药品监督管理总局)遵照国务院令,细化了医疗器械管理法规。《医疗器械注册管理办法》(国家食品药品监督管理总局令第 4 号)迄今为止已进行了四次修订,其中关于临床试验内容如下。

1. 第二十条

第二十条中规定,医疗器械临床评价是指申请人或者备案人通过临床文献资料、临床经验数据、临床试验等信息对产品是否满足使用要求或者适用范围进行确认的过程。

2. 第二十一条

第二十一条中规定,临床评价资料是指申请人或者备案人进行临床评价所形成的文件。

需要进行临床试验的,提交的临床评价资料应当包括临床试验方案和临床试验报告。

3. 第二十二条

第二十二条中规定,办理第一类医疗器械备案,不需进行临床试验。申请第二类、第三类医疗器械注册,应当进行临床试验。

有下列情形之一的,可以免于进行临床试验。

（1）工作机制明确，设计定型，生产工艺成熟，已上市的同品种医疗器械临床应用多年且无严重不良事件记录，不改变常规用途的。

（2）通过非临床评价能够证明该医疗器械是安全、有效的。

（3）通过对同品种医疗器械临床试验或者临床使用获得的数据进行分析评价，能够证明该医疗器械是安全、有效的。

免于进行临床试验的医疗器械目录由国家食品药品监督管理总局制定、调整并公布。未列入免于进行临床试验的医疗器械目录的产品，通过对同品种医疗器械临床试验或者临床使用获得的数据进行分析评价，能够证明该医疗器械是安全、有效的，申请人可以在申报注册时予以说明，并提交相关证明资料。

4. 第二十三条

第二十三条中规定，开展医疗器械临床试验，应当按照医疗器械临床试验质量管理规范的要求，在取得资质的临床试验机构内进行。临床试验样品的生产应当符合医疗器械质量管理体系的相关要求。

5. 第二十四条

第二十四条中规定，第三类医疗器械进行临床试验对人体具有较高风险的，应当经国家食品药品监督管理总局批准。需进行临床试验审批的第三类医疗器械目录由国家食品药品监督管理总局制定、调整并公布。

6. 第二十五条

第二十五条中规定，临床试验审批是指国家食品药品监督管理总局根据申请人的申请，对拟开展临床试验的医疗器械的风险程度、临床试验方案、临床受益与风险对比分析报告等进行综合分析，以决定是否同意开展临床试验的过程。

7. 第二十六条

第二十六条中规定，需进行医疗器械临床试验审批的，申请人应当按照相关要求向国家食品药品监督管理总局报送申报资料。

8. 第二十九条

第二十九条中规定，有下列情形之一的，国家食品药品监督管理总局应当撤销已获得的医疗器械临床试验批准文件。

（1）临床试验申报资料是虚假的。

（2）已有最新研究证实原批准的临床试验伦理性和科学性存在问题的。

（3）其他应当撤销的情形。

9. 第三十条

第三十条中规定，医疗器械临床试验应当在批准后 3 年内实施；逾期未实施的，原批准文件自行废止，仍需进行临床试验的，应当重新申请。

三、医疗器械临床试验质量管理规范

《医疗器械临床试验质量管理规范》（简称 GCP）可查阅国家食品药品监督管理总局中华人民共和国国家卫生和计划生育委员会令第 25 号。

医疗器械临床试验是指，在具备相应条件的临床试验机构中，对拟申请注册的医疗器械在正常使用条件下的安全有效性进行确认或验证的过程。

中国 GCP 基于 ISO 14155-Clinical Investigation of Medical Devices for Human Subjects — Good Clinical Practice，是对医疗器械临床试验全过程的规定，包括方案设计、实施、监查、核查、检查、数据采集、记录、分析总结和报告等过程。凡在中国上市的医疗器械，若必须通过临床试验获得临床评价资料，其临床试验必须符合中国 GCP 的要求。

其中部分条款要特别加以注意，具体如下。

1. 第七条

第七条中提到，质量检验结果包括自检报告和具有资质的检验机构出具的一年内的产品注册检验合格报告。其报告的时间期限要求是出具报告的一年内有效。

2. 第九条

第九条中提到，医疗器械临床试验应当在两个或者两个以上医疗器械临床试验机构中进行。所选择的试验机构应当是经资质认定的医疗器械临床试验机构，且设施和条件应当满足安全有效地进行临床试验的需要。研究者应当具备承担该项临床试验的专业特长、资格和能力，并经过培训。

3. 第十一条

第十一条中提到，临床试验应当获得医疗器械临床试验机构伦理委员会的同意；列入需进行临床试验审批的第三类医疗器械目录的，还应当获得国家食品药品监督管理总局的批准。

4. 第十二条

第十二条中提到,申办者需向所在地省、自治区、直辖市食品药品监督管理部门备案;当地接受备案的食品药品监督管理部门还应将备案情况通报临床试验机构所在地的同级食品药品监督管理部门以及卫生计生主管部门。即在申报方注册地备案,当地主管部门将备案信息通报给进行临床试验的试验机构所在地的药监管理部门和卫计委主管部门。

研究者应该经过医疗器械临床试验法规培训,具有高级以上职称;曾经承担若干个医疗器械临床试验,记录若干个数量。培训的要求是获得医疗器械临床试验质量管理规范(Good Clinical Practice,GCP)证书,即我们常说的 GCP 证书。

5. 第二十九条

第二十九条中提到,多中心临床试验由多位研究者按照同一试验方案在不同的临床试验机构中同期进行。其试验方案的设计和实施应当至少包括以下内容。

(1)试验方案由申办者组织制定并经各临床试验机构以及研究者共同讨论认定,且明确牵头单位临床试验机构的研究者为协调研究者。

(2)协调研究者负责临床试验过程中各临床试验机构间的工作协调,在临床试验前期、中期和后期组织研究者会议,并与申办者共同对整个试验的实施负责。

(3)各临床试验机构原则上应当同期开展和结束临床试验。

(4)各临床试验机构试验样本量以及分配、符合统计分析要求的理由。

(5)申办者和临床试验机构对试验培训的计划与培训记录要求。

(6)建立试验数据传递、管理、核查与查询程序,尤其明确要求各临床试验机构试验数据有关资料应当由牵头单位集中管理与分析。

(7)多中心临床试验结束后,各临床试验机构研究者应当分别出具临床试验小结,连同病历报告表按规定经审核后交由协调研究者汇总完成总结报告。

各分中心应该提交的内容包括小结报告、数据传递(病历报告表)等。牵头单位应该对数据进行集中管理和分析,并进行汇总,完成总结报告(汇总、总结主要由协调研究者完成)。

6. 第三十七条

第三十七条中提到,伦理委员会应当保留全部有关记录至临床试验完成后至少 10 年,提到过资料保存期限要求。

四、技术指导原则

除了上述法规外,在技术操作层面上,国家药品监督管理局(原国家食品药品监督管理总局)医疗器械技术审评中心(简称 CMDE)陆续发布了一系列技术指导原则,用于规范临床评价及临床试验的进行。针对特定医疗器械产品,在其相对应的医疗器械技术审评指导原则中会对该产品的临床评价进行描述。若无适用的技术审评指导原则,可参照《无源植入性医疗器械产品注册申报资料指导原则》(查阅食药监办械函[2009]519号关于印发无源植入性和动物源性医疗器械注册申报资料指导原则的通知)第三章第四部分要求。

除此以外,医疗器械技术审评中心还发布了《医疗器械临床评价技术指导原则》(查阅2015年第14号国家食品药品监督管理总局关于发布医疗器械临床评价技术指导原则的通告)以及《医疗器械临床试验设计指导原则》(查阅国家食品药品监督管理总局2018年1月4日发布,2018年第6号)。分别为临床评价和临床试验设计给出了技术指导意见。

总体上,我国对于医疗器械的临床规范,原则上有以下要求。

(1)在中国进行注册的医疗器械应根据国务院令及国家药品监督管理局(原国家食品药品监督管理总局)相关法规进行临床评价及临床试验(若需)。

(2)在中国进行注册的医疗器械若需通过临床试验完成临床评价,其临床试验应满足中国 GCP 的要求。

(3)国家医疗器械技术审评中心针对临床评价和临床试验发布了相应技术指导原则。同时,针对特定医疗器械审评中心也在陆续发布产品审评技术指导原则,其中也会针对产品特性给出相应的临床要求。

第二节 · 临床方案的选择路径

海洋生物材料普遍具有良好的生物功能性和安全性,使其在组织修复领域用途广泛,目前的主要临床应用在:止血、支撑、愈合、填充、封堵、黏合等领域;剂型也多种多样,有水凝胶、溶液、粉剂、片剂、膜剂等。从相应的产品特点和适应证中,我们可以看出,海洋生物材料主要在第二类和第三类医疗器械领域大量使用。根据我国医疗器械注册管理法规的要求,第二、第三类医疗器械需要进行临床评价。

医疗器械临床评价是指注册申请人通过临床文献资料、临床经验数据、临床试验等信息对产品是否满足使用要求或者适用范围进行确认的过程。

医疗器械的临床评价有几条路径可以选择(图 1-1)。

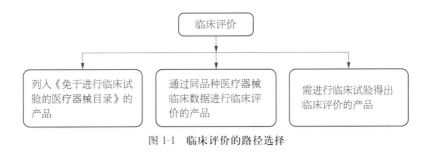

图 1-1　临床评价的路径选择

一、列入《免于进行临床试验的医疗器械目录》的产品

对于列入《免于进行临床试验的医疗器械目录》[查阅国家药品监督管理局关于公布新修订免于进行临床试验医疗器械目录的通告(2018 年第 94 号),以下简称《目录》]产品的临床评价,注册申请人需将申报产品与《目录》所述内容进行对比,以判定申报产品是否为列入《目录》产品。

对比包括产品名称、产品描述、预期用途具有等同性的产品;还要对申报产品的相关信息与《目录》所述内容进行对比,论述其相同性和差异性。当二者的差异性对产品的安全有效性不产生影响时,认为二者具有等同性,申报产品可以免于进行临床试验。如果认为不具有等同性,则不能认为申报产品属于免于进行临床试验的范畴,需通过同品种医疗器械临床数据评价或临床试验进行验证。

申报产品与《目录》产品的对比表参见表 1-1。

表 1-1　申报产品与《目录》产品的对比表

比较项目	目录产品	申报产品	差异性	支持性资料
产品名称				
产品描述				
适用范围				

注:支持性资料是指申报产品与《目录》产品的差异性对申报产品的安全有效性不产生影响的理由和依据,可以附件的形式提供。

通过免于进行临床试验目录进行临床评价的要点:医疗器械能够进入免于进行临床试验目录的前提是该类器械机制明确、设计定型、技术成熟,拥有多年临床使用经验且安全有效性已得到临床实践的证明。故申报产品是否属于免于进行临床试验目录不仅需要与国家食品药品监督管理总局发布的免临床目录中名称对应,产品的结构功能、适应证等内容也必须与免于进行临床试验目录中相应的描述严格对应。下举一例进行说明（表 1-2），摘录自《免于进行临床试验的第三类医疗器械目录》[查阅国家食品药品监督管理总局关于发布免于进行临床试验的第三类医疗器械目录的通告（2014 年第 13 号）]。

表 1-2　亲水性纤维敷料

产品名称	分类编码	产品描述
亲水性纤维敷料	6864	主要由羧甲基纤维素钠或乙基磺酸盐纤维素组成。预期用途限于保护伤口、吸收渗液、提供湿性伤口环境。豁免情况不包括：①适应证宣称可以促进上皮化、引导组织再生、促进伤口愈合、减轻疼痛、抗菌、止血、溶解坏死组织、减少瘢痕、防粘连等作用的产品；②宣称可以用于体内伤口、三度烧伤、感染创面、坏死组织较多的创面、发生创面脓毒症的患者等情况的产品；③含有活性成分的产品：如药品/药用活性成分、生物制品/生物活性成分、银、消毒剂等；④其他新型产品，如采用了新材料、新技术、新设计，或具有新作用机制、新功能的产品。

免于进行临床试验的医疗器械为亲水性纤维敷料，申报产品应在亲水性纤维敷料的范畴内。同时根据描述，申报产品应满足描述中的特征。

（1）组成：应为羧甲基纤维素钠或乙基磺酸盐纤维素组成。

（2）预期用途：限于保护伤口、吸收渗液、提供湿性伤口环境，即不带任何特定功能，仅起到物理隔离或者保湿作用。

（3）不含其他活性成分或者新材料。

二、通过同品种医疗器械临床数据进行临床评价

（一）同种医疗器械的定义及通过同品种医疗器械进行临床评估的路径

首先明确同品种医疗器械的定义，根据国家食品药品监督管理总局关于发布医疗器械临床评价技术指导原则的通告（2015 年第 14 号）中 6.1.1：同品种医疗器械是指与申报产品在基本原理、结构组成、制造材料（有源类产品为与人体接触部分的制造材料）、生产工艺、性能要求、安全性评价、符合的国家/行业标准、预期用途等方面基本等同的已获准境内注册的产品。

具体可以通过对比同品种的以下项目，他们包括但不限于本章末附三列举的十六个大项，对比内容包括定性和定量数据、验证和确认结果。

申报产品与同品种医疗器械的差异不对产品的安全有效性产生不利影响，可视为基本等同。

通过同品种医疗器械临床数据进行临床评价的优势，我们结合同品种医疗器械评价分

析路径图来进行分析。图 1-2 是通过同品种医疗器械临床试验或临床使用获得的数据进行分析评价路径。

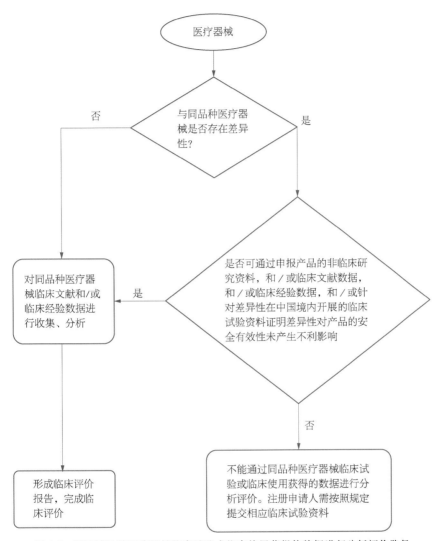

图 1-2　通过同品种医疗器械临床试验或临床使用获得的数据进行分析评价路径

由图 1-2 可知,通过同品种医疗器械临床数据进行临床评价的最后结果输出存在两种可能。

(1)通过同品种医疗器械的现有临床数据和经验,证明申报产品的临床安全有效性,完成申报产品的临床评价。

(2)同品种医疗器械的现有临床数据和经验不能充分支持安全有效性,则申报产品必须通过进行临床试验来验证申报产品的临床安全有效性。

由于临床试验受时间、人力和财务成本等因素的影响,一般周期都比较长(几年时间不等),导致注册周期也会被延长。如果能够通过同品种医疗器械临床数据和经验完成对其的临床评价,可以省去其进行临床试验的步骤,将大大加快申报产品的注册进程。当然,如果同品种医疗器械现有的临床数据与经验不能够支持申报产品的安全有效性时,临床试验将作为其临床评价的必要手段。

在执行《医疗器械临床评价技术指导原则》中关于同品种医疗器械的判定,提出十六项对比项目,实践中是否需要逐项对比?

我们认为,《医疗器械临床评价技术指导原则》中提到,与每一个同品种医疗器械进行对比的项目均应包括但不限于本章末附二中列举的项目,同时指出,若存在不适用的项目,应说明不适用的理由。附二列举了包括基本原理、安全性标准、符合的国家标准、行业标准、适用范围等项目。申请人在进行对比时,应充分考虑产品的设计特点、关键技术、适用范围和风险程度等,选择对比项目并阐述理由,例如超声理疗设备比对同品种时,应重点考虑设备的结构组成、基本原理、主要性能指标、关键部件(主要指探头或治疗头)、预期用途等;对于生产工艺、使用方法等可不进行对比,由于生产工艺对该产品的安全有效性的影响可通过其他项目的对比进行评价,使用方法对于同类产品基本相似。

(二) 通过同品种医疗器械进行临床评估的内在逻辑

同品种医疗器械的临床数据与经验能够证明申报产品的安全有效性的逻辑在于,申报产品尚处于注册申报阶段,根据医疗器械法规规定,尚未获得医疗器械注册证的医疗器械产品除非用于临床试验,不得用于日常医疗用途。在这种情况下,申报产品的临床数据和经验将很难获得。当申报产品能够通过比较证明与同品种医疗器械不存在安全有效性的差别时,我们可以使用同品种医疗器械的临床数据和经验来证明申报产品的安全有效性。即 A 产品已通过临床实践证明了该产品的安全有效性,而 B 产品通过与 A 产品的对比,能够证明 B 产品与 A 产品具有等效性,则 A 产品的临床实践能够用于证明 B 产品的临床安全有效性。

(三) 同品种医疗器械进行临床评估临床证据的有力性

这里涉及两组临床证据有力性的分层: 临床证据等级和临床证据对象的分层。

临床证据等级是根据临床文献从统计学意义上的有效性,将临床文献的数据进行等级分类。涉及循证医学(循证医学定义: 慎重、准确和明智地应用目前可获取的最佳研究证据,同时结合临床医师个人的专业技能和长期临床经验,考虑患者的价值观和意愿,完美地将三者结合在一起,制定出具体的治疗方案)的知识,这里不做展开,有兴趣的读者可以自行了解。最著名的等级分类有CTFPHC(加拿大预防保健工作组)证据分级和Cochrane(英国)中心证据分级。除此之外还有下表示例的 ÄZQ 等,所有的等级划分均按照临床数据的证据性强弱进行划分,根据德国药品质量局[German Agency for Quality in Medicine (ÄZQ)]进行证据级别分类(表 1-3)。

表 1-3　德国药品质量局证据级别分类

等级	评估临床意义	举例
I	在多项随机对照试验的系统评价(meta 分析)方面有充分的证据证明	系统评价,meta 分析(例如 Cochrane 评价)
II	有至少一项随机对照试验有效的证据	随机对照试验
III	在没有随机化的方法学设计良好的试验中有证据表明有效	临床试验
IVa	有个别临床报告有效的证据	评论(叙述),病例报告,病例系列
IVb	专家意见,基于经验临床价值或专家委员会的报告	评论(叙述)

由表 1-3 我们可以看到通过 meta 分析的综述性文献临床证据最有力,随机对照临床试验次之,此后由强至弱分别为临床试验、综述、病例报告,而专家意见等文献的证据有力性则最弱。临床证据等级越高的文献,越能够作为临床评价的有力证据。

第二个概念是临床证据对象的分层。前面提到由于申报产品尚处于注册申报阶段,没有自身足够的临床证据,所以需要通过同品种医疗器械的临床证据来支持申报产品的临床安全有效性。但是,在某些特定情况下,申报产品自身如果有足够的临床证据支持,其本身的临床证据将成为申报产品临床评估的有力证据。而该证据由于是针对申报产品自身的,从逻辑上讲没有通过前面产品 A 到产品 B 的过程,直接产品 B 自身支持临床安全有效性,该临床证据是强于同品种医疗器械临床证据的。除此以外,由于某类产品具有技术共性和相同临床使用特性,该类产品的总体的临床证据也可以作为临床评估的有力补充,不过该类临床证据的力度是最弱的。临床证据力度比较总结:申报产品自身的临床证据>同品种医疗器械临床证据>同种类医疗器械整体临床证据。

按照同品种医疗器械临床数据进行临床评价时,如检索不到同品种医疗器械的临床文献怎么办?

我们认为,同品种医疗器械临床数据的收集、分析与评价,根据申报产品设计特点、关键技术、适用范围和风险程度的不同,具有不同作用,包括确认同品种医疗器械的安全有效性是否已得到临床公认,风险受益是否在可接受范围内;充分识别同品种医疗器械的临床使用风险,为申报产品的风险受益分析提供信息;通过临床数据确认非临床研究的剩余风险;为部分非临床研究(如台架试验)测试结果的评价提供临床数据等。

同品种产品临床数据除了临床文献数据,还包括临床经验数据和临床试验数据,临床经验数据包括已完成的临床研究数据集、不良事件数据集和与临床风险相关的纠正措施数据集。其中不良事件数据集可以通过监管机构上市后的投诉、不良事件公开获取。

此外,申请人还需确认选取的同品种产品是否为同类产品中临床关注度较高的、安全有效性已得到公认的产品,以及文献检索策略是否恰当,能否保证检索的全面性。

（四）同品种医疗器械临床评价的工作流程

根据《医疗器械临床评价技术指导原则》，申报方通过同品种医疗器械进行临床评价需要进行以下工作。

（1）选定同品种医疗器械，根据同品种医疗器械的定义（《医疗器械临床评价技术指导原则》中 6.1.1），确定完成临床评价报告中需要的同品种医疗器械，申报产品与同品种产品应为基本等同。

（2）进行临床评价路径的选择，路径选择方式见图 1-2"通过同品种医疗器械临床试验或临床使用获得的数据进行分析评价路径"。

（3）获取同品种医疗器械临床试验或临床使用获得的数据以及临床经验的收集，即获得同品种医疗器械的临床数据和经验，通过这些数据证明申报产品的临床安全有效性。注意此处还包括同品种产品不良事件数据的收集。

（4）同品种医疗器械临床数据分析评价，这里涉及临床数据的质量评价、数据集的建立、数据的统计分析和数据总体评价。

（5）最后根据以上工作给出临床评价报告，完成申报产品的临床评价工作。

（五）通过同品种医疗器械进行临床评价的总原则

（1）通过同品种医疗器械临床数据进行临床评价应全面、客观，收集者需将所收集的临床性能和安全性数据、有利的和不利的数据均纳入分析。临床评价的深度和广度、需要的数据类型和数据量应与产品的设计、关键技术、预期用途和风险程度相适应，也应与非临床研究的水平和程度相适应。同品种医疗器械临床数据的证据强度不应低于进行临床试验获得的数据。

（2）临床评价应对产品的适用范围（如适用人群、适用部位、与人体接触方式、适应证、疾病的程度和阶段、使用环境等）、使用方法、禁忌证、防范措施、警告等临床使用信息进行确认。注册申请人通过临床评价应得出以下结论：在正常使用条件下，产品可达到预期性能；与预期受益相比较，产品的风险可接受；产品的性能和安全性均可得到适当的证据支持。

（3）通过现有的临床数据无法进行产品的安全有效性评价时，注册申请人需在中国境内按照相关规定开展临床试验。

注册申请人可通过在中国境内和境外合法获得的同品种医疗器械的临床数据进行临床评价；临床数据也可来自公开发表的科学文献、临床经验数据。本条款对同品种医疗器械临床数据的收集提出建议，注册申请人可依据产品的具体情形选择合适的数据来源和收集方法。收集的临床数据应充分满足产品安全性及有效性评价的需要。

注·《食品药品监管总局关于执行医疗器械和体外诊断试剂注册管理办法有关问题的

通知》(参阅食药监械管［2015］247 号文)提出,对于拟使用的同品种医疗器械非公开数据等提出授权要求,以保证数据来源的合法性。例如,如使用了同品种医疗器械的生产工艺、临床数据等资料,申请人应提交同品种医疗器械生产工艺、临床数据等资料的使用授权书。但是通过公开发表的数据,如公开发表的文献、数据、信息等,不需要取得授权。

综合法规技术因素,目前可以选择进行临床同品种比对研究的产品,主要分以下几个群体。

(1) 进口产品国产化:申报产品与同品种产品材料、工艺、产品性能等因素完全相同;可获取同品种产品相关信息;需进一步收集同品种产品的临床数据。

(2) 拥有对方的授权:申报产品与同品种产品材料、工艺、产品性能等因素可能基本相同;可获取同品种产品相关信息;需进一步收集同品种产品的临床数据;必要时需收集申报产品的临床数据。

(3) 与本企业前代产品的比较:申报产品与同品种产品存在差异;可获取同品种产品相关信息;需进一步收集同品种产品的临床数据;需收集申报产品的非临床数据和临床数据。

(4) 与其他企业产品的对比:申报产品与同品种产品材料、工艺、产品性能等因素可能基本相同;需获取同品种产品相关信息;需收集同品种产品的临床数据;必要时需收集申报产品的临床数据。

通过同品种医疗器械临床数据进行临床评价时,如果选取其他注册人的产品作为同品种医疗器械进行对比,生产工艺、临床数据等资料需不需要获取同品种医疗器械注册人的授权?

我们认为,根据《医疗器械临床评价技术指导原则》(查阅国家食品药品监督管理总局通告 2015 年第 14 号),对于通过同品种医疗器械临床数据进行分析评价的要求中,明确数据应是合法获得的相应数据。《食品药品监管总局关于执行医疗器械和体外诊断试剂注册管理办法有关问题的通知》(参阅食药监械管［2015］247 号)基于数据应合法获得,规定依据《医疗器械临床评价技术指导原则》第六条开展临床评价的,如使用了同品种医疗器械的生产工艺、临床数据等资料,申请人应提交同品种医疗器械生产工艺、临床数据等资料的使用授权书。《医疗器械注册管理法规解读之五》(2015 年 11 月 19 日发布)对于医疗器械临床评价数据授权要求进行了进一步解读,对于拟使用的同品种医疗器械非公开数据等提出授权要求,以保证数据来源的合法性;使用公开发表的数据,如公开发表的文献、数据、信息等,不需取得授权。因此,通过同品种医疗器械对比进行临床评价时,若选取其他注册人的产品作为同品种医疗器械,数据如果来自公开数据、试验测量、行业共识等,可不要求提供数据使用授权书。

如有某产品从Ⅱ类升到Ⅲ类,类别调整后的产品可采用自身临床数据作为同品种临床数据进行临床评价行吗?

我们认为,此类情况可以采用自身临床数据进行临床评价,但应充分收集其作为Ⅱ类产品时的上市前和上市后数据,进行合理的总结和分析。主要关注申报产品是否在正常使用条件下,产品可达到预期性能;与预期受益相比较,产品的风险是否可接受;产品的临床性能和安全性是否均有适当的证据支持。

三、通过临床试验进行临床评价

(一) 需考虑开展临床试验的产品情形

在医疗器械设计开发过程中,确认最终产品符合临床使用的需要(包括安全性、有效性、适用范围/禁忌证、使用方法、使用注意事项等信息)是其重要环节。

尤其是对于新研制、无法获得临床豁免也无同品种进行对比研究的产品,则需要进行临床试验。医疗器械临床试验是指在具备相应条件的临床试验机构中,对拟申请注册的医疗器械在正常使用条件下的安全有效性进行确认或者验证的过程。

因而,临床试验的目的是为临床评价提供临床数据,综合考虑产品的非临床研究(如文献研究、性能研究、模拟临床使用的功能实验、模型实验、动物试验、体外诊断设备的比较研究试验等)数据,以评价产品的临床受益是否大于风险,产品的风险在现有技术水平上是否已得到合理控制,同时为临床医生和患者对器械使用的临床环境和方法提供重要信息。总结下来,需考虑开展临床试验的产品包括但不限于下列情形。

(1)尚未在境内外批准上市、安全有效性未经医学证实的新产品。

(2)通过非临床研究难以确认产品临床使用的有效性和/或安全性。

(3)对于器械的工作原理、作用机制、适应证、临床疗效、不良反应等方面,目前尚不明确或存在争议的治疗类产品。例如植入式胃刺激器及电极导线,利用植入胃的电极与皮下部位的脉冲发生器对胃进行刺激以达到减肥或治疗糖尿病的作用,其工作原理、作用机制、适应证、临床疗效、不良反应等方面均不明确。例如含银盐敷料,在人体内的作用机制、不良反应尚无定论。

(4)器械的部分性能通过参与人体代谢的方式获得,或者器械在体内被吸收,且尚无公认的非临床研究方法可进行恰当模拟的情形。例如生物可吸收支架,在血管重建过程中可逐步被吸收,尚无公认的非临床研究方法可进行恰当模拟,故需要考虑开展临床试验。例如经抗生素浸渍的脑室导管,其辅助抗菌或抗细菌定殖作用仅由体外实验证明,不能完全模拟人体颅内环境以及国内常见感染菌种等微生物大环境,因此,其辅助抗菌或抗细菌定殖作用、可能产生的不良事件需临床试验进行确认。例如腹腔、盆腔外科手术用防粘连产品,非临床研究不能模拟产品在人体内的使用效果和吸收效果,需考虑开展临床试验。

（5）对于产品设计和制造工艺复杂、仿制一致性难以确认的高风险医疗器械，例如粒子治疗设备、植入式心脏起搏器等，若申请人尚无同类产品在中国批准上市，需考虑开展临床试验。

（二）临床试验设计的总体要求

临床试验是以受试人群（样本）为观察对象，观察试验器械在正常使用条件下作用于人体的效应或对人体疾病、健康状态的评价能力，以推断试验器械在预期使用人群（总体）中的效应。因而临床试验的设计主要是以器械的预期使用目的为主设计，兼顾产品的安全有效性。其设计原则除了考虑产品的安全有效之外，还需要特别注意满足我国临床试验法规的要求。

1. 设计的总体要求

（1）临床试验方案应当符合国家食品药品监督管理总局发布的《医疗器械临床试验质量管理规范》（查阅国家食品药品监督管理总局中华人民共和国国家卫生和计划生育委员会令第 25 号）相关要求，并提交证明临床试验方案科学合理性的分析资料。

（2）临床试验用产品规格应与拟申报注册产品规格一致。

（3）如有适用的指导原则，建议参照指导原则进行临床试验方案设计。方案的具体要求应包括：试验产品描述和临床前的研究。

2. 产品描述的要求

产品描述包括以下几项。

（1）设计原理及工作原理：通过医学理论、病变解剖结构特征、预期风险和受益、产品结构示意图、使用方法、操作图示等详述产品的设计原理及工作原理，论证器械设计证据。

（2）产品特征：重点描述区别于其他同类产品的产品特征；提供区别于其他同类产品的产品特征的设计依据。

（3）结构组成及图示。

（4）制造材料。

（5）包装材料。

（6）型号规格及其划分依据。

（7）主要生产工艺。

（8）交付状态：明确产品是否以无菌状态提供，明确灭菌方式及货架有效期。说明产品是一次性使用还是重复使用。

（9）明确适用人群、适用病变特征、禁忌证，不应与拟开展的临床试验入/排标准矛盾。

3. 临床前研究资料要求

临床前研究资料要求包括以下内容。

(1) 对于首次用于医疗器械方面的新材料,应提供该材料适合用于人体使用的相关研究资料。

(2) 提供实验室研究(台架实验)总结。

(3) 生物相容性评价研究。

(4) 生物安全性研究资料。

(5) 灭菌/消毒工艺研究总结。

(6) 产品有效期和包装研究总结,并保证临床试验用器械在货架有效期内的稳定性。

(7) 提供动物试验研究总结。

实践中若注册产品中包括 A 和 B 两个型号,申办者是否可选择典型型号 A 型号开展临床试验,我们认为可以选取典型型号 A 开展临床试验,对于未开展临床试验的型号 B,要详述 B 型号与 A 型号产品的相同性和差异性,评价差异性是否对产品的安全有效性产生不利影响。

(三) 需进行临床试验审批的第三类医疗器械

对于列入《需进行临床试验审批的第三类医疗器械目录》(参阅 2014 年 8 月 25 日国家食品药品监督管理总局通告 2014 年第 14 号)的医疗器械,主要是植入式血泵、全新设计的支架、尚未出现的人工器官、纳米骨科植入物等新型医疗器械,原则上我们应该进行临床试验验证,而且在开展临床试验前,还应该先进行临床审批,具体内容详见表 1-4。

表 1-4　医疗器械临床试验审批申报资料清单

1. 申请表	参考注册申报管理系统。
2. 证明性文件	(1) 境内申请人应当提交:企业营业执照副本复印件;组织机构代码证复印件。 (2) 境外申请人应当提交:境外申请人注册地或生产地址所在国家(地区)医疗器械主管部门出具的允许产品上市销售的证明文件和合法资格证明文件;境外申请人在中国境内指定代理人的委托书、代理人承诺书及营业执照副本复印件或者机构登记证明复印件。
3. 试验产品描述	医疗器械的设计原理、工作原理、产品特征、结构组成及图示、制造材料、包装材料、型号规格及其划分依据、主要生产工艺、交付状态、作用机制、适用范围等内容。
4. 临床前研究资料	(1) 申请人对试验用医疗器械进行的临床前研究资料。 (2) 与评价试验用医疗器械安全性和有效性相关的已发表文献及评论性综述。 (3) 国内外同类产品研发、上市及临床应用情况及试验用医疗器械与国内外已上市同类产品在工作原理、结构组成、制造材料、技术参数及适用范围等方面的异同比较资料。 (4) 与试验用医疗器械相关的不良事件信息。 (5) 临床试验受益与风险对比分析报告。 (6) 其他要求提交的研究资料。
5. 产品技术要求	申请人自行按照国家食品药品监督管理总局通告 2014 年第 9 号要求《制定关于发布医疗器械产品技术要求编写指导原则的通告》进行编制。

续 表

6. 医疗器械检验机构出具的注册检验报告和预评价意见	申请人委托检验机构出具的注册检验或委托检验报告,以及相关检测机构出具的预评价意见。
7. 说明书及标签样稿	申请人自行按照《医疗器械说明书和标签管理规定》(国家食品药品监督管理总局令第 6 号)要求制定。
8. 临床试验方案	申请人所提交应符合国家食品药品监督管理总局发布的《医疗器械临床试验质量管理规范》相关要求,并提交证明临床试验方案科学合理性的分析资料。
9. 伦理委员会同意临床试验开展的书面意见	申请人应当提交全部(参与该临床试验)临床试验机构的伦理委员会同意临床试验开展的书面意见。
10. 符合性声明	(1)申请人声明本产品符合《医疗器械注册管理办法》(国家食品药品监督管理总局令第 4 号)和相关法规的要求。 (2)申请人声明所提交资料的真实性。

列入《需进行临床试验审批的第三类医疗器械目录》(国家食品药品监督管理总局通告 2014 年第 14 号)的境外医疗器械产品是否必须在中国境内开展临床试验?

我们认为,根据《接受医疗器械境外临床试验数据技术指导原则》,可以根据本指导原则提交境外临床试验数据。在遵循伦理原则、依法原则和科学原则的基础上,境外临床试验数据如符合我国注册相关技术要求,数据科学、完整、充分,可不在境内开展临床试验。

四、临床试验目的的选择

临床试验应有明确具体的试验目的。临床试验目的决定了临床试验各设计要素,包括主要评价指标、试验设计类型、对照试验的比较类型等,从而影响临床试验样本量。申办者可综合分析试验器械特征、非临床研究情况等信息。

(1)当试验器械的安全性已通过非临床研究得以基本确认,临床试验目的可设置为确认产品的有效性,同时观察产品的安全性。例如,MRI、CT 等影像类设备的试验目的可设置为评价产品的图像质量。例如,透析浓缩物通常为原料药或药用辅料进行简单物理混合而成,溶解后通过离子交换与人体作用,透析液不直接进入人体,对于成熟配方,其安全性已较为稳定。该产品临床试验目的为确认其有效性(主要评价指标为反映其有效性的复合指标),同时观察其安全性。

(2)当试验器械的有效性已得到基本证实,临床试验目的可设置为确认产品的安全性,同时观察产品的有效性。以乳房植入体为例,临床试验通常选择并发症发生率(如包膜挛缩率、植入体破裂率)作为主要评价指标,试验目的为确认产品的安全性,观察产品的有效性。

(3)当已上市器械增加适应证时,临床试验目的可设置为确认试验器械对新增适应证的有效性。例如,止血类产品在已批准适用范围(如普通外科、妇产科等)的基础上,增加眼科、神经外科、泌尿外科使用的适应证。

（4）当已上市器械使用人群发生变化时，临床试验目的可设置为确认试验器械对新增使用人群的有效性。例如膜式氧合器产品，在原批准适用范围的基础上新增体重≤10 kg 的适用人群。再如治疗类呼吸机在已批准的适用于成人的基础上新增适用于儿童的适用范围。

（5）当已上市器械发生重大设计变更时，可根据变更涉及的范围设置试验目的。例如，冠状动脉药物洗脱支架平台花纹设计发生改变时，临床试验目的可为评价变化部分对于产品安全性和有效性的影响。

（6）当已上市器械的使用环境或使用方法发生重大改变时，试验目的可设置为对使用环境和使用方法的确认。例如，已上市的植入式心脏起搏器通常不能兼容磁共振检查，如申请兼容磁共振检查，其临床试验目的可设置为对兼容磁共振检查相关的安全有效性进行确认。

第三节 · 临床方案设计的通用要求

临床方案的设计除了要考虑法规的因素之外，还有一些共性的要点需要特别注意。

一、对照的选择

随机、双盲、平行对照的临床试验设计可使临床试验影响因素在试验组和对照组间的分布趋于均衡，保证研究者、评价者和受试者均不知晓分组信息，避免了选择偏倚和评价偏倚，被认为可提供高等级的科学证据，通常被优先考虑。当然，对于某些医疗器械，此种设计的可行性受到器械固有特征的挑战。

随机化是平行对照、配对设计、交叉设计等临床试验需要遵循的基本原则，将研究对象随机地分配到试验组和对照组，研究者将干预措施（如治疗）给予试验组而不给予对照组，观察两组差异，是检验一种假设最有力的手段。平行对照临床试验需要遵循的基本原则，要求每位受试者均有同等机会（如试验组与对照组病例数为 1∶1 的临床试验设计），或其他约定的概率（如试验组与对照组病例数为 n∶1 的临床试验设计），被分配到试验组或对照组，不受研究者和/或受试者主观意愿的影响。随机化保障试验组和对照组受试者在各种已知和未知的可能影响试验结果的基线变量上具有可比性。

部分医疗器械的临床试验采用非随机设计，可能造成各种影响因素在组间分布不均衡，降低试验结果的可信度。即使通过协变量分析对已知影响因素进行校正，仍存在未知影响因素对试验结果产生影响的可能。非随机设计并不减少临床试验的受试者风险及申办方成本,从风险受益的角度,通常不推荐非随机设计。如果申办方有强烈的理由认为必须采用非随机设计,需要详述必须采用该设计的理由和控制选择偏倚的具体措施。

对于对照的选择方法,目前主要有以下四种情形,其优缺点对照情况如表1-5。

表 1-5 对照类型优缺点

对照类型	定义	优点	缺点
随机对照	按正规随机化方法确立的对照组	有利于消除患者分组时可能产生的偏倚。研究组与对照组除研究因素外临床特征、预后和其他因素均衡可比	无
非随机同期对照	未按随机原则分配研究对象,由主管患者的医师来实施分配,或按不同地点分组,经过一段时间比较两组疗效	方便、简便易行、易为患者接受	研究组与对照组在基本临床特征和主要预后因素分布不均,导致研究结论的偏倚
历史性对照	将一种新的疗法用于一组患者,将研究结果与以前同类患者用另一种方法治疗的结果相比较,非随机非同期的对照	所有患者均可得到新的治疗,符合医德及患者要求,省钱,省时间	两组患者在主要特征及预后因素上可能不同;文献及过去的病历记载不详;诊断手段改进后,不典型患者得到诊断,患者轻重不一致
交叉对照	是随机对照设计的特殊类型,分两阶段:第一阶段,研究组接受治疗,对照组接受安慰剂。经过休息一阶段(洗脱期)进入第二阶段,研究组用安慰剂,对照组接受治疗	可确切判断每例患者对研究因素和安慰剂的反应。降低两组变异度,样本小,效率高	第一阶段不能对第二阶段起作用;第一阶段已治疗或死亡者不能进入第二阶段

另外,对照包括阳性对照和安慰对照(如假处理对照、假手术对照等)。阳性对照需采用在拟定的临床试验条件下疗效肯定的已上市器械或公认的标准治疗方案。选择阳性对照时,优先采用已上市同类产品。如因合理理由不能采用已上市同类产品,可尽可能选用相似的产品作为阳性对照,其次可考虑标准治疗方案。例如,人工颈椎间盘假体开展临床试验时,如因合理理由不能采用已上市同类产品,可选择临床广泛使用的、对相应适应证的疗效已得到证实并被公认的产品。例如,治疗良性前列腺增生的设备在没有同类产品上市的情形下,可采用良性前列腺增生症的标准治疗方案(经尿道前列腺电汽化术)作为对照。在试验器械尚无相同或相似的已上市产品或标准治疗方案时,若试验器械的疗效存在安慰效应,试验设计需考虑安慰对照,此时,尚需综合考虑伦理学因素,例如用于缓解疼痛的物理治疗类设备。

现实临床设计中,除了考虑方法之外,还需要考虑对照品的来源问题,以及选择对照品的原则。

从我国的法规和审评要求来说,对购买的对照品一般要求如下:对于治疗类产品,选择阳性对照时,优先采用疗效和安全性已得到临床公认的已上市同类产品。如因合理理由不能采用已上市同类产品,可尽可能选用相似的产品作为阳性对照,其次可考虑标准治疗方法。标准治疗方法包括多种情形,其中包括药物治疗等。在试验器械尚无相同或相似的已上市产品或相应的标准治疗方法时,若试验器械的疗效存在安慰效应,试验设计需考虑安慰对照,此时,尚需综合考虑伦理学因素。若已上市产品的疗效尚未得到临床公认,试验设计可根据具体情形,考虑标准治疗方法对照或安慰对照,申请人需充分论证对照的选取理由。

对照品选择的总体原则是:已经上市国内同类产品＞相似产品＞标准治疗办法(药物、安慰剂、手术方法等)。

注意:所选用作为对照产品的注册证应在有效期之内;产品在有效期之内;宁可选择买大品牌,别买小企业的,以免出现试验品还没上市,对照产品就已停产的尴尬。

开展平行对照临床试验时,如因合理理由不能采用已上市同类产品作为对照产品,是否可选择相似产品作为对照产品?

我们认为,开展平行对照临床试验时,如因合理理由不能采用已上市同类产品作为对照产品,可综合考虑产品设计特征、临床试验前研究结果、风险受益分析、临床试验目的、临床试验评价指标和随访时间等因素,考虑选择疗效和安全性已得到公认、适用范围与试验器械相同、临床试验设定的评价指标与试验器械具有可比性的已上市相似产品作为对照产品。

二、随机化的要求、方法和盲法的选择

1. 随机化的要求

患者和医生都不知道患者将进入哪一组;医生与患者均不能从上一个患者已经被分到哪一组来推测下一个患者将进入何组;患者进入试验的顺序是通过数学方法求出来的,有清楚的计算过程,并在试验开始前已经写好,如执行中有错误可以核对检查,并可进行复制。

2. 随机化的方法

(1) 完全随机化:为获得期望的统计学把握度而对受试者数量及各治疗组受试者分配比例有要求外,对随机化序列的自然态,不强加任何限制的随机化过程。

(2) 可变区组随机化:将入组该试验的全部受试者划分成相同或不同的长度的若干区组,在区组内进行随机化,根据预后因素分层,一般小于3层,必须事先了解重要的预后因素,层内随机分配患者到各研究组。

(3) 适应性随机化:根据之前受试者的分配来调整当前受试者治疗分配的概率,无法在试验开始前编制随机码,因为需要之前随机化受试者的信息(中央随机化)。

3. 随机化应用方式：盲法

盲法的作用是避免观察偏倚和期望偏倚。

（1）非盲试验：易造成以上两种偏倚，结论常不可靠，评价者应该"盲"。

（2）单盲试验：受试者"盲"可避免来自受试者主观因素造成的偏倚，但由于研究者非"盲"，会给对患者添加"补偿性"治疗，影响结果。

（3）双盲试验：研究者和受试对象均"盲"，避免上述偏倚，需要局外的第三者监督整个临床试验进行，包括不良反应监督。

由于知晓分组信息，研究者可能在器械使用过程中选择性关注试验组，评价者在进行疗效与安全性评价时可能产生倾向性，受试者可能受到主观因素的影响。部分试验未设置独立的评价者，研究者和评价者为同一人担任。盲法是控制临床试验中因"知晓分组信息"而产生偏倚的重要措施之一，目的是达到临床试验中的各方人员对分组信息的不可知。根据设盲程度的不同，盲法分为完整设盲、设盲不完整和非盲（开放）设计。在完整设盲的临床试验中，受试者、研究者、评价者对分组信息均应处于盲态。例如用于四肢和脊柱非结构性植骨的骨填充材料，可通过试验设计实现对受试者和评价者设盲，当试验产品和对照产品具有相同的外观和规格时，可通过屏蔽包装和标签实现对研究者设盲，从而实现完整设盲。受试者、研究者和评价者中的一方不处于盲态时，为设盲不完整。开放性临床试验中，所有人员都可能知道处理信息。

在很多情形下，基于器械和相应治疗方式的固有特征，完整设盲是不可行的。当试验组治疗方式（含器械）与对照组存在明显差异时，难以对受试者、研究者设盲。当试验器械与对照器械存在明显不同时，难以对研究者设盲，例如膝关节假体，试验产品和对照产品的外观可能存在明显不同，且植入物上有肉眼可见的制造商激光标记。例如血管内金属支架，因支架具体结构、花纹不同，难以对研究者设盲。当试验器械形态与对照器械存在明显不同且主要评价指标来自影像学数据时，难以对评价者设盲，例如骨科内固定产品，其在 X 线、CT 影像学图片中完整显影，而临床试验主要评价指标通常包括影像学数据（如术后 24 周骨折部位正侧位 X 线片上骨折间隙模糊或消失，或者正侧位 X 线片上可见连续性骨痂越过骨折线），因此，该类产品临床试验难以对评价者设盲。例如生物可吸收支架，当对照产品为金属支架时，由于生物可吸收支架平台发生降解，评估晚期管腔丢失指标（该指标以影像学方式评价）时难以对评价者设盲。

为最大限度地减少偏倚，可考虑采用以下方法。

（1）在完成受试者筛选和入组前，受试者和研究者均不知晓分组信息（即分配隐藏）。

（2）在伦理许可的前提下，受试者在完成治疗前，不知晓分组信息。

（3）采用盲态数据审核。

在该医疗器械产品的申报过程中，申办方需要对采用不完整设盲或不设盲（开放性）试验设计的理由进行论述,详述控制偏倚的具体措施(如采用可客观判定的指标以避免评价偏倚,采用标准操作规范以减小操作偏倚等)。

三、临床方案的指标选择和受试人群要求

因为临床方案主要跟适应证相关,因而要科学确定产品的预期用途,从而确定评价指标。

(一)评价指标

评价指标反映器械作用于受试对象而产生的各种效应,根据试验目的和器械的预期效应设定。在临床试验方案中应明确规定各评价指标的观察目的、定义、观察时间点、指标类型、测定方法、计算公式(如适用)、判定标准(适用于定性指标和等级指标)等,并明确规定主要评价指标和次要评价指标。指标类型包括定量指标(可测量的连续性变量指标,如血糖值)、定性指标(如有效和无效)、等级指标(如优、良、中、差)等。

1. 主要评价指标和次要评价指标

(1)主要评价指标:是与试验目的有本质联系的、能确切反映器械疗效或安全性的指标。主要评价指标应尽量选择客观性强、可量化、重复性高的指标,应是专业领域普遍认可的指标,通常来源于已发布的相关标准或技术指南、公开发表的权威论著或专家共识等。临床试验通常设立单一试验目的,主要评价指标通常只有一个,用于评价产品的疗效或安全性。当一个主要评价指标不足以反映试验器械的疗效或安全性时,可采用两个或多个主要评价指标。当有多个主要评价指标时,样本量估算需要考虑假设检验的多重性问题,对总Ⅰ类错误率和总Ⅱ类错误率的控制策略。以脑积水分流器(脑室-腹腔分流器)的非劣效平行对照试验为例,当临床试验同时采用3个主要评价指标(包括术后30天颅内压达标率、植入后1年的存留率、试验器械1年的存留率不小于90%)时,其样本量估算需同时考虑试验组术后30天颅内压达标率非劣效于对照组,试验组1年的存留率非劣效于对照组;试验器械1年的存留率达到目标值要求三种情形。

临床试验的样本量是基于主要评价指标的相应假定后进行估算的。临床试验的结论亦基于主要评价指标的统计结果做出。

(2)次要评价指标:是与试验目的相关的辅助性指标。在方案中需说明其在解释结果时的作用及相对重要性。

2. 复合指标

当单一观察指标不足以作为主要评价指标时,通常采取的方法是按预先确定的计算方

法,将多个评价指标组合构成一个复合指标,并将复合指标作为主要评价指标。以冠状动脉药物洗脱支架的临床试验为例,临床试验的主要评价指标之一为靶病变失败率。靶病变失败率包括心脏死亡、靶血管心肌梗死以及靶病变血运重建,是由反映产品安全性和有效性的指标组合而成的复合指标。以血液透析浓缩物为例,临床试验时可采用透析达标率作为主要评价指标,"达标"的定义为透析前后 K^+、Na^+、Ca^{2+}、Cl^-、CO_2CP(二氧化碳结合力)或 HCO_3^-、pH 均达到预先设定的临床指标数值。复合指标可将客观测量指标和主观评价指标进行结合,形成综合评价指标。临床上采用的量表(如生活质量量表、功能评分量表等)也为复合指标的一种形式。需在试验方案中详细说明复合指标中各组成指标的定义、测定方法、计算公式、判定标准、权重等。当采用量表作为复合指标时,多采取专业领域普遍认可的量表。极少数需要采用自制量表的情形,申办者需提供自制量表效度、信度和反应度的研究资料,研究结果需证明自制量表的效度、信度和反应度可被接受。可对复合指标中有临床意义的单个指标进行单独的分析。

3. 替代指标

在直接评价临床获益不可行时,可采用替代指标进行间接观察。

是否可采用替代指标作为临床试验的主要评价指标取决于:①替代指标与临床结果的生物学相关性。②替代指标对临床结果判断价值的流行病学证据。③从临床试验中获得的有关试验器械对替代指标的影响程度与试验器械对临床试验结果的影响程度相一致的证据。

4. 指标裁定(主观指标的第三方评价)

部分评价指标由于没有客观评价方法而只能进行主观评价,临床试验若必须选择主观评价指标作为主要评价指标,建议成立独立的评价小组,由不参与临床试验的人员(第三方/第三者)进行指标裁定,需在试验方案中明确指标裁定的规则。

(二)确定合适的研究对象

由于生物变异性的存在,人的年龄、性别、身高、体重和功能状态造成的偏倚和差异是可以预料,病情变化和合并治疗的影响作用是非预期的。因而,根据试验器械预期使用的目标人群,确定研究的总体。综合考虑总体人群的代表性、临床试验的伦理学要求、受试者安全性等因素,制定受试者的选择标准,即入选和排除标准。入选标准主要考虑受试对象对总体人群的代表性,如适应证、疾病的分型、疾病的程度和阶段、使用具体部位、受试者年龄范围等因素。排除标准主要考虑受试对象的同质性,对可能影响试验结果的因素予以排除,以精确评估试验器械的效应。同时,合理估计样本大小,确定所采用的干预措施应该具体,最好考虑不良反应之后的随访。

四、临床试验的检验方法

（一）优效/等效/非劣效检验

在评价临床试验的疗效时，常用的假设检验有非劣效性试验（non-inferiority trial）、等效性试验（equivalence trial）和优效性试验（superiority trial）。

（1）非劣效性试验的目的是显示试验组治疗效果在临床上不劣于阳性对照组。

（2）等效性试验的目的是确认两种或多种治疗的效果差别大小在临床上并无重要意义，即试验组与阳性对照组在治疗上相当。

（3）优效性试验的目的是检验一种器械是否优于另一种器械或传统治疗方法的试验。

优效性、等效性、非劣效性与效应差值可信区间的关系可见图 1-3。

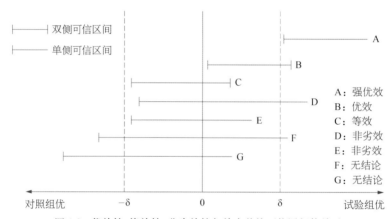

图 1-3　优效性、等效性、非劣效性与效应差值可信区间的关系

优效性/非劣效性试验关心的问题是单侧的，对试验组可能优出的程度未加限制。而等效性试验关心的问题则是双侧的，对试验组和对照组的优劣并不关心，只在乎其组间的差别。其中，最常用的是进行等效性检验或非劣效性检验时，需预先确定一个等效界值（上限和下限）或非劣效界值（下限），这个界值应不超过临床上能接受的最大差别范围，并且应小于阳性对照的优效性试验所观察到的差异。等效界值或非劣效界值的确定需要由主要研究者从临床上认可。

一般而言，采用统计学检验时，当研究结果高于和低于效应指标的界限均有意义时，应该选择双侧检验，所需样本量就大；当研究结果仅高于或低于效应指标的界限有意义时，应该选择单侧检验，所需样本量就小。其次，相应的界值选择涉及显著性水平，即假设检验 I 类错误出现的概率（α）为假阳性错误出现的概率，α 越小，所需的样本量越大；反之越小。α

水平由研究者根据研究资料具体决定,通常取 0.1、0.05 或 0.01 的为多。

检验效能又称把握度(power),把握度的概念与 Ⅱ 型错误水平 β 相对应,power$=1-\beta$。因此指定了 β 水平也就等于指定了把握度水平。β 水平由研究者根据研究资料具体决定,目前,在医疗器械临床试验研究中,α 取 0.05 或 0.1,相应地,β 取 0.2 或 0.1 均可被接受。

(二)界值

界值即容许误差,指可从临床意义角度判定差异的最小值。界值的确定需根据已有的文献数据、设计类型及数据的分布类型,从临床认识水平及成本效益来综合考虑,将统计学推理和临床判断相结合。界值确定必须在试验设计阶段完成并在试验方案中阐明。当界值难以确定时,对均值比较可酌取 $1/5 \sim 1/2$ 个标准差或对照组均数的 $1/10 \sim 1/5$ 等;对 2 组率而言,建议取 15% 以下的值,通常最大不超过对照组样本率的 $1/5$。总体标准差或总体率:分别反映计量数据和计数数据的变异程度。一般根据前人经验或文献报道进行估计。如果没有前人经验或文献报道作为依据,可通过预实验取得样本的标准差 s 或样本率 p 分别作为总体标准差 σ 或总体率 π 的估计值。

总之,无论优效性试验、等效性试验或非劣效性试验,要从临床意义上确认试验器械的疗效/安全性,均需要在试验设计阶段制定界值并在方案中阐明。在优效性试验中,界值指的是试验器械与对照器械之间的差异具有临床实际意义的最小值。在等效性试验或非劣效性试验中,界值指的是试验器械与对照器械之间的差异不具有临床实际意义的最大值。优效性界值、非劣效性界值均为预先制定的一个数值,等效性界值需要预先制定优侧、劣侧两个数值。例如,制定非劣效界值可采用两步法,一是通过荟萃分析(又称 meta 分析,meta 意指较晚出现的更为综合的事物,而且通常用于命名一个新的相关的并对原始学科进行评论的学问,不但包括数据结合,而且包括结果的流行病学探索和评价,以原始研究的发现取代个体作为分析实体),估计对照器械减去安慰效应后的绝对效应或对照器械的相对效应 M_1;二是结合临床具体情况,在考虑保留对照器械效应的适当比例 $1-f$ 后,确定非劣效界值 M_2($M_2=f \times M_1$,$0<f<1$)。f 越小,试验器械的效应越接近对照器械。制定等效界值时,可用类似的方法确定下限和上限。界值的制定主要考虑临床实际意义,需要被临床认可或接受。

检验假设

表 1-6 列举了不同试验类型下检验假设和检验统计量的计算公式。H_0 和 H_1 分别表示原假设和备择检验;T 和 C 分别表示试验组和对照组主要评价指标的均数或率;δ 表示界值,优效性界值用 δ 表示,非劣效界值用 $-\delta$ 表示,等效界值的优侧和劣侧分别用 δ 和 $-\delta$ 表示。

表 1-6　不同试验类型的检验假设和检验统计量

试验类型	原假设	备择假设	检验统计量
非劣效性试验	$H_0: T-C \leqslant -\delta$	$H_1: T-C > -\delta$	$t = [T-C-(-\delta)]/S_d$
优效性试验	$H_0: T-C \leqslant \delta$	$H_1: T-C > \delta$	$t = (T-C-\delta)/S_d$
等效性试验	$H_{01}: T-C \leqslant -\delta$	$H_{11}: T-C > -\delta$	$t_1 = [T-C-(-\delta)]/S_d$
	$H_{02}: T-C \geqslant \delta$	$H_{12}: T-C < \delta$	$t_2 = (T-C-\delta)/S_d$

有些器械因为没有对照品或者创新性,无法进行对照研究,就得考虑单组试验(从注册审评的角度来看,如无特殊情况,尽量避免选择单组试验)。单组试验为样本率与已知总体率的比较研究,P_0 为主要评价指标的目标值(95%置信区间下限),P_1 为主要评价指标的总体率(靶值)。对于高优指标,检验假设为 $H_0: P_1 \leqslant P_0$,$H_1: P_1 > P_0$。对于低优指标,检验假设为 $H_0: P_1 \geqslant P_0$,$H_1: P_1 < P_0$。

总之,获得一个无偏倚的推断,首先是试验产品和对照产品的有效性或安全性无偏倚,其次试验效果的统计程序无偏倚。这一推断意味着依赖临床试验结论所得出的治疗效果或诊断效果的变异最小,在同质目标人群中重复试验的可重复性最高。例如普遍采用的多中心、阳性平行对照、非劣效评价方法。

五、样本量

临床试验收集受试人群中的疗效/安全性数据,用统计分析将基于主要评价指标的试验结论推断到与受试人群具有相同特征的目标人群。为实现抽样(受试人群)代替整体(目标人群)的目的,临床试验需要一定的受试者数量(样本量)。样本量大小与主要评价指标的变异度呈正相关,与主要评价指标的组间差异呈负相关。

样本量以试验的主要评价指标来确定。需在临床试验方案中说明确定样本量的相关要素和样本量的具体计算方法。确定样本量的相关要素包括临床试验的设计类型和比较类型、主要评价指标的类型和定义、主要评价指标有临床实际意义的界值、对照器械主要评价指标的相关参数(如预期有效率、均值、标准差等)、Ⅰ类和Ⅱ类错误率以及预期的受试者脱落和方案违背的比例等。对照器械主要评价指标的相关参数根据已有临床数据或探索性试验的结果来估算,需要在临床试验方案中明确这些估计值的确定依据。Ⅰ类错误概率 α 设定为双侧 0.05 或单侧 0.025。Ⅱ类错误概率 β 设定为不大于 0.2,预期受试者脱落和方案违背的比例不能大于 0.2。

(一) 优效性试验

以下公式中,n_T、n_C 分别为试验组和对照组的样本量;$Z_{1-\alpha/2}$、$Z_{1-\beta}$ 为标准正态分布的分数位,当 $\alpha=0.05$ 时,$Z_{1-\alpha/2}=1.96$,当 $\beta=0.2$ 时,$Z_{1-\beta}=0.845$;$(Z_{1-\alpha/2}+Z_{1-\beta})^2=7.87$。

当主要评价指标为事件发生率且不接近于 0 或 100% 时,其样本量估算公式(式 1-1)为:

$$n_T=n_C=\frac{(Z_{1-\alpha/2}+Z_{1-\beta})^2\left[P_C(1-P_C)+P_T(1-P_T)\right]}{(D-\Delta)^2} \qquad (\text{式 } 1\text{-}1)$$

式中:P_T、P_C 分别为试验组和对照组预期事件发生率;

D 为两组的预期率差,对于高优指标:$D=P_T-P_C$,对于低优指标:$D=P_C-P_T$;

Δ 为优效性界值,取正值。

当主要评价指标为定量指标时的样本量估算公式(式 1-2)为:

$$n_T=n_C=\frac{2(Z_{1-\alpha/2}+Z_{1-\beta})^2\sigma^2}{(D-\Delta)^2} \qquad (\text{式 } 1\text{-}2)$$

式中:σ 为对照组预期标准差;

D 为预期的两组均数之差,对于高优指标:$D=u_T-u_C$;对于低优指标:$D=u_C-u_T$。

使用该公式计算样本量为 Z 值计算的结果,小样本时宜使用 t 值迭代,或总例数增加 2~3 例。

(二)等效性试验

当主要评价指标为事件发生率且不接近于 0 或 100% 时,其样本量估算公式(式 1-3)为:

$$n_T=n_C=\frac{(Z_{1-\alpha/2}+Z_{1-\beta})^2\left[P_C(1-P_C)+P_T(1-P_T)\right]}{(\Delta-|D|)^2} \qquad (\text{式 } 1\text{-}3)$$

式中:P_C、P_T 分别为对照组和试验组预期的事件发生率;

$|D|$ 为两组的预期率差的绝对值,$|D|=|P_T-P_C|$;

Δ 为等效界值(适用于劣侧界值与优侧界值相等的情形),取正值。

当效应指标为定量指标时的样本量估算的公式(式 1-4)为:

$$n_T=n_C=\frac{2(Z_{1-\alpha/2}+Z_{1-\beta})^2\sigma^2}{(\Delta-|D|)^2} \qquad (\text{式 } 1\text{-}4)$$

式中:σ 为对照组预期标准差;

D 为预期的两组均数之差的绝对值,$|D|=|u_T-u_C|$;

Δ 为等效界值(适用于劣侧界值与优侧界值相等的情形),取正值。

使用该公式计算样本量为 Z 值计算的结果,小样本时宜使用 t 值迭代,或总例数增加

2～3 例。

（三）非劣效试验

当主要评价指标为事件发生率且不接近于 0 或 100％时，其样本量估算公式（式 1 - 5）为：

$$n_T = n_C = \frac{(Z_{1-\alpha/2} + Z_{1-\beta})^2 [P_C(1-P_C) + P_T(1-P_T)]}{(D-\Delta)^2} \qquad （式 1 - 5）$$

式中：P_C、P_T 分别为对照组和试验组预期的事件发生率；

D 为两组的预期率差，$D = P_T - P_C$，如果指标为低优指标，则 $D = P_C - P_T$；

Δ 为非劣效界值，取负值。

当效应指标为定量指标时的样本量估算的公式（式 1 - 6）为：

$$n_T = n_C = \frac{2(Z_{1-\alpha/2} + Z_{1-\beta})^2 \sigma^2}{(D-\Delta)^2} \qquad （式 1 - 6）$$

式中：σ 为对照组预期标准差；

$|D|$ 为预期检测到的两组均数之差的绝对值，$|D| = |u_T - u_C|$；

Δ 为非劣效界值，取负值。

使用该公式计算样本量为 Z 值计算的结果，小样本时宜使用 t 值迭代，或总例数增加 2～3 例。

（四）单组试验的样本量估算

以下公式中，n 为试验组样本量；$Z_{1-\alpha/2}$、$Z_{1-\beta}$ 为标准正态分布的分数位，当 $\alpha = 0.05$ 时，$Z_{1-\alpha/2} = 1.96$，当 $\beta = 0.2$ 时，$Z_{1-\beta} = 0.842$。

当主要评价指标为事件发生率且不接近于 0 或 100％时，其样本量估算公式（式 1 - 7）为：

$$n = \frac{[Z_{1-\alpha/2}\sqrt{P_0(1-P_0)} + Z_{1-\beta}\sqrt{P_T(1-P_T)}]^2}{(P_T - P_0)^2} \qquad （式 1 - 7）$$

式中：P_T 为试验组预期的事件发生率，P_0 为目标值。

虽然我们经常使用的是试验组和对照组等样本含量设计。相等的样本含量可使总的样本含量最少，而且在同等的总样本含量下可达到最高的统计效能。不过，我们也需要额外考虑一些常见影响临床试验样本量的因素：例如，不依从和失访等样本脱落的问题。因此，在实际应用中应根据具体试验资料情况，在试验设计阶段考虑脱落因素，适当增加样本含量。

当效应指标为定量指标时的样本量估算公式(式 1-8)为:

$$n = \frac{(Z_{1-\alpha/2} + Z_{1-\beta})^2 \delta^2}{(\mu_T - \mu_0)^2}$$

(式 1-8)

式中:μ_T 为试验组观测指标均值,μ_0 为目标值,δ 为标准差。

六、统计分析

(一) 分析数据集的定义

临床试验的分析数据集包括全分析集(full analysis set,FAS)、符合方案集(per protocol set,PPS)和安全性数据集(safety set,SS)。需根据临床试验目的,遵循尽可能减少试验偏倚和防止 I 类错误增加的原则,在临床试验方案中对上述数据集进行明确定义,规定不同数据集在有效性评价和安全性评价中的地位。

全分析集通常应包括所有入组且接受过一次治疗的受试者,只有在非常有限的情形下才可剔除受试者,包括违反了重要的入组标准、入组后无任何观察数据的情形。符合方案集是全分析集的子集,包括已接受方案中规定的治疗、可获得主要评价指标的观察数据、对试验方案没有重大违背的受试者。若从全分析集和符合方案集中剔除受试者,一是需符合方案中的定义,二是需充分阐明剔除理由,对于设盲的临床试验设计,需在盲态审核时阐明剔除理由。安全性数据集通常应包括所有入组且接受过一次治疗并进行过安全性评价的受试者。

需同时在全分析集、符合方案集中对试验结果进行统计分析。当二者数据一致时,可以增强试验结果的可信度。当二者数据不一致时,应对差异进行充分的讨论和解释。如果符合方案集中排除的受试者比例过大,或者因排除受试者导致试验结论的根本性变化(由全分析集中的试验失败变为符合方案集中的试验成功),将影响临床试验的可信度。

(二) 缺失值的填补

缺失值(临床试验观察指标的数据缺失)是临床试验结果偏倚的潜在来源,在临床试验方案的制定和执行过程中应采取充分的措施尽量避免数据缺失。对于缺失值的处理方法,特别是主要评价指标的缺失值,需根据具体情形,在方案中遵循保守原则规定恰当的处理方法,如末次观察值结转(LOCF)、基线观察值结转(BOF)等。必要时,可考虑采用不同的缺失值处理方法进行敏感性分析。

不建议在统计分析中直接排除有缺失数据的受试者,因为该处理方式可能破坏入组的随机性,破坏受试人群的代表性,降低研究的把握度,增加 I 类错误。

（三）统计分析方法

1. 统计描述

人口学指标、基线数据和次要评价指标的数据,通常采用统计描述进行统计分析,如均数、标准差、中位数、t 检验、方差分析等。

主要评价指标在进行假设检验和置信区间分析前,亦先进行统计描述。值得注意的是,组间差异无统计学意义不能得出两组等效或非劣效的结论。

2. 假设检验和置信区间

在确定的检验水平(通常为双侧 0.05)下,计算表 1-6 中的检验统计量,查相应的界值表得 P 值,即可做出统计推断,完成假设检验。对于非劣效试验,若 $P \leqslant \alpha$,则无效假设被拒绝,可推论试验组非劣效于对照组。对于优效性试验,若 $P \leqslant \alpha$,则无效假设被拒绝,可推论试验组临床优效于对照组。对于等效性试验,若 $P_1 \leqslant \alpha$ 和 $P_2 \leqslant \alpha$ 同时成立,则两个无效假设同时被拒绝,前者可推论试验组不比对照组差,后者可推论试验组不比对照组好,综合推断试验组与对照组等效。

通过构建主要评价指标组间差异的置信区间,将置信区间的上限和/或下限与事先制定的界值进行比较,以做出临床试验结论。计算主要评价指标组间差异的 $(1-\alpha)$ 置信区间,α 通常选取双侧 0.05。对于非劣效性临床试验,若置信区间下限大于 $-\delta$(非劣效界值),可得出非劣效结论。对于优效性试验,若置信区间下限大于 δ(优效界值),可作出临床优效结论。对于等效性试验,若置信区间的下限和上限在 $(-\delta, \delta)$(等效界值的劣侧和优侧)范围内,可得出临床等效结论。

对试验结果进行分析时,建议同时采用假设检验和区间分析,以进行统计推断,得出试验结论。

3. 基线分析

除试验器械及相应治疗方式外,主要评价指标常常受到受试者基线数据的影响,如疾病的分型和程度、主要评价指标的基线数据等。因此,在试验方案中应识别可能对主要评价指标有重要影响的基线数据,在统计分析中将其作为协变量,采用恰当的方法(如协方差分析方法),对试验结果进行校正,以补偿试验组和对照组间由于协变量不均衡而对试验结果产生的影响。协变量的确定依据以及相应的校正方法的选择理由应在临床试验方案中予以说明。对于没有在临床试验方案中规定的协变量,通常不进行校正,或仅将校正后的结果作为参考。

4. 中心效应

根据《医疗器械临床试验质量管理规范》(参阅国家食品药品监督管理总局中华人民共和国国家卫生和计划生育委员会令第 25 号),多中心临床试验是指按照同一临床试验方案,在多个临床试验机构实施的临床试验。多中心临床试验可在较短时间内入选所需的病例数,且入选病例范围广,临床试验的结果更具代表性,但对试验结果的影响因素更为复杂。

多中心临床试验要求组织制定标准操作规程,组织对参与临床试验的所有研究者进行临床试验方案和试验用医疗器械使用和维护的培训试验,以确保在临床试验方案执行、试验器械使用方面的一致性。当主要评价指标易受主观影响时,建议采取相关措施(如对研究者开展培训后进行一致性评估,采用独立评价中心,选择背对背评价方式等)以保障评价标准的一致性。尽管采取了相关质量控制措施,在多中心临床试验中,仍可能出现因不同中心在受试者基线特征、临床实践(如手术技术、评价经验)等方面存在差异,导致不同中心间的效应不尽相同。当中心与处理组间可能存在交互作用时,需在临床试验方案中预先规定中心效应的分析策略。当中心数量较多,每个中心的样本数均较少时,一般无需考虑中心效应。

对于在两个临床试验机构开展的医疗器械临床试验,若其临床试验设计符合《医疗器械临床试验质量管理规范》中多中心临床试验的相关要求,应当明确一个临床试验机构作为牵头单位,并按照同一试验方案同期开展临床试验,以确保在临床试验方案执行、试验用医疗器械使用方面的一致性。上述临床试验的统计分析原则和方法可参照多中心临床试验的要求进行。由牵头单位组织汇总两个临床试验机构试验小结,形成临床试验报告,加盖两个临床试验机构印章。

对于在两家及以上临床试验机构开展的临床试验,各中心试验组和对照组病例数的比例原则上应与总样本的比例大致相同。

七、临床试验的偏倚和抽样误差

临床试验设计需考虑偏倚和抽样误差。偏倚是偏离真值的系统误差的简称,在试验设计、试验实施和数据分析过程中均可引入偏倚。偏倚可导致错误的试验结论。临床试验设计时应尽量避免或减少试验偏倚。

抽样误差受临床试验样本量的影响。一方面,较大的样本量可提供更多的数据,对器械性能/安全性评价的抽样误差更小;另一方面,更大的样本量可能导致无临床意义的差异变得具有统计学意义。试验设计应该旨在使试验结果同时具有临床和统计学意义。

八、单组目标值法中的目标值构建原则

对于部分没有对照品的医疗器械来说,通常会选择进行单组目标值法设计临床试验。目前我国的审评对与目标值比较的单组临床试验设计,需事先指定主要评价指标具有临床意义的目标值,通过考察单组临床试验主要评价指标的结果是否在指定的目标值范围内,从而评价试验器械有效性/安全性。由于没有设置对照组,单组目标值设计的临床试验无法确证试验器械的优效、等效或非劣效,仅能确证试验器械的有效性/安全性达到专业领域内公认的最低标准。

目标值是专业领域内公认的某类医疗器械的有效性/安全性评价指标所应达到的最低标准,包括客观性能标准(objective performance criteria,OPC)和性能目标(performance goal,PG)两种。目标值通常为二分类(如有效/无效)指标,也可为定量指标,包括靶值和单侧置信区间界限(通常为 97.5% 单侧置信区间界限)。对临床试验结果进行统计分析时,需计算主要评价指标的点估计值和单侧置信区间界限值,并将其与目标值进行比较。

目标值的构建通常需要全面收集具有一定质量水平及相当数量病例的临床研究数据,并进行科学分析(如 meta 分析)。随着器械技术和临床技能的提高,OPC 可能发生改变,需要对临床数据重新进行分析以确认。

第四节 · 敷料类海洋生物材料的临床评价

天然高分子多糖类海洋生物材料如海藻酸基生物材料和壳聚糖基生物材料,已被广泛用于临床实践。目前,已有海藻酸基生物材料相关产品成功应用于临床的创伤止血和创面修复;壳聚糖基海绵、薄膜、纤维、粉末、凝胶、喷雾等产品作为带有正电荷的天然可降解高分子材料,具有独特的止血、消炎、促愈合等生物学活性,其防粘连性质已得到临床证实。可见,海洋生物材料在目前的第三代可降解敷料类产品中已被广泛应用。而我们需进行的临床评价,即在产品和材料领域确保安全的情况下,主要考察该产品的临床有效性,同时兼顾临床安全性。

通过查阅《免于进行临床试验的医疗器械目录》,我们可以看出,我国对于敷料的临床评价要求分可豁免临床试验和不可豁免临床试验两种。

(1)可以豁免临床试验的产品预期用途:仅限于覆盖创面、吸收创面渗液、保护伤口、提供湿性伤口环境等物理作用方式,不带功能性的敷料。

(2)不可以豁免临床试验的产品预期用途:适应证宣称可以促进上皮化、引导组织再生、促进伤口愈合、减轻疼痛、抗菌、止血、溶解坏死组织、减少瘢痕、防粘连等作用的产品;宣称可以用于体内伤口、三度烧伤、感染创面、坏死组织较多的创面、发生创面脓毒症的患者等情况的产品;含有活性成分的产品:如药品/药用活性成分、生物制品/生物活性成分、银、消毒剂等;其他新型产品,如采用了新材料、新技术、新设计或具有新作用机制和新功能的产品等。上述适应证往往带有一定的治疗或者功能性的要求。

对于符合豁免条件的海洋生物材料敷料,申请人提交申报产品相关信息与《免于进行临床试验的第三类医疗器械目录》[查阅国家食品药品监督管理总局关于发布免于进行临床试验的第三类医疗器械目录的通告(2014 年第 13 号)]所述内容的对比资料,以及申报产品与《免于进行临床试验的第三类医疗器械目录》中已获准境内注册医疗器械的对比说明和相应支持性资料。

对于不符合豁免条件的海洋生物材料敷料,应在满足注册法规要求的前提下,可按照《医疗器械临床评价技术指导原则》(查阅国家食品药品监督管理总局关于发布医疗器械临床评价技术指导原则的通告 2015 年第 4 号)进行同品种产品的临床数据对比、分析和评价,并按照该指导原则要求的项目和格式出具评价报告,或通过临床试验来论证产品临床应用的安全有效性。

一、海洋生物材料敷料临床试验的基本要求

(一)临床试验目的和类型

医疗器械临床试验的目的是对申请注册的海洋生物材料敷料是否具有安全有效性进行科学验证。据此研究目的选择合理的研究设计类型,对该产品在使用环境、应用于目标人群时的效果进行准确评估,为临床试验确定重点,也为确定产品上市后,产品说明书上所标示的适应证提供临床试验证据。建议申请人采用随机、对照和前瞻性研究设计。

不同伤口的病因、病程发展、预期愈合时间、治疗方法、标准护理方式等均存在差异,针对不同的伤口类型建议提交相应的安全性和有效性临床数据,来支持申报的预期用途。

(二)研究人群

临床试验研究人群的选择,取决于产品预期使用的创面类型和程度。在试验开始之前,申请人首先应根据海洋生物材料敷料的特性和作用机制来确定临床应用时的适应证人群,即患有某种类型伤口的患者,并根据临床试验的特点和可能的影响因素,制定入选/排除标准。这些标准除能够代表研究人群的特征外,还应该考虑可能对临床效果评价产生影响的相关因素进行控制。另外,需确定产品临床应用时的禁忌人群,如对海洋生物材料敷料所含成分过敏的患者及其他不适合使用的人群。

（三）对照组选择

建议选择已上市的、有足够证据证明其治疗有效性的对照产品，并说明选择的依据，对照组和试验组患者都采用相同的治疗方法、标准护理等。为减少偏倚，临床试验应做到严格的随机分组，并且在采集临床试验观察指标时，要有防止主观倾向性的措施，必要时请第三方作为试验终点的判定者。

（四）样本量估计

临床试验方案中应给出估计样本量大小的依据和方法。研究中所需样本量与研究目的、主要评价指标、个体间变异程度有关，还与假设检验的具体内容以及Ⅰ、Ⅱ类错误以及组间客观差异的大小有关，不同类型研究设计对样本量也有影响。对样本量进行估计时还应该考虑到受试者退出试验以及其他可预见的偏离试验方案的情况。

注意：为证明实质等效性而进行的器械试验，一般采用非劣效试验或等效试验的方法，允许的脱落或失访率一般应在 5% 左右，最大不能超过 10%，否则统计值无法保证真实（如采用对照方法，对照组应采用同样的例数）。

（五）评价指标

敷料宣称的预期用途通常有两大类：改善伤口愈合，改善伤口护理。申请人应根据产品宣称的预期用途，选择相应的评价指标。对于宣称具有某项功能的产品（如促进上皮化、引导组织再生、促进伤口愈合、减轻疼痛、止血、减少瘢痕、防粘连等），应比较试验组与对照组的差异是否具有临床统计学意义。

评价指标应至少包括有效性指标和安全性指标，对不良事件和禁忌证应有处理和预防措施，以减少患者的风险。临床试验过程中还需记录创面治疗护理情况、全身或局部用药的情况、患者基础疾病控制情况等影响因素。

1. 有效性评价指标(不限于此)

（1）主要疗效评价指标：创面闭合率

创面闭合率＝（治疗前创面面积－治疗后创面面积）/ 治疗前创面面积×100%。

若选择创面完全闭合的时间点作为临床试验观察终点，应记录创面闭合时间。"完全闭合"是指皮肤的完整性得到恢复，创面闭合时间是指创面闭合率达 100% 的天数。如果伤口的完全闭合仅能持续很短的一段时间，则这种闭合的临床意义非常有限。这种情况通常建议继续对评估指标进行测定，并进行研究。

创面愈合率达 100% 的天数为创面愈合时间；若试验结束创面仍未完全愈合，则仅记录

创面愈合率;建议将疗效按痊愈、显效、有效、无效 4 个等级进行评定。例如:

- 痊愈:受试区创面愈合率为 100%。
- 显效:受试区创面愈合率>70%且<100%。
- 有效:受试区创面愈合率>30%且<70%。
- 无效:未达到有效标准,创面感染未能控制。

将痊愈、显效的病例数相加,与受试总例数进行比较,计算总显效率。

鉴于海洋生物材料敷料的可降解特性,且大部分海洋生物材料敷料的降解周期不长,可选择创面完全闭合的时间点作为临床试验观察终点,记录创面闭合率,观察创面愈合速度,说明各观察时间点和观察终点选择的依据,并评估使用海洋生物材料敷料后对整个创面愈合周期的影响。

(2)次要疗效评价指标:如伤口感染发生率、疼痛程度、渗出量、体液流失量、出血情况、产品使用是否方便、产品是否粘连伤口的新生肉芽组织、伤口愈合后质量(如愈合后瘢痕情况、愈合皮肤的轮廓和感觉、皮肤斑纹或色泽的正常化)等。

对于具有抑菌作用的敷料,还应该考虑抑菌性能,例如考虑累计细菌清除率。

试验组和对照组进行定时创面细菌培养,动态监测菌群的变化比较,并计算累计细菌清除率。

累计细菌清除率=100%-用药后的阳性菌株总数/用药前的阳性菌株总数×100%。

注意选择的菌群指标应有依据,符合产品预期用途。

2. 安全性评价指标(不限于此)

(1)全身/局部反应及安全性:试验过程中观察患者全身反应及局部皮肤/黏膜有无刺激性,对于创面敷料记录创面分泌物及肿胀、疼痛等情况,是否加重创面感染、延缓创面愈合等。记录患者更换产品时有无明显疼痛,是否在治疗中或治疗后出现不同于治疗前的症状或不适,如治疗部位局部创面或创面周围皮肤有无改变(如颜色改变、肿胀、痒或疹等),有无全身不适。伤口深部软组织、韧带、骨膜或关节囊若出现不良变化,也应进行评估。当出现的伤口恶化现象(红肿、疼痛、感染、组织坏死、伤口大小增加、发热、需要重复清创或截肢等其他外科手术干预等)与试验产品相关时,或出现严重不良事件时,应考虑暂停临床试验。

(2)实验室检查指标:白细胞数目、细菌培养等。

(3)统计不良事件发生率及程度:对于医疗器械的安全性评价,应该尽可能从每个临床试验中搜集相关的安全信息,最为常用的方法是通过受试者主动报告或研究者非诱导式询问试验过程中发生的所有不良事件获得。在临床试验过程中所有的安全指标都应该引起足够的重视。

二、临床终点的评估和量化

对临床试验来讲,评估临床终点的方法应预先确定,并在临床试验整个过程中做到统一规范。确定临床终点的时间,应基于所应用创面的疾病自身发展特点、产品宣称功效等来确定。在临床试验过程中需要定期对伤口进行测量,伤口的评分系统是决定研究有效性的基础,临床试验可以采用医学界已广泛接受的评分系统。对伤口特征进行评估量化的方法学,目前正处于不断的发展过程中,不论使用何种方法,建议考虑以下因素。

1. 伤口的分类

参照国际公认的伤口分类及分级标准,确定伤口的大小、部位、持续时间、全身伤口总面积等,如存在多处伤口,要明确目标评价伤口。

2. 伤口的大小

测量伤口大小与其他伤口评估的参数,包括渗出液、坏死组织、腐肉、肉芽组织、窦道、潜行等,都是反映伤口变化的客观数据。常用的伤口测量方法有最大长度法、钟表法、复合法、照片法和循迹法等。

3. 伤口外观影像记录

建议对所有的研究部位都采用统一的标准照相/成像程序,记录临床观察时的伤口外观,并对病历报告表(CRF 表)中所记录的测量结果进行确认。

4. 感染

临床上可以通过脓液、红肿、温度、渗出物、气味、疼痛、发烧、白细胞增多等症状和体征,以及病变部位取样和细菌培养,来评估伤口是否发生了感染。若患者抵抗力很低,发热、疼痛及白细胞增多等症状在临床上可能并未出现,此时可采用活组织检查的方法进行定性、定量培养,以确认是否发生了伤口感染并指导抗感染治疗。

三、统计分析

在设计临床试验方案时,应考虑选择适合的统计分析方法,在统计分析前应制订详细的统计分析计划,需注意以下几点。

1. 统计分析方法

应在方案中明确写出将要采用的统计分析方法。建议在ITT(意向性治疗)分析集进行统计分析,对于未能观察到安全性或有效性终点的受试者,应进行灵敏度分析,建议按照失败或者无效计算。

2. 基线资料的统计分析

在随机对照临床试验中,对入组时两组基线资料的均衡性分析可以评判临床试验的随机化方案执行质量。基线资料不仅包括受试者人口学资料,还应包括有效性评价指标。

3. 有效性指标的假设检验与总体参数估计

在统计分析计划中对主要疗效指标的统计假设应预确定一个明确的检验假设,如进行与标准治疗对照试验的优效性假设、与已上市对照产品的非劣效假设等进行检验外,并正确选用相应的统计检验方法进行分析,对主要疗效指标的总体疗效范围进行估计,同时还应对聚氨酯泡沫敷料的次要疗效指标和有关产品性能特征进行统计分析,以满足临床试验目的的要求。

4. 安全性指标的统计描述

对试验期间发生的所有不良事件均应进行分析,将可能与聚氨酯泡沫敷料有关的不良事件作为不良反应报告,并以分组列表方式直观表示,所列表应按不良事件累计系统显示其发生频度、严重程度以及与所用聚氨酯泡沫敷料的因果关系。

四、产品说明书、标签和包装标识

产品说明书、标签和包装标识应符合《医疗器械说明书和标签管理规定》(查阅国家食品药品监督管理总局令第6号)的要求,同时还应注意:产品适用范围及相关性能介绍所宣称内容应有充分的支持资料,不能夸大;使用说明应详细阐明所申报产品应用于患者时具体的操作步骤,是否需要配合其他产品使用;在说明书中明确产品的禁忌证、针对产品特点的特殊注意事项、警示信息、可能的不良反应及处理措施等,如对产品中所含成分过敏的患者不能使用等;说明书中列出的性能测试或试验研究结果,应注明是来自体外试验、动物试验,还是人体试验;产品的储存、运输要求。

第五节·可吸收止血类海洋生物材料

一、可吸收止血类海洋生物材料的临床前研究

对于壳聚糖/藻酸盐类可吸收止血材料的临床研究,例如壳聚糖止血海绵、藻酸盐止血敷料,应注意以下事项。

首先,要考虑产品的止血作用机制,描述产品如何影响止血过程,产品在止血过程中的优势作用,确认该止血机制结合所申报产品应用是否科学合理。对支持该止血原理的国内外研究文献进行综述,如有国内外同类产品,应阐明是否已有应用相同止血原理的产品在境内外上市,并研究所申报产品是否会可能引起血栓形成、凝血障碍等与其使用相关的不良反应。

其次,产品可被人体吸收的作用机制。应阐明产品的降解机制,提交支持降解机制的试验资料或文献资料。应考虑所申报产品的体外降解试验和体内降解试验研究结果。

体外降解研究建议模拟体内条件(例如:37 ℃的环境下,蛋白质水解),研究产品完全吸收降解所需时间及所有的降解产物。建议结合产品特性及临床应用建立合理的体外降解研究方法。建议参照已有的标准方法并与已上市的同类产品进行比较。体外降解研究建议观察指标包括:产品溶解性、降解周期、降解所需的条件及降解速度与降解条件之间的关系,降解的主要产物及含量,以及形态改变(包括崩解过程,是否有碎片掉落、碎片溶胀等)。

体内降解研究建议根据体内或预期使用方法、使用部位来研究产品的降解和吸收。建议申请者阐明影响产品降解的因素,如材料的植入量、植入形状、所选择的动物种类、植入部位、参与反应的生物因子等。研究所申报产品是否会引起异物反应、感染等不良反应。受试动物的种类选择、植入部位选择应当提供选择依据。体内降解研究建议根据产品降解周期选取多个中间时间点进行观察,并根据该器械在临床使用时患者可能接触到的一次性最大用量(应当提供用量确定的依据),在动物体内植入时进行科学的换算,降解研究报告应说明组成材料、材料来源、研究设备、试验方案、试验步骤、支持性科学文献等。体内降解研究应根据初始植入物尺寸、植入物的量、植入物的物理机械性能、残留植入物尺寸、植入部位组织学反应、镜下切片、局部炎症反应、周围组织长入或修复情况等观察指标对器械的降解程度进行评价。

同时,对体内、体外降解的相关性应进行评价论述。对于新的海洋生物材料,新的临床应用,还应该考虑体内吸收、分布、代谢过程的研究。即对所申报产品及其降解产物在体内的吸收、分布、代谢、排泄途径等进行研究,可考虑但并不局限于以下内容:产品及其降解产物的吸收途径、体内分布状态、代谢途径、代谢终产物。如提交文献资料,需提交合理的桥接性资料。

可吸收止血类医疗器械进行人体临床试验前应进行动物试验。其目的主要是通过动物

来考察产品的安全性,包括对免疫器官和其他毒性靶器官的影响、毒性的可逆性,以及与临床相关的参数,预测其在相关人群中使用时可能出现的不良反应,降低临床试验受试者和临床使用者承担的风险,并为临床试验方案的制定提供依据。

二、可吸收止血类海洋生物的临床评价要点

（一）是否考虑探索性实验方案

可吸收止血产品的临床试验应分为探索性试验和确证性试验。

探索性试验的设计应以保证受试者的安全为目的,强调以科学的严谨性为原则。对于全新的(首次应用于人体)可吸收止血产品,首先应进行探索性试验研究,以便根据逐渐积累的结果对后期的确证性试验设计提供相应的信息。探索性试验应有清晰和明确的研究目标。虽然探索性试验对有效性的确证有参考价值,但不能作为证明有效性的正式依据,需经过确证性试验证实医疗器械产品的有效性和安全性。

申办方/生产企业在设计临床试验方案前应对是否进行探索性试验做充分论证。产品材料在中国境内首次应用于可吸收止血产品,应进行探索性试验。

设计探索性试验方案时建议注意以下几点:①探索性试验可为单个或系列试验。②可在一或两个临床试验单位进行,可不设立对照组。③受试人群的选择应是适应证目标人群中临床症状简单、耐受能力强、临床操作安全的人群。④首次应用于人体试验研究的探索性试验的样本量一般不应少于 30 例(可根据产品的特点和研究者或事先与审评老师进行沟通后确定),初步观察产品在临床应用中的安全性和可行性。⑤探索性试验应以安全性评价为主要目的,同时也建议关注与有效性相关的指标,以便为确证性试验提供参考。⑥探索性试验中出现的任何不良事件应如实记录,对于严重不良事件应按照法规要求及时上报,同时临床试验人员应当及时做出临床判断,采取措施,保护受试者利益。必要时中止临床试验。

探索性试验结束后,申办方/生产企业在对数据进行统计分析后,进一步设计临床试验方案(确证性试验或重新开展探索性试验)。在研究设计和研究假设中,建议申办方采用对照、前瞻、随机性研究设计,将拟申报器械与已获准上市器械进行对比。对照器械应与拟申报器械采用类似的材料制成且具有相似的预期用途。比较时应综合考虑,如优效性检验、非劣效性检验、等效性检验,申办方应说明选择的依据。若以传统纱布按压作为对照,应选择优效性检验。

（二）临床适应证选择

对于临床适应证的选择,应该详细说明试验对象的选择范围、入选标准、排除标准和对

照组的设置情况。若拟申报产品的适应证为普遍应用,建议申办方评估产品在 3～4 个不同外科手术中的使用。若产品选择在妇产科进行临床试验,入组患者时应考虑患者是否有妊娠生育要求。结合入组患者的入组条件,临床试验时应对产品是否影响患者的妊娠生育进行评估,并结合评估情况在说明书中增加相应的警示信息。若拟申报产品标示有专业外科(如眼科、神经外科、泌尿外科)的适应证,建议申请者进行更多的对应研究以评估产品的性能,应选择特定的临床适应证患者进行临床试验。

(三) 评价指标

明确临床性能评价指标,评价的指标应合理并便于临床观察,评价指标应至少包括安全性(包括不良反应和禁忌证)指标和有效性指标(如:有效止血时间),对不良反应和禁忌证应有处理和预防措施,以减少患者的风险。

(四) 样本量确定依据

试验例数应具有统计学意义,应足以确保所申报器械将能在临床使用条件下充分发挥作用。样本量的大小应根据受试产品的具体特性、主要疗效(或安全性)评价指标及其估计值、显著性水平、研究把握度以及临床试验比较的类型来确定。应在临床试验方案中明确给出具体的样本量计算公式及其来源出处,说明计算过程中所采用的所有参数及其估计值。建议根据下列 5 个方面确定所需要的样本量。

(1) 拟采取的试验设计类型:常分为单组设计、配对设计、成组设计、单因素多水平设计、交叉设计、析因设计、重复测量设计等。

(2) 拟采取的比较类型:常分为差异性检验(又分为单、双侧检验)、等效性检验、优效性检验和非劣效性检验。

(3) 允许犯假阳性错误的概率 α 和犯假阴性错误的概率 β:α 通常不超过 0.05,β 通常不超过 0.2,$1-\beta$ 被称为检验效能。

(4) 主要评价指标的性质:通常分为定量的、定性的(又分为二值的和多值有序的),以及有关的基础数据及有临床意义的界值。

(5) 应考虑 20% 以内的脱落率。对于非劣效和等效性试验,还应给出具有临床意义的非劣效界值和/或等效性界值,若为优效性试验,需要给出优效性界值。

如上所述,在可吸收止血产品的确证性试验阶段,应结合研究设计、主要指标、假设检验、预期疗效估计,按照统计学原则进行样本量计算,各参数的确定依据须在方案中予以具体说明。除此之外,为更好地评价可吸收止血产品的安全性,假设与产品相关的不良事件发生率处于较低水平时,是否能在临床试验阶段将其检出,成为充分验证产品性能、保障患者安全的关键。表 1-7 给出了不良反应发生率(AE 率)在不同水平时,特定的样本量所能够提

表 1-7 不良反应发生率在不同水平时,特定的样本量所能够提供的检验能力(至少发现一例的可能性)

AE 率	N=100		N=150		N=200	
	二项	泊松	二项	泊松	二项	泊松
0.001	9.5%	9.5%	13.9%	13.9%	18.1%	18.1%
0.002	18.1%	18.1%	25.9%	25.9%	33.0%	33.0%
0.005	39.4%	39.3%	52.9%	52.8%	63.3%	63.2%
0.008	55.2%	55.1%	70.0%	69.9%	79.9%	79.8%
0.01	63.4%	63.2%	77.9%	77.7%	86.6%	86.5%

注:如果以预期的事件发生率和期望达到的最小检出能力作为设计的基础,可考虑通过计算 $N=Ln$(检出能力)/事件率。例:以 80% 的检出率发现至少 1 例发生率 1% 的 AE,$N=161$。

供的检验能力(至少发现一例的可能性)。

对各临床试验中心的入选受试者进行分组时,应尽可能基于重要的非试验因素进行分层随机化,不同病种病例应平均分配。

(五)试验样品信息

应具体说明临床试验样品的详细信息:产品规格型号、批号、使用方法;对照品的详细信息,包括生产厂家、产品材料、作用机制(如止血原理)、预期用途、使用方法、产品规格型号、批号、医疗器械注册证号等。对照产品应尽量选择预期用途、物理性状一致的产品。

(六)临床试验的质量控制

为了全面、公正、客观、真实地评价参与临床试验的每一受试者所获得数据的有效性及安全性,建议在临床试验进行过程中,采用严格的质量控制措施。如采用随机对照设计:建议采用基于互联网(IWR)/电话(IVR)/传真等中央随机系统分配随机号,所有随机号不得二次使用。如采用单组目标值设计,建议连续入选所有符合入选/排除标准的患者,并采用基于互联网(IWR)/电话(IVR)/传真等计算机系统分配病例登记号,所有病例登记号不得二次使用。

上述措施主要是出于保证研究质量及患者的安全性考虑,将所有入组患者的基本信息记录在中央计算机系统内,以备今后对数据进行跟踪、核查。

(七)统计分析方法

应在方案中明确写出将要采用的统计分析方法。所有统计分析均应在 ITT(意向性治疗)分析集进行,对于未能观察到安全性或有效性终点的受试者,必须进行灵敏度分析,并按照失败或者无效计算。同时考虑以下分析。

1. 描述性分析

计数资料采用频数和百分比描述,计量资料采用均数、标准差、最大值、最小值、中位数、第 25 及第 75 分位数描述。

2. 基线人口统计学分析

基线统计除按上述描述性分析外,对计数资料组间比较采用卡方检验或 Fisher 精确概率法,正态分布的计量资料组间比较采用成组 t 检验,非正态分布的计量资料组间比较采用 Wilcoxon 秩和(Wilcoxon Rank Sum)检验。

3. 临床终点选择及分析

随机对照设计的试验,其主要终点有效率的组间比较,采用调整中心效应的 CMH(Cochran Mantel-Haenszel)卡方检验,需给出试验组与对照组有效率的差值及其 95% 可信区间,其余终点指标参照基线分析进行。临床研究中有效性评价的临床终点应为一定时间内是否达到止血作用或达到止血作用所需的时间(例如,5 分钟止血时间)。

4. 安全性评价

为评估器械的安全性,建议申请者提交使用该器械时观察到的所有不良事件和患者手术恢复期的全面评价,直到患者退出临床研究。

(1)实验室指标:报告实验室指标治疗前正常、治疗后异常的例数及所占比例,并进行组间比较。

(2)不良事件:报告不良事件发生例数及所占比例,并进行组间比较。同时,详细描述各组病例出现的全部不良事件的具体表现、程度及其与所使用的研究产品的关系。

(八)临床操作方式

建议具体说明试验中使用器械的具体方法和有效性的判定标准,包括出血创面的选择、压迫时间、去除时间等。

(九)患者随访

建议申办方对临床试验中纳入的患者进行随访,随访时限为拟申报器械被完全吸收的所需时间。此外,建议在器械的应用前和应用后评估机体血液系统的情况。随访应有客观依据。

第六节 · 防粘连类海洋生物材料的临床注意要点

一、目前方案设计的难度

对于防粘连产品，最困难的问题之一是确定适应证的范围，即，如何使用临床试验中获得的数据来推断出产品的相关用途。我们认为这个问题的部分答案取决于试验中手术模型的选择，以及研究主办者或申办方提供合理科学证据（在更广的应用范围内数据支持临床受益和安全性）的能力。

以腹（盆）腔防粘连产品为例，该类产品可分为以下两类用途。

一类是应用于腹（盆）腔局部、只以改变腹（盆）腔术后局部粘连为目标适应证，不以（不宣称）改善最终临床结局（肠梗阻、妇女不孕症及由粘连引起的术后疼痛）为目标适应证的防粘连产品。一类是以（宣称）改善最终临床结局（肠梗阻、妇女不孕症及由粘连引起的术后疼痛）为目标适应证的防粘连产品。前者在临床上可以在适当条件下选择适当的部位用超声、磁共振等无创方法评价产品的有效性（仅适用于在适当条件下腹壁切口下）。后者在临床上可行的情况下，推荐使用腹腔镜探查或二次开腹探查评价产品的有效性，也可以直接评价是否最终改善临床结局（肠梗阻、妇女不孕症及由粘连引起的术后疼痛），以评价产品的有效性。

目前，对于具有临床显著意义的粘连减轻程度还没有一致的标准。另外，对于特定解剖部位的粘连减轻、粘连广泛程度和严重程度的减轻是否具有显著临床意义的信息还非常有限。在设计临床试验时，应仔细考虑所有这些因素（粘连减轻的程度和部位）。应根据研究终点所表明的粘连减轻程度讨论其临床相关性。

就目前已批产品来说，肌腱韧带防粘连膜，即我们俗称的"手膜"，可以通过术后屈肌腱功能用 TAM 法评定，伸肌腱功能用 Miller 法评定来间接判断防粘连效果。其他临床适应证的产品还有待相关部门进一步明确，确定防粘连产品的临床申报路径。

二、评价方法的难点

（一）二次检查手术

对于以（宣称）改善最终临床结局（肠梗阻、妇女不孕症及由粘连引起的术后疼痛）为目标适应证的防粘连产品，通过开腹手术或腹腔镜进行二次观察是目前评价腹（盆）腔中粘连形成或减少的主要方法。它的优点是直接目视检查,手术操作能完全探查腹(盆)腔并评价其粘连严重程度。如膜状、较牢固、坚固,并提供可同时进行干预治疗的机会。但使用二次检查手术时需要解决以下问题:①二次手术过程引起的潜在的非预见性的疾病。②此类手术对个体受试者的潜在受益(或非受益)相关伦理学问题。③盲法问题。④与研究人员偏倚有关的问题。

(二)视频记录

二次检查手术评价常附加要求视频记录,以提供对手术过程的永久记录,并为独立第三方审查试验是否采用盲法提供工具。随着技术的进步,这种方法的使用高度依赖于记录的质量和可靠性。视频记录应是完整的,并具有足够好的视觉质量,从而能够准确地评价粘连的数量和质量,以及评价手术对这些粘连可能产生何种影响。使用视频记录时需要考虑的一个重要事项是,患者与患者之间腹部评价的方法必须是一致的(例如,以同样的顺序评价手术部位,评价的时间相同),以减少可能产生的偏倚。

(三)影像学评价

对于应用于腹(盆)腔局部、只以改变腹(盆)腔术后局部粘连为目标适应证,不以(不宣称)改善最终临床结局(肠梗阻、妇女不孕症及由粘连引起的术后疼痛)为目标适应证的防粘连产品,临床上可以在适当条件下选择适当的部位用超声、磁共振等无创的影像学评价方法评价防粘连产品的有效性。

(四)功能性评价

当防粘连产品用于骨骼肌时,功能测试在评价粘连程度减轻中显示出巨大的潜力。然而,目前在腹(盆)腔中的应用还比较少。将来可能开发出测定肠道活动性的新方法和测试胃肠道和妇科器官系统功能的其他方法,从而提供非创伤性的替代评价方法,但这些方法还需要进一步研究和验证。

(五)评价临床结局

对于以(宣称)改善最终临床结局(肠梗阻、妇女不孕症及由粘连引起的术后疼痛)为目标适应证的防粘连产品,也可以对临床结局(肠梗阻、妇女不孕症及由粘连引起的术后疼痛的发病率)进行评价。

三、记录难点

由于评价粘连减少的一致方法尚未建立,因此应在临床研究方案中包括以下详细信息。

（1）所评价的解剖部位。

（2）进行粘连评分的时间点。

（3）粘连的特性，包括发生率、严重程度和广泛程度。

（4）分级方法和计量方法。

（5）每个解剖部位的评价粘连的每个评分项的方法，如，腹腔镜手术、开腹手术、视频记录、超声、磁共振。

（6）如果对于特定患者某些需要评价的解剖部位在解剖学上不存在或无法评价时，对解剖位置的计数。

（7）对每个患者或每个治疗组，其每个解剖部位的组合粘连特性评价方法。

（8）建立一种有效、可靠的粘连或粘连导致的发病情况的复合评分（适用时）方法。

四、临床试验的设计难点

1. 对照品

原则上，对于可吸收防粘连产品均需进行随机对照试验，选择同类已上市产品作为平行的对照组。应利用最新的同行评议的文献来证明对照方法的选择是正确的。

2. 随机原则

随机应在患者通过评估满足术前及术中纳入/排除标准之后及产品使用之前立即进行。随机的时间应记录在病例报告表上。建议通过中央随机系统对患者进行随机分组，以确保患者的安全性和数据的完整性。

3. 盲法

应该尽可能将来自研究人员和患者的偏倚降到最低程度。对于使用安慰剂或阳性对照来说，由于测试组和对照组受试者之间的差异通常是比较明显的，且通常情况下，从患者接受治疗的角度来看，患者更愿意由同一名外科医生来进行首次手术和二次检查手术，所以研究者的盲法处理是存在问题的。可以选择一些方案来控制偏倚，包括，经盲法处理的独立审查者来记录手术视频，或由不参与粘连评分的助手来取用产品/对照品。第三方盲法评价是一种被推荐的、普遍适用的方法，其概念是：由不参与手术的医生（或研究者），通过影像等检查结果，在不知道患者分组的前提下，在盲态下对粘连程度或其他终点指标进行客观评价的过程。应在可行性研究阶段评价上述或其他可能的方法。

4. 患者选择标准

目标人群应由在特定使用情况下预期从产品的使用中受益的患者组成。临床研究的纳入和排除标准,应确定能代表目标群体的相关重要变量。预先建立手术中的纳入/排除标准。某些排除条款,如活动性盆腔感染、粪便污染、非预期的恶性肿瘤以及广泛的粘连等,可能直到手术才能获知。应考虑排除正在接受某些非预期手术的患者,如输卵管或卵巢摘除手术,因为此类手术可能使粘连评估复杂化,直到产品或对照品放置前才能随机化分组。

5. 随访

应预先确定随访的期限、频率和评价内容。随访内容应适用于产品、手术过程和所要评价的终点。

五、统计学方法的难点

研究方案中,必须包括按照统计学原则确定的样本量计算依据。样本量的确定应该与试验方案中规定的主要终点指标相对应,对于预期疗效的估计要有文献支持。在方案中应该明确写出与试验目的对应的统计学假设检验,应明确给出所有涉及样本量计算的参数,例如,预期的疗效水平、有临床意义的非劣效(优效)界值、检验的显著性水平和把握度等。同时,提供样本量的计算公式,并对公式中对应的参数进行说明。方案中应提供相应的统计学分析方案,包括预先制定的对以下问题的定义及方法。

(一)分析人群

数据分析时应考虑数据的完整性,所有签署知情同意并使用了受试产品的受试者必须纳入最终的统计分析。数据的剔除或在原始数据上所进行的任何处理必须有科学依据和详细说明。

临床试验的数据分析应基于不同的分析集,通常包括全分析集(full analysis set,FAS)、符合方案集(per protocol set,PPS)和安全集(safety set,SS),研究方案中应明确各分析集的定义。对于全分析集中的脱落病例,其主要研究终点的缺失值的填补方法应在方案中予以说明,建议采用不同的缺失数据结转方法进行灵敏度分析,以评价缺失数据对研究结果稳定性的影响,如末次数据结转法(last observation carried forward,LOCF)及最差值法(worst scenario analyses)等。

主要研究终点指标的分析必须同时在全分析集和符合方案集上进行;对于基线描述和次要终点指标也建议在全分析集和符合方案集的基础上进行。当以上两种数据集的分析结论一致时,可以增强试验结果的可信性;当不一致时,应对其差异进行清楚的讨论和解释。

如果符合方案集中被排除的受试者比例太大，则会影响试验的有效性分析。安全性指标的分析应基于安全集。

（二）分析方法的选择

临床试验数据的分析应采用国内外公认的经典统计方法。临床试验方案应该明确统计检验的类型、检验假设、判定疗效有临床意义的界值（非劣效界值或目标值）等，界值的确定应有依据。

对于主要研究终点，统计结果需采用点估计及相应的95%可信区间进行评价（上下限95%的可信区间）。通过将组间疗效差的95%可信区间与方案中预先指明的具有临床意义的界值进行比较，从而判断临床试验用产品是否满足方案提出的假设。不能仅将 P 值作为对主要研究终点进行评价的依据。

试验组与对照组基线变量间应该是均衡可比的，如果基线变量存在组间差异，应该分析基线不均衡可能对结果造成的影响。分析时还必须考虑中心效应，以及可能存在的中心和治疗组别间的交互效应对结果造成的影响。

六、其他注意事项

通常应分别用剖腹手术模型和腹腔镜手术模型评价防粘连产品。剖腹手术和腹腔镜手术的粘连形成存在显著的定量和定性差异，因此剖腹手术的研究数据可能无法准确推断到腹腔镜手术模型上。

若将防粘连产品用于已知或新发现恶性肿瘤的患者时，应预先考虑进行针对产品是否促进肿瘤生长/转移的临床前研究和临床试验研究。

第七节 · 美容填充类产品的临床要点

由于海洋生物医用材料主要是多糖、蛋白质或者无机盐类，其中多糖类具备用于组织填充的功能，例如美容填充用的蛋白质或者多糖。

一、美容填充类产品的主要有效性评价指标

将所宣称的效果持续时间点对皱纹纠正的有效率设为主要有效性评价指标。上述"有

效率"一般定义为由独立于临床操作者的专业人员评价的,皱纹严重程度的5分制分级,如皱纹严重程度分级(WSRS)较术前至少减轻一个等级的受试者例数百分比。对于同一受试者的双侧数据,需明确取舍规则(一般取效果较差一侧的数据)。表1-8示例提供了一个评价鼻唇沟皱纹严重程度的量表。采用其他评价皱纹严重程度参考量表的应经过验证,并建议向临床机构提供各分级相对应的皱纹图片以方便进行参考判断分级。

表1-8　评价鼻唇沟皱纹严重程度参考量表(示例)

分级	评价	特征描述
1	无	没有可见的折纹;只见连续的皮肤纹线
2	轻度	褶皱浅,但可见,呈轻微的凹痕;面部折纹细小
3	中度	比较深的褶皱;面部折纹清晰;在一般情况下折纹可见,但当伸展时折纹消失
4	重度	非常长而深的褶皱;面部折纹显著;伸展时有小于2 mm的可见折纹
5	极度	极其深而长的褶皱,严重损害面容;伸展时有2~4 mm的清晰可见的"V"形折纹

二、美容填充类产品的次要有效性评价指标

次要有效性评价指标建议包括除主要有效性评价观察时间点外,其他时间点的皱纹严重程度的评价、研究者对全局美容效果的评价、受试者对全局美容效果的评价等。表1-9提供了全局美容效果评价分级的一个示例。

表1-9　全局美容效果分级参考量表(示例)

分级	全局美容效果	分级	全局美容效果
1	改善非常明显	4	没有变化
2	改善明显	5	比以前更糟
3	有一定程度改善		

三、美容填充类产品的安全性评价指标

安全性评价指标建议包括不良反应(如硬结、瘙痒、疼痛、红肿、瘀青、淤血、瘀斑、感染、局部炎症反应、形成瘢痕、结节、肉芽肿、过敏等)、不良事件、基本生命体征、注射前和注射后主要有效性评价时间点的实验室检查(如血、尿常规检查以及肝功能检查和肾功能检查)等。

四、美容填充类产品的其他功能性评价指标

对于产品中添加药物成分或其他功能性成分的,需在临床试验中设置相应指标对其功能进行评价。例如添加麻醉剂,就需要考虑其抗疼痛等级。

五、美容填充类产品的临床试验持续时间

临床试验的注射后观察时间需根据产品维持有效性的时间和观察产品安全性所需的时间确定。

六、美容填充类产品的试验样本量

样本量的确定需按照试验目的、试验类型(优效、非劣效、等效)、主要有效性评价指标、对照组的情况确定并符合统计学要求。此外,还需考虑受试者在临床试验过程中的脱落/失访,按照预估的脱落/失访率进一步扩大初始样本量。

临床方案中需明确样本量统计计算公式涉及参数的确定依据及具体计算过程。计算样本量时的参数选择建议如下。

(1) I 类错误概率: α 值不超过双侧 0.05(即单侧 0.025)。

(2) II 类错误概率: β 值不超过 0.2(即把握度至少达到 80%)。

(3) 若采用有效率作为主要评价指标,当试验产品与对照产品的设计相似,预期具有相似的有效性时,非劣效界值建议不低于 -10%。

需要注意的是,以上样本量的计算是基于纠正鼻唇沟部皱纹的目标适用范围。若申报产品的目标适用范围超出以上范围,则需另外考虑样本量的计算。另外,对于产品中添加药物成分或其他功能性成分的,需以相应的功能性指标计算样本量,并与以主要有效性评价指标计算的样本量进行比较,取两者之中较大的样本量以保证主要有效性评价指标和功能性指标的临床试验数据均具有统计学意义。

在确定样本量时,还需考虑要有充足的临床证据支持产品说明书中所描述的多数患者注射该产品后可维持有效的时间。

七、入选/排除标准

临床试验方案中需有明确的入选/排除标准。入选标准需针对目标适用范围制订。试

验组和对照组的入选/排除标准需统一。

八、数据的分析和评价

（一）基本信息的描述

需在临床试验报告中明确各研究组入选的受试者数和各分析数据集的例数，明确所有受试者是否全部完成随访，完成随访的受试者是否均纳入统计。对于因违背研究方案而被剔除的以及没能完成研究中途脱落/失访的受试者需明确剔除或脱落/失访的具体原因。

需在临床试验报告中提供注射用量、产品型号规格、针头规格等信息。若存在补充注射的情况，需在报告中体现相关受试者比例及两次注射时间间隔等相关信息。

（二）分析数据集

（1）全分析集（FAS）：需包括所有入组实施了注射并至少进行过一次有效性评价的受试者，无论其是否违背方案。FAS集对于缺失的数据建议采用最保守的填补方法。不建议采用其他填补方法（如末次观测值结转法，LOCF）。

（2）符合方案集（PP）：需包括所有入组实施了注射、完成主要指标的随访并无严重违背方案的受试者。

（3）安全集（SS）：需包括所有入组并至少进行过一次安全性评价的受试者。

（三）数据处理方法

需采用经典和公认的统计方法、计算公式、统计软件（如：SAS、SPSS、SYSTAT）对试验数据进行统计。

（四）基线的均衡性分析

需进行试验组与对照组基线的均衡性分析。如果基线变量存在组间差异，需分析基线的不均衡可能对结果造成的影响；基线组间均衡性分析一般在FAS集的基础上进行。基线数据一般包括受试者年龄、性别、体重、皱纹严重程度分级值等变量。

（五）有效性评价

需按照临床方案中的统计处理方法对主要评价指标分别在FAS集和PP集检验预先设立的假设（优效/等效/非劣效）是否成立进行检验。建议通过计算试验组与对照组差值的双侧95%可信区间完成相应的统计比较（例如：对于非劣效检验，应将上述可信区间的下限与非劣效界值进行比较,而不是仅对两组数据进行统计学差异性的检验)。需有充足的临床证据支持产品说明书中所描述的多数患者注射该产品后可维持有效的时间。

对于产品中添加药物成分或其他功能性成分的,还需对预先确定的功能性指标进行假设检验。

对于次要评价指标也需进行相应的统计分析。另外,考虑到此类产品的可吸收性,建议依据各观察时间点上的皱纹严重程度分级数值绘制曲线图以评价产品临床效果随时间变化的规律性。

九、安全性评价

对于安全性指标的统计分析需基于SS集,一般采用描述性统计分析和两组之间的统计学差异性检验。需要对存在统计学显著性差异的变量进行讨论,无论是使用器械前后的差异,还是实验组与对照组之间的差异,均需分析其临床意义以及与所使用器械的相关性。

需在临床试验报告中报告所有不良事件(无论是否为已知的不良反应或并发症,无论是否认为与试验器械有关)发生的时间、发生的原因、详细内容和严重程度,并分析其与产品的关系。对于所采取的措施、持续时间和最终结果需予以明确。

第八节　骨填充类海洋生物材料的临床要点

我国每年由于疾病、交通事故和运动创伤等造成的骨缺损患者近1 000万人,需要行颅颌面和肢体整形、美容的人数高达千万人以上,其他组织病缺损人数也不断增加。因此,各种疾病导致的缺损或骨量不足组织所需的填补和修复材料的市场需求量较大。

理想的骨修复材料应当具有优良的生物相容性和生物活性,以及与天然骨相匹配的机械力学性能。自然骨的主要成分是羟基磷灰石(HA)和胶原,但是胶原作为移植物植入体内后机体吸收快,机械性能差,不能达到骨替代材料的要求,研究者通常需要考虑采用其他可降解的高分子进行研究。

HA与自然骨磷灰石结构类似,具有骨传导性、骨诱导性、良好的骨结合性及高抗湿性等优点,已被用于硬组织的临床修复与重建。HA作为骨修复材料具有良好的生物活性、生物相容性,植入体内不仅安全、无毒,还能传导骨生长。但由于单纯HA所制备的生物陶瓷脆性高和抗折强度低,使HA生物陶瓷的应用受到一定的限制。目前HA多用于与高分子聚合物复合制备有机/无机复合材料。

在模拟天然骨的基本研究思路上,结构上模仿天然骨的层状结构、从成分上模仿天然骨有机/无机材料的复合,以壳聚糖(CS)为基本原料,将乙酸钙[Ca(H₃COO)₂]和磷酸(H₃PO₄)作为钙磷源,采用简单温和的原位沉淀法,使CS及HA同时沉淀并自组装成具有仿树木年轮层状叠加结构的CS/HA复合骨修复材料,可以提高患者的愈后生活质量,为新型生物材料的开发提供新的思路。

而作为骨修复材料的海洋生物材料,其产品特点具有引导/诱导骨组织再生作用和明显的生物活性,可显著引导/诱导各种病缺损或骨量不足组织实现再生,使骨缺损的治疗由修复性愈合向再生性愈合过渡,恢复原来健康形态和生理功能,使骨修复材料的研究从无生物活性逐步向有一定的生物活性,进而向有生理功能的材料研究方向发展。因而它的临床适用范围一般是肿瘤或者创伤无软组织缺损的局部骨缺损者。其临床方案详见下文所述。

一、临床试验的目的

以医用生物复合型骨修复材料作为试验组,选择同类已上市的复合骨充填材料作为对照组,对局部骨质缺损部位进行修复,随访观察临床治疗效果,根据所制定的医疗观察标准分析生物复合型骨修复材料作为局部骨质缺损修复的安全性和有效性。

二、试验设计

(一)总体试验设计

这是一项多中心、随机、单盲、平行对照的临床试验,目的是评价医用生物复合型骨修复材料对局部骨质缺损修复的安全性和有效性。

(二)样本量确定及其确定理由

例如,根据文献资料及临床专家共识,对照产品12个月的植骨融合率不低于96%,本研究采用的是阳性对照的非劣效设计。所使用样本量计算公式(式1-9)为:

$$n = \frac{(Z_{1-\alpha/2} + Z_{1-\beta/2})^2 [P_c(1-P_c) + P_T(1-P_T)]}{(D-\Delta)^2} \qquad (式1-9)$$

式中:取 $\alpha=0.025$(单侧), $\beta=0.2$(检验效能80%),非劣效界值 $\Delta=10\%$,试验组与对照组病例采用等比例分配,经PASS软件计算得,试验组和对照组各计划完成有效病例61例,考虑到试验期间10%的受试者脱落率,本研究计划入组试验组66例,对照组66例,共计132例。

（三）分组方法

将符合入选标准,经排除标准筛选的入选病例作为受试对象,将 132 例骨缺损的患者随机分为试验和对照组。进入试验的病例,按先后次序和随机分配表进入试验组或对照组,不得任意选择组别。

（四）随机化方法

随机化的实施应用 SAS 软件由计算机产生随机化分组。本试验采取区组随机法,分中心进行随机入组。共 3 家医疗机构,每家中心入组 44 例,由独立的生物统计学人员对随机号码进行设定。由申办方根据各中心患者入选的速度配备和发放试验骨修复材料。研究者根据随机信封提供的组别信息给患者准备相应的试验产品或对照产品。随机信封应按照患者就诊的顺序从小号到大号依次发放,受试者按照 1∶1 的比率被随机分配到试验组或对照组,每次发放时,研究者均应翔实记录受试者接受试验产品/对照产品的相关信息。

（五）盲法要求

该研究设计为单盲试验,受试者不被告知将分配到试验组还是对照组,手术实施者不参与和试验相关的随访观察及评价。

（六）试验人群

局部骨质缺损患者,共 132 例。

1. 入选标准

（1）受试者年龄 18～70 周岁,性别不限。

（2）良性骨肿瘤或创伤性骨缺损的患者。如为多处骨缺损患者,选择符合该入选标准的一处骨缺损进行手术;若多处骨缺损均符合该入选标准,由术者选择一处骨缺损进行手术。

（3）无遗传性及不适宜采用人工骨移植的;无软组织缺损,术后软组织覆盖完全。

（4）3 个月内未参加其他临床试验者。

（5）无严重心、肝、肾、血液系统等其他重要器官合并症及全身感染者;受试者志愿参加本临床试验并签署《知情同意书》。

2. 排除标准

（1）全身或手术部位局部感染。

（2）骨缺损部位的病变,包括以下几种类型:缺损部位骨病,缺损部位恶性肿瘤(包括转移瘤),缺损部位的骨坏死,缺损部位血管损伤;严重的软组织损伤;大范围的骨缺损;严重多发伤;骨筋膜室综合征;系统性或代谢性疾病。

（3）对产品所用材料过敏。

（4）处于妊娠期和哺乳期的妇女。

（5）骨缺损体积较小可实现自身愈合的情形。

（6）入组前使用不符合本临床试验的治疗方案。

（7）使用化疗药物、接受放射治疗、系统性使用类固醇皮质激素、使用生长因子、长期使用镇静催眠药(连续使用 3 个月以上)、长期使用非甾体消炎药(连续使用 3 个月以上)。

3. 脱落标准

受试者不同意入组(或撤回知情同意书);失访。

4. 退出标准

治疗无效改用其他疗法者;患者因任何原因不愿继续参与试验。

5. 剔除标准

违反入排标准,误纳入组者;对方案的依从性差。

6. 中止试验标准

试验中出现严重的安全性问题,应及时中止试验;申办方要求中止;试验过程中试验方案有重大失误,难以评价治疗的安全性和有效性;行政部门要求中止。

三、试验过程

具体的过程可参照表 1-10。

表 1-10　试验过程(举例)

项目	术前筛选/基线 (−28～0 d)	观察周期					
		入选及治疗	术后随访				
		手术 过程(0 d)	术后 1 周内	术后 (12±1)周	术后 (24±2)周	术后 (36±2)周	术后 (52±2)周
签署知情同意书(ICF)	×						
入选/排除标准	×						

续 表

项目		术前筛选/基线 (−28～0 d)	观察周期					
			入选及治疗	术后随访				
			手术过程(0 d)	术后1周内	术后(12±1)周	术后(24±2)周	术后(36±2)周	术后(52±2)周
个人史/人口学资料		×						
实验室检查	血常规	×						×
	尿常规							
	血生化							
	凝血三项							
	尿妊娠							
生命体征		×						×
体格检查		×						×
免疫三项检查		×						
X线		×		×	×	×	×	×
骨密度		×		×	×	×	×	×
AE记录		×	×	×	×	×	×	×
合并用药		×	×	×	×	×	×	×
非药物治疗方式		×	×	×	×	×	×	×
材料使用情况记录			×					
主要指标				×	×	×	×	×
次要指标				×	×	×	×	×
安全性指标				×	×	×	×	×

注:(1) 实验室检查(血常规、血生化、免疫三项检查、凝血检查)在术前7天内有效。

(2) 记录签署 ICF 前 30 天至术后 52 周的合并用药。

(3) 记录从签署知情同意书至术后 52 周的 AE。

四、临床评价标准

(一)主要疗效指标

主要评价指标:植骨融合率。

参数描述:将"植骨融合"定义为填充区域正侧位 X 线片上显示有骨融合的证据(如有连续骨痂通过填充边界等)。建议采用学术界公认的判定标准判断手术部位是否融合成功,如 Brantigan 提出的脊柱植骨融合影像学分级标准(表 1-11)。

表 1-11　Brantigan 植骨融合分级标准

级别	植骨融合情况
A	不融合,出现内固定或者支撑体损坏以及明显的假关节、椎间高度丢失、支撑体移位、植骨吸收
B	可能不融合,存在明显植骨吸收、疑似形成假关节形成,融合区存在透光带、区
C	不确定,融合区域存在小片骨吸收或者少量透光影
D	可能融合,融合区域形成骨桥
E	坚强融合,融合区植骨密度致密,形成成熟骨桥

注：计算植骨融合率＝可能融合＋坚强融合/患者总数×100％。

（二）次要疗效指标

次要评价指标包括：骨缺损愈合时间和骨植入物吸收率。

1. 骨缺损愈合时间

参考 Clarke 的评价方法,并结合骨愈合的生物学特征,将愈合情况分为 4 种情况：完全愈合、愈合、初步愈合、未愈合。

计算愈合时间：通过随访,计算患者的平均愈合时间。

2. 骨植入物吸收率

参数说明：根据影像学材料以及降解不同表现将降解率分为 4 级评价。

Ⅰ级：颗粒模糊,颗粒影清晰。

Ⅱ级：颗粒边缘和颗影均模糊。

Ⅲ级：难辨认颗粒边缘颗粒影,有残留颗粒痕迹并有少许骨小梁生长。

Ⅳ级：颗粒边缘颗粒影消失,有骨小梁通过植骨区。

植骨区以Ⅲ级和Ⅳ级为植骨材料降解吸收评估标准。

计算骨植入物吸收率：吸收面积占植骨区面积比。

（1）新骨生成率

● 参数说明：通过调整兴趣区,分析填充区新生骨小梁百分比。

● 计算新骨生成率：新骨生成区域/骨缺损总面积×100％。

（2）骨密度

● 通过 X 线对植入材料的兴趣区域进行分析,获取相应区域的骨密度值。

● 通过 X 线对植入材料区域进行分析,获取相应区域的骨密度值。

（3）患者生活质量评价的 SF－36 量表。

（4）手术医生对产品术中操作性能的评价。

参数说明：便捷性分为十分便捷、便捷、不便捷三级标准。

（三）安全性指标

安全性指标包括：切口愈合情况、排斥反应发生情况、患者主观不适感受、生化指标异常。

1. 不良事件与严重不良事件的定义

不良事件（adverse event，AE）指患者或临床试验受试者出现的任何不良医学事件，但并不一定与治疗有因果关系。AE 可以是任何无益或非期望的体征（包括异常实验室检测值），症状或在医疗器械使用期间伴随发生的暂时疾病，无论这种疾病是否与医疗器械或临床试验过程有关。

2. 关于实验室检查异常

对于异常的检查结果，需确认检查结果与基线水平相比是否有异常，并且结合患者的临床症状及表现来判断是否为 AE。

3. AE 的评价

按照以下标准，AE 的严重程度可分为轻度、中度和重度。

（1）严重程度判定标准：参见表 1-12。

表 1-12　AE 严重程度的判定标准

级别	严 重 程 度
轻度	一过性的、轻微的不影响日常生活及行动，无须特别采取措施或进行治疗
中度	对日常生活及行动有轻微的影响，必要时需采取措施或进行治疗
重度	严重影响到日常生活及行动，必须采取特别措施或治疗，必要时需住院治疗

（2）与试验用医疗器械相关性判定：任何 AE 均应根据以下标准判断与试验用医疗器械的相关性，包括无关、可能无关、可能有关、很可能有关和肯定有关。其中判定为可能有关、很可能有关或肯定有关，则认为此 AE 为试验用医疗器械的 AE。

（3）下列情况判定为无关

- 无关：AE 与医疗器械的使用无相关性。
- 可能无关：AE 的发生更可能与其他因素有关，如：合并用药或伴随疾病，或者事件发生的时间表明它不太可能与试验用医疗器械的使用有因果关系。

（4）下列情况判定为有关

可能有关：AE 的发生可能由试验用医疗器械引起。不能排除是否可能由其他因素引起，如：合并用药或伴随疾病。AE 的发生与试验用医疗器械使用有合理的时间顺序，不能排除事件和试验用医疗器械使用的因果关系。

很可能有关：AE 的发生可能由试验用医疗器械的使用导致。事件发生与试验用医疗器械使用有合理的时间顺序，如：经取出医疗器械后得到证实。不太可能有另外的解释，如：合并用药或伴随疾病。

肯定有关：AE 的类型已被确认是医疗器械肯定出现的副作用，而且不能用其他理由解释，如：合并用药和伴随疾病。事件发生的时间强烈提示因果关系（如：取出医疗器械及再次植入医疗器械后的反应）。

（5）AE 的观察和记录：研究者应收集和记录每位受试者自签署 ICF 至随访期结束期间的 AE。筛选或基线检查时的异常评价结果不属于 AE。

任何 AE，无论其严重性，或是否与试验用医疗器械有关，都要记录和描述在 CRF 的 AE 表格上。研究者需确定其发生日期、严重程度、是否采取相应措施，以及本人对 AE 与试验用医疗器械的相关性判断。

应对出现 AE 的受试者进行临床随访至该 AE 恢复（恢复至正常状态或至基线状态），或至病情稳定，或至有合理的解释。

对于观察期结束时尚未恢复的 AE 或者观察期内末次访视时得知的 AE，研究者应在本次访视后随访至恢复到上述令人满意的结果。并应按照要求给予必要的治疗、报告和记录。对于任何特例，都必须经由申办方安全管理部门联系人的同意。

五、临床试验持续时间及样本量的确定

（一）临床试验持续时间及其确定理由

考虑到医用生物复合型骨修复材料为骨组织工程支架材料，是利用生物天然的框架结构进行组织再生性修复的植入性生物材料，因此参考已上市的同类产品临床试验持续时间及国家有关规定，并结合临床医师经验，确定试验时间为 12 个月。主要考虑如下：医用生物复合型骨修复材料植入试验证明，植入 4 周肉眼观察未见异常，显微镜下观察骨细胞分泌骨样基质并形成新生骨小梁，部分成骨细胞已经转化为骨细胞，植入物周围有少量炎性细胞。骨植入 3 个月肉眼观察，试验样品未见异常，显微镜下观察材料只有部分残留，其周围可见大量新生疏松的板层骨和骨小梁，骨的替代修复基本完成，镜下可见成骨细胞、破骨细胞和新生血管,未见炎性细胞。骨植入 26 周肉眼观察试验样品未见异常,显微镜下观察材料已被发育良好的新骨替代,新生骨组织已经趋于成熟,无炎性细胞浸润等异物反应。结合国内文献报道及骨科中骨折愈合的临床观察标准,考虑其骨折部位骨质缺损修复的特殊性和缓慢性,12 个月的研究期限可以判定试验产品的有效性和安全性,故我们拟定临床试验观察时间为12 个月。本次临床试验随访安排的时间点包括:术后 1 周内、(12±1)周、(24±2)周、术后(36±2)周、术后(52±2)周。

(二) 样本量的确定

根据文献资料及临床专家共识,对照器械植骨融合率不低于 96%,本研究采用的是阳性对照的非劣效设计。所使用样本量计算公式(式 1-10)为:

$$n = \frac{(Z_{1-\alpha/2} + Z_{1-\beta/2})^2 [P_c(1-P_c) + P_T(1-P_T)]}{(D-\Delta)^2} \qquad (式 1-10)$$

式中:取 $\alpha = 0.025$(单侧), $\beta = 0.2$(检验效能 80%),非劣效界值 $\Delta = 10\%$,经 PASS 软件计算得,试验组和对照组各计划完成有效病例 61 例,考虑到试验期间 10% 的受试者脱落率,共计 132 例。

(三) 数据管理

数据管理由申办者指定的数据管理员负责。

在数据审核并确认建立的数据库正确后,由数据管理人员、主要研究者、统计分析人员、申办方和监察管理人员共同对数据进行审核,并完成分析人群的最后定义及判断,之后由数据管理员对数据进行锁定。

锁定后的数据或文件不再做改动。数据锁定之后发现的问题,经确认后在统计分析程序中进行修正。

数据库锁定后提交统计分析人员按统计计划书要求进行统计分析。

六、统计分析

(一) 分析人群

1. FAS

根据 ITT 原则,对所有随机入组并完成局部骨质缺损修复的全部病例,将其中未能观察到全部试验周期的病例,用最后一次观察数据结转(LOCF)到试验最终结果。

2.PPS

FAS 中无重大方案违背的受试者,一般包括以下一些原则:符合试验方案、依从性好、试验期间未服禁用药物或使用禁用治疗。

3.SS

所有随机入组并完成局部骨质缺损修复的全部病例,且具有手术后安全性评价数据的病例,构成本试验的安全性分析数据集。

(二)分析方法

1. 一般原则

统计分析软件将采用 SAS 统计分析软件 9.2 版或以上版本。定量指标的描述将计算均数、标准差、中位数、最小值、最大值、四分位数间距。定性指标的描述将计算各分类的例数及百分比。所有的统计检验均采用双侧检验,P 值小于或等于 0.05 将被认为所检验的差别有统计学意义(特别说明的除外)。

对试验的完成情况将进行描述性统计,对人口学和基线特征进行组间比较以分析组间的均衡性。

2. 疗效评价

有效性分析同时采用 FAS 和 PPS 进行分析。对于主要疗效指标,分别对术后 1 周内、(12 ± 2)周、(24 ± 2)周、(36 ± 2)周、(52 ± 2)周时骨质愈合情况进行统计描述,采用基于中心分层的 CMH 卡方检验对两组术后植骨融合率情况进行比较。

对于次要疗效指标包括术后植骨吸收率以及新骨生成率等进行统计描述,采用卡方/Fisher 确切概率法进行两组比较。

3. 安全性评价

针对 SS 进行分析。

采用 MedDRA 对不良事件进行编码,按照组别总结不良事件的种类、发生频率、严重程度以及与试验产品和手术的关系等,对因不良事件而中止试验以及出现严重不良事件的受试者加以特别的注明。详细列出各种不良事件的清单。总结骨质缺损修复过程中各种不良事件的发生频率。

描述实验室和其他检查结果在治疗前和治疗后正常/异常的变化情况。以清单形式列出治疗后实验室和其他检查指标异常且有临床意义指标的测定值。

具体的统计分析方法和相关细节将在 SAP 中详述,SAP 将在临床试验数据库锁定之前定稿。

第九节 · 关于接受医疗器械境外临床试验数据的技术要求

2017 年 10 月中旬,中共中央办公厅、国务院办公厅发布过《关于深化审评审批制度改革鼓励药品医疗器械创新的意见》(厅字〔2017〕42 号),提到过要接受境外临床试验数据。意见中提出在境外多中心取得的临床试验数据,符合中国药品医疗器械注册相关要求的,可用于在中国申报注册申请;对在中国首次申请上市的药品医疗器械,注册申请人应提供是否存在人种差异的临床试验数据。

因而,国家药品监督管理局医疗器械技术审评中心(CMDE)2017 年 11 月 14 日发布了关于《接受医疗器械境外临床试验数据技术指导原则(征求意见稿)》征求意见的通知。

国家药品监管管理局医疗器械技术审评中心(CMDE)于 2018 年 1 月 10 日制定并发布了接受《医疗器械境外临床试验数据技术指导原则》(查阅 2018 年第 13 号)。

一、基本原则

(一) 伦理原则

境外临床试验应当遵循《世界医学大会赫尔辛基宣言》确定的伦理准则。申请人同时需说明采用的临床试验开展所在国家(地区)的伦理、法律、法规所制定的规范和标准,或国际规范和标准。

(二) 依法原则

境外临床试验应当在有临床试验质量管理的国家(地区)开展,并且符合我国医疗器械(含体外诊断试剂)临床试验监管要求,若临床试验所符合的临床试验质量管理文件与《医疗器械临床试验质量管理规范》(简称 GCP)有差异,应详细说明差异内容,并充分证明差异内容不影响研究结果的真实性、科学性、可靠性及可追溯性,且能够保障受试者权益。申请人及临床试验机构应接受国家食品药品监督管理总局的监督检查。

（三）科学原则

境外临床试验数据应真实、科学、可靠、可追溯，申请人应提供完整的试验数据，不得筛选。

申请人应确保在境外开展的临床试验目的适当，试验设计科学合理，试验结论清晰，受试者的权益得到保障，其他人员可能遭受的风险得以保护。

二、境外临床试验数据的提交情况及接受要求

申请人提交的境外临床试验资料应至少包括：临床试验方案、伦理委员会意见、临床试验报告。临床试验报告应包含对完整临床试验数据的分析及结论。

依据申请人注册申请中选择的临床评价路径，境外临床试验数据可作为临床试验资料，亦可作为证明与同品种器械的差异不对产品的安全有效性产生不利影响的验证资料。其中后者的临床试验数据的产生过程包括：针对与同品种器械对比后的差异在境外开展临床试验所产生的数据；申请人已有的境外临床试验数据能够涵盖针对同品种器械对比后需进行的差异试验内容。

境外试验数据符合我国注册相关要求，数据科学、完整、充分，予以接受。境外试验数据符合本指导原则第三条提出的基本要求，但不完全符合我国注册相关技术要求时，还需补充部分资料时，可在我国境内或境外开展补充临床试验，其补充试验数据与原境外试验数据共同评价后符合我国注册相关技术要求后，予以接受。

申请人若采用我国境内及境外同期开展的多中心临床试验数据作为注册申报资料，还应阐明境内承担的病例数的分配依据，以便于进一步评价是否符合我国注册相关要求。

列入《需进行临床试验审批的第三类医疗器械目录》的医疗器械，亦可根据本指导原则提交境外临床试验数据。

三、接受境外临床试验资料时的考虑因素及技术要求

（一）技术审评要求的差异

境外进行的临床试验可能符合试验开展所在国家（地区）的技术审评要求，但不一定完全符合我国目前相关审评要求。例如进行临床试验设计时，有些国家仅要求临床试验能够得出器械性能达到某一观察终点的结论；但在我国申报注册时，可能要求该器械性能达到多个观察终点才可确认其有效性，且器械的安全性有适当的证据支持。若国家食品药品监督

管理总局发布特定医疗器械的技术审评指导原则中含有对其临床试验的相关要求,该器械境外临床试验应考虑有关要求,存在不一致时,应提供充分、合理的理由和依据。

已有境外医疗器械临床试验数据的产品,如境内也有已发布的相应产品的临床试验指导原则,此时产品境外临床试验数据是否必须完全满足境内相应指导原则要求?

我们认为,境外进行的临床试验可能符合试验开展所在国家(地区)的技术审评要求,但不一定完全符合我国相关审评要求。例如进行临床试验设计时,有些国家仅要求临床试验能够得出器械性能达到某一观察终点的结论。但在我国申报注册时,可能要求该器械性能达到多个观察终点才可确认其有效性,且医疗器械的安全性有适当的证据支持。若国家药品监督管理局发布特定医疗器械的技术审评指导原则中含有对其临床试验的相关要求,该器械境外临床试验应考虑有关要求,存在不一致时,应提供充分、合理的理由和依据。

(二)受试人群差异

由于医疗器械作用于人体的机制、接触人体的方式和时间、预期产生的临床效应等各不相同,因此部分器械用于不同人群的安全性影响和干预程度不同。申请人应确认所研究的人群数据可外推至我国使用人群,受试人群的差异对临床试验数据可能产生影响的因素包括以下两类。

1. 内在因素

内在因素指基于人类遗传学特征或人口学特征的影响因素,包括人种、种族、年龄、性别等方面。

2. 外在因素

外在因素指基于社会环境、自然环境、文化的影响因素,包括饮食习惯、宗教信仰、所暴露环境、吸烟、饮酒、疾病发生率、罕见或地域性共病、肥胖、治疗理念、社会经济情况、教育程度、医疗依从性等方面。

上述的部分因素同时可基于内在和外在因素而产生,例如种族差异。需说明种族差异对器械的影响。

通常在接受境外医疗器械临床试验数据时,境外临床试验数据中不一定需要包括华人试验数据。根据《接受医疗器械境外临床试验数据指导原则》,可能对临床试验结果产生影响的因素不仅限于人种差异,需根据产品特性综合考虑受试人群差异、临床试验条件差异等的影响。虽然已知这些因素客观存在并会对临床试验产生一定的影响,但对各因素影响程度的判定还应结合拟申报器械的特性、临床试验目的等进行。根据医疗器械发展现状、临床使用经验以及对相关疾病和诊疗方法的认知,能够对大部分医疗器械的临床试验数据所产生的影响判定出不具有实际临床意义时,可不要求逐一证明。能够确定某些因素对临床试验数据产生有临床意义的影响时,或难以判定某些因素对临床试验数据是否产生有临床意义的影响时,申请人应阐明降低或消除各项差异影响所采用的方法,如可根据需要考虑进行对受试人群进行亚组设计,或对已有的临床试验数据进行亚组分析。

(三) 临床试验条件差异

境外临床试验需考虑与我国试验条件的差异对试验数据及我国预期使用人群的相关性产生的影响。试验条件差异包括:医疗环境、医疗设施、研究者能力(学习曲线)、诊疗理念或准则的差异等。有些因素可能对试验结果产生显著的影响,例如由于诊疗理念或标准不同,临床操作方法可能不符合我国相关临床操作指南。此外,医疗设施和研究者水平的差异也会对试验数据产生影响,对操作性要求较高的器械,研究者对器械的使用能力可能直接对试验结论产生明显影响。

上述的三个方面的差异所产生的影响因素在某一医疗器械临床试验数据产生过程中可能单一存在,也可能多项共存,虽然已知这些因素客观存在并会对临床试验产生一定的影响,但对各因素影响程度的判定还应结合拟申报器械的特性、临床试验目的等进行。根据医疗器械发展现状、临床使用经验以及对相关疾病和诊疗方法的认知,能够对大部分医疗器械的临床试验数据所产生的影响判定出不具有实际临床意义时,可不要求逐一证明。能够确定某些因素对临床试验数据产生有临床意义的影响时,或难以判定某些因素对临床试验数据是否产生有临床意义的影响时,申请人应阐明降低或消除各项差异影响所采用的方法,如可根据需要考虑进行对受试人群进行亚组设计,或对已有的临床试验数据进行亚组分析。

对于能够明确界定的对试验数据产生有临床意义影响的因素,申请人可针对差异因素在我国境内进行补充试验,结合原有的境外临床试验数据共同用于确认该器械在我国正常使用条件下的安全有效性。

建议申请人在提交境外临床试验数据前,与我国医疗器械审评部门进行充分沟通,以利于对拟申报医疗器械临床评价资料保持科学、完整,充分达成共识。

由于法规在近期发生了更新,大量明确的指南尚在研究制定中,具体产品的认可条件和要求,尚需国家药品监督管理局医疗器械技术审评中心(CMDE)进一步明确,申请人也可以结合待申报产品和CMDE进行沟通。

附一：免于进行临床试验的医疗器械目录清单

序号	产品名称	分类编码	产品描述
1	输尿管内镜	6822	一般为半硬性光学内镜。通常由光学成像系统和照明系统组成。光学成像系统由物镜、转像系统、目镜三部分组成。照明系统由混编排列的多束导光纤维构成，通过外部光源传递光线，为内镜影像提供照明。成像系统由规则排列的多束导光纤维构成，被观察物经物镜通过导像纤维传输到目镜，再由目镜或摄像系统放大用于观察。外管为医用不锈钢。可含有工作通道，用于兼容手术器械和吸引灌流。该产品插入尿道，通过膀胱穿入输尿管，用于为输尿管的观察、诊断和手术提供影像
2	恒温核酸扩增分析仪	6840	该类产品主要由：由检测系统、加热模块、温控系统、触摸屏和随机软件组成。可按工作原理、技术参数、预期用途、附加辅助功能等不同分为若干型号；采用基于荧光检测的恒温核酸扩增技术，与配套检测板配合使用，定性检测人体样本中的目标核酸有无扩增
3	带袢钛板	6846	产品由钛板、线圈和缝线组成。钛板应由符合 GB/T 13810、ISO 5832-3 标准规定的 Ti6Al4V、Ti6Al4VELI 钛合金制成，缝线材质为高分子材料，如聚对苯二甲酸乙二酯、聚乙烯、聚酯材料。适用于骨科重建术中韧带与肌腱或骨的固定
4	骨科螺钉	6846	产品由符合 GB 4234、ISO 5832-1 标准规定的不锈钢和符合 GB/T 13810、ISO 5832-2、ISO 5832-3、ISO 5832-11 标准规定的纯钛、Ti6Al4V、Ti6Al4VELI、Ti6Al7Nb 钛合金制成(不包括 3D 打印等创新工艺制备产品)。产品单独使用，用于四肢骨固定
5	填充棒	6846	产品由符合 ISO 13782 标准规定的纯钽制成(不包括 3D 打印等创新工艺制备产品)。产品单独使用，用于四肢骨填充
6	髋臼杯用孔塞	6846	产品由符合 GB/T 13810、ISO 5832-3 标准 Ti6Al4V 钛合金制成。配合髋臼杯使用，用于髋臼杯产品孔的填塞
7	髓腔塞	6846	产品由符合 GB/T 19701.2、ISO 5834-2 标准规定的超高分子量聚乙烯材料制造。用于骨水泥型假体植入手术，作用为防止骨水泥溢入髓腔限制区域，适用部位为股骨、胫骨和肱骨的髓腔
8	刨削动力系统	6854	产品一般由主机、手柄、刨削刀头组成，通过电机马达带动手柄及刀头进行机械旋转，用于开放手术或内镜手术下对骨或软组织等进行切除、磨削等操作。适用或参考行业标准 YY/T 0955《内镜手术设备 刨削器》
9	亲水性纤维敷料	6864	主要由羧甲基纤维素钠或乙基磺酸盐纤维素组成。预期用途限于保护伤口、吸收渗液、提供湿性伤口环境。豁免情况不包括：①适应证宣称可以促进上皮化、引导组织再生、促进伤口愈合、减轻疼痛、抗菌、止血、溶解坏死组织、减少瘢痕、防粘连等作用的产品。②宣称可以用于体内伤口、三度烧伤、感染创面、坏死组织较多的创面、发生创面脓毒症的患者等情况的产品。③含有活性成分的产品：如药品/药用活性成分、生物制品/生物活性成分、银、消毒剂等。④其他新型产品，如采用了新材料、新技术、新设计或具有新作用机制、新功能的产品
10	无针连接件	6866	产品一般由接口、接头和管路(可选)组成，为非穿刺式的输液连接件，用于与血管内留置导管配合使用，通过它向血管内输注药液或抽取血液用。豁免情况不包括具有正压性能、使用了新材料、活性成分、新技术、新设计或具有新作用机制、新功能的产品
11	连接管	6866	用于连接注射器和造影导管，注入造影剂和/或生理盐水进行血管造影，或在介入手术中用于连接各器械通路和延长液路

附二：需要进行临床审批的医疗器械清单

序号	产品名称	分类编码	产品描述
1	采用全新设计/用于全新适用范围 植入式心脏起搏器、植入式心脏除颤器、植入式心脏再同步复律除颤器	6821	植入于体内的电子治疗仪器，由脉冲发生器和电极导线组成。植入式心脏起搏器产品具有起搏、感知、程控等功能，通过脉冲发生器发放由电池提供能量的电脉冲，通过电极导线的传导，刺激电极所接触的心肌，使心脏激动和收缩，从而达到治疗由于某些心律失常所致的心脏功能障碍的目的。 植入式心脏除颤器可提供室性抗心动过速起搏功能和对心室除颤功能，用于对危及生命的室性心律失常的自动治疗。 植入式心脏再同步复律除颤器还适用于患有充血性心力衰竭的患者，使其右心室和左心室再同步
2	植入式血泵	6845	由血泵和能量转换装置组合而成，依靠微型电-机（或电-液）能量转换装置来驱动，维持正常的人体血液循环，起到部分或完全代替自然心脏的功能
3	植入式药物灌注泵	6854	其药物灌注泵植入人体，与鞘内导管、导管入口组件、再灌注组件、袋囊组件、穿刺组件和程控器等配合使用，用于需长期输入药物或液体的患者
4	境内市场上尚未出现的血管内支架系统	6846	与境内市场上已有的医疗器械产品相比，主要组成材料改变、重大工艺改变、主要作用机制改变或者适用范围发生重大改变的通过输送系统以经皮方式植入预期血管部位的支架
5	境内市场上尚未出现的植入性人工器官、接触式人工器官、骨科内固定产品及骨科填充材料	6846	与境内市场上已有的医疗器械产品相比，主要组成材料改变、重大工艺改变、主要作用机制改变或者适用范围发生重大改变的植入性人工器官、接触式人工器官、骨科内固定产品及骨科填充材料
6	可吸收四肢长骨内固定产品	6846	由可吸收高分子材料或可吸收金属材料制成的四肢长骨内固定产品，通过对骨折断端的连接、固定，实现骨折部位的复位及早期负重，适用于四肢长骨骨折内固定
7	纳米骨科植入物	6846	含有纳米级材料或由纳米技术制成的骨科植入物，通过纳米级材料及纳米工艺的特性和效应，实现骨科植入物的临床要求，适用于骨及附属组织的支持、固定、替代
8	定制增材制造（3D打印）骨科植入物	6846	利用增材制造（3D打印）工艺生产的骨科植入物，根据产品的三维数字模型，主要通过连续的物理叠加，逐层增加材料生成三维实体，可实现骨科植入物的个性化生产及精细加工，适用于骨及附属组织的支持、固定、替代

附三：申报产品与同品种产品的对比项目及结论要求

	对比项目	对比结论
无源医疗器械	1. 基本原理	
	2. 结构组成	
	3. 生产工艺	
	4. 制造材料（如材料牌号、动物源性材料、同种异体材料、成分、药物成分、生物活性物质、符合的标准等信息）	
	5. 性能要求	
	6. 安全性评价（如生物相容性、生物安全性等）	
	7. 产品符合的国家/行业标准	
	8. 适用范围： （1）适用人群 （2）适用部位 （3）与人体接触方式 （4）适应证 （5）适用的疾病阶段和程度 （6）使用环境	具有等同性
	9. 使用方法	
	10. 禁忌证	
	11. 防范措施和警告	
	12. 交付状态	
	13. 灭菌方式	
	14. 包装	
	15. 标签	
	16. 产品说明书	

（周　贵）

参 考 文 献

[1] 中华人民共和国中央人民政府网　http://www.gov.cn/guowuyuan/index.htm.

[2] 国家药品监督管理局　http://www.nmpa.gov.cn/WS04/CL2042/.

[3] 国家药品监督管理局医疗器械技术审评中心　https://www.cmde.org.cn/CL0055/.

[4] 中国食品药品检定研究院　https://www.nifdc.org.cn/nifdc/.

[5]《医疗器械监督管理条例》中华人民共和国国务院令第 276 号.

[6]《医疗器械监督管理条例》中华人民共和国国务院令第 650 号.

[7]《关于修改〈医疗器械监督管理条例〉的决定》中华人民共和国国务院令第 680 号.

[8]《医疗器械临床试验质量管理规范》国家食品药品监督管理总局中华人民共和国国家卫生和计划生育委员会令第 25 号.

[9]《需进行临床试验审批的第三类医疗器械目录》国家食品药品监督管理总局通告 2014 年第 14 号.

[10]《医疗器械注册管理办法》国家食品药品监督管理总局令第 4 号.

[11]《无源植入性医疗器械产品注册申报资料指导原则》食药监办械函［2009］519 号.

[12] 《医疗器械临床评价技术指导原则》国家食品药品监督管理总局 2015 年第 14 号.

[13] 《医疗器械临床试验设计指导原则》(国家食品药品监督管理总局 2018 年 1 月 4 日发布 2018 年第 6 号).

[14] 《免于进行临床试验的医疗器械目录》国家药品监督管理局 2018 年第 94 号.

[15] 《免于进行临床试验的第三类医疗器械目录》国家食品药品监督管理总局 2014 年第 13 号.

[16] 《食品药品监管总局关于执行医疗器械和体外诊断试剂注册管理办法有关问题的通知》食药监械管[2015]247 号文.

[17] 《制定关于发布医疗器械产品技术要求编写指导原则的通告》国家食品药品监督管理总局通告 2014 年第 9 号.

[18] 《医疗器械说明书和标签管理规定》国家食品药品监督管理总局令第 6 号.

[19] 《关于深化审评审批制度改革鼓励药品医疗器械创新的意见》厅字〔2017〕42 号.

[20] 《接受医疗器械境外临床试验数据技术指导原则(征求意见稿)》国家药品监督管理局医疗器械技术审评中心(2017 年 11 月 14 日).

[21] 《医疗器械境外临床试验数据技术指导原则》(国家药品监督管理局医疗器械技术审评中心 2018 年第 13 号).

[22] 国家药品监督管理局关于公布新修订免于进行临床试验医疗器械目录的通告(2018 年第 94 号).

[23] 王吉耀.临床科研设计的要点[J].华人消化杂志,1998,10(6):917-918.

[24] 帅万钧,吕晓宁,晁勇.医疗器械临床试验设计中样本含量的计算[J].医疗卫生装备,2012,7(33):18-20.

[25] 靳国强,张海侠,程春生,等.带血管腓骨移植可治疗四肢长段骨缺损[J].中医正骨,2012,24(9):49-51.

[26] 左健,康建敏,潘乐.同种异体骨移植用于骨缺损修复的应用现状[J].中国组织工程研究,2012,16(18):3395-3398.

[27] Okumura M, Ohgushi H, Tamai S. Bonding osteogenesis in coralline hydroyapatite combined with bone marrow cells [J]. Biomaterials, 1991,12(4): 411-416.

第二章 · 壳聚糖基材料在创面修复中的应用

　　壳聚糖是天然海洋生物材料甲壳素脱乙酰化的产物,无毒性和免疫原性,且具有良好的生物相容性、生物可降解性和抑菌性,并能平衡调节成纤维细胞和上皮细胞生长,以及促进血红细胞聚集和血小板黏附与聚集,还能降低致痛因子的含量,因此壳聚糖基生物材料被广泛应用于创面修复中。2004 年 8 月 26 日,经广东省食品药品监督管理局批准,深圳市阳光之路生物材料科技有限公司获得了国内首个壳聚糖Ⅱ类医疗器械产品"改性甲壳素生物敷料"的注册证[粤药管械(试)字 2004 第 2060038 号],截至 2017 年 12 月 31 日,各省市食品药品监督管理局已批准了近 200 个壳聚糖Ⅱ类医疗器械(敷料)产品注册证。其中大多数产品核心材料为壳聚糖,少数为其他甲壳素衍生物,产品形态包括液体与胶状、水凝胶、纤维与海绵、粉末与颗粒、医用膜等。虽然只有十几年的时间,但这些敷料在创面修复的临床应用中发挥了重要的作用。2017 年初,国家发展和改革委员会在第一号文件《战略性新兴产业重点产品和服务指导目录》中,第一次将具有止血/抗炎/修复等功能的壳聚糖基生物活性敷料列入"4.2.4.植介入生物医用材料及服务",壳聚糖基创面修复材料迎来一次崭新的发展机遇。本章内容首先介绍壳聚糖基创面修复产品及使用现状,阐述临床疗效与机制,随后针对烧烫伤、手术切口、外创性及难愈性等创面,叙述壳聚糖基材料在创面修复中的临床应用,并展望前景。

第一节 · 概述

一、产品及使用现状

壳聚糖是一种碱性多糖,改性自天然的低等生物糖胺多糖甲壳素,价廉易得,与其他的甲壳素衍生物一样具有无毒性和免疫原性,且具有良好的生物相容性、生物可降解性。由于其分子链上准阳离子氨基的作用,壳聚糖基生物材料还具有抑菌、止血、镇痛和抑制瘢痕增生等作用,因此逐渐成为常用的组织工程生物医用材料,广泛应用于人体组织的修复。其中,壳聚糖基创面修复产品最早展开研究,在国内临床应用十几年,综合疗效获得临床医生的肯定,有望在传统棉质纱布、油纱布、单独抗菌和促愈合功能性敷料之后,成为最具发展前景的创伤敷料之一。目前已经上市的壳聚糖基创面修复产品,其核心材料为壳聚糖和/或其他甲壳素衍生物,通常单独或与其他材料复合制成水溶液(胶)状、水凝胶状、纤维及海绵状、粉末与颗粒状和膜状等不同形态,用于各种体表创面的修复。

1. 水溶液(胶)敷料

壳聚糖基水溶液(胶)敷料主要包括液体敷料和胶状敷料等,液体敷料一般为浓度较低的壳聚糖和/或其他甲壳素衍生物单独或复合其他材料形成的溶液,胶状敷料可以是壳聚糖和/或其他甲壳素衍生物单独或复合其他材料的浓溶液,也可以是其溶胀分散体系。两者施于创面后均形成液体膜,通过体温蒸发大部分水分后形成固态膜,在创面表面形成湿性保护层,起物理屏障作用,主要用于浅表创面的护理。壳聚糖只能溶于弱酸,使其在临床上的使用受到了局限,因此常利用壳聚糖的酰化、醚化、烷基化、酯化以及季铵盐化等改性方法来改善壳聚糖的溶解性能。壳聚糖基水溶液(胶)敷料具有良好的抑菌性、成膜性和保湿性,透气性好,并能控制和吸收一定的渗出液,加速创面结痂和愈合,减轻瘢痕形成。

此类敷料在已注册的壳聚糖基创面修复产品中占了较大的份额,且在临床应用中取得了良好的效果,得到医生和患者的认可。例如,深圳大学吴奕光课题组按照甲壳素仿生化学修饰思路分子修饰低等生物糖胺多糖甲壳素,并运用组织工程技术原理研制成不含活细胞的溶胶型表皮支架,并由深圳市阳光之路生物材料科技有限公司注册为"改性甲壳素创面修复凝露",简称"生物胶"(图 2-1),作为植入安全抑菌性临

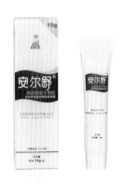

图 2-1 改性甲壳素创面修复凝露

时替代表皮,具备各种单纯功能性载药敷料的外用抗菌和促愈合作用,衍生出新型的无菌湿性创面修复手段,广泛应用于各种类型的皮肤创面,实现了集镇痛、止血、安全抗细菌性感染、平衡修复和快速愈合于一体的功效。该产品已应用于临床多年,一般涂抹于渗出液较少或形状不规则的创面后为液体膜,干燥后为一层透明的固态膜,形成不利于有害菌生长但有利于上皮细胞生长的湿润环境,有效地闭合创面并抑制瘢痕成纤维细胞的过度增生,目前已广泛地应用于烧伤外科、普外科及骨科等临床科室。使用时与常规敷料不同的是,当与创面紧密结合时,无需更换,直至结痂脱落。

2. 水凝胶敷料

壳聚糖基水凝胶敷料是由壳聚糖和/或其他甲壳素衍生物单独或与其他材料复合组成的三维立体网状吸水性多聚体,是一种溶胀在水或生理液体中的三维高分子网络。壳聚糖及其他甲壳素衍生物能与很多化合物复合或交联,形成不同性能的水凝胶敷料,交联的方法分为化学交联、物理交联和酶促交联三大类。通过这些方法,设计出具有增强愈合效果的壳聚糖基水凝胶敷料。这种水凝胶具有增强黏附和抑菌性能,增加渗出物的吸收能力,刺激血管生成、皮肤组织再上皮化和抗菌剂缓释等作用。近些年,壳聚糖基水凝胶敷料在临床中应用较多,国内已注册的壳聚糖基水凝胶产品多数用于肛周疾病、妇科炎症的治疗,少部分用于浅表皮肤创面的护理。

例如,广州市一杰医药科技有限公司生产的"医用壳聚糖水凝胶(妇科专用)",主要成分为壳聚糖、甘油、对羟基苯甲酸乙酯及纯化水,适用于念珠菌阴道炎的辅助治疗。江西绿源堂药业有限公司生产的"壳聚糖痔疮凝胶",主要成分为壳聚糖、聚乙烯醇、明胶、甘油、柠檬酸及纯化水,促进创面愈合,适用于外伤创面、痔疮切除术后创面修复及护理。

3. 纤维与海绵敷料

壳聚糖基纤维与海绵敷料主要成分为壳聚糖和/或其他甲壳素衍生物,或者再加入海藻酸钠、透明质酸钠、明胶、碳纤维、丙三醇、聚乙烯醇、聚己内酯等成分。纤维(无纺布)和绷带敷料通常是以壳聚糖和/或其他甲壳素衍生物为原料,采用湿法纺丝、静电纺丝法等技术制备的纤维或无纺布为基材,以粘胶纤维、医用压敏胶、丙烯酸酯粘胶剂、格拉辛纸、离型纸等为辅助材料制成的多层自粘型或非粘型敷料。而海绵敷料则通常是以壳聚糖和/或其他甲壳素衍生物、明胶、发泡剂等为原料,采用冷冻干燥技术等制备的多孔敷料。纤维与海绵敷料对伤口均具有较理想的止血、控制渗出液和促愈合等辅助治疗效果,也是目前国内外已注册壳聚糖创面修复产品中数量最多的一类。

例如,东莞市鸿元医药科技有限公司生产的"壳聚糖功能性敷料",由医用胶布(含无纺布或 PU 膜、压敏胶)、吸水垫(含棉、粘胶)、壳聚糖、防粘纸组成,主要用于浅表创面的保护,具有止血、预防感染和促进修复的作用。石家庄亿生堂医用品有限公司生产的"壳聚糖止血海绵",A型由壳聚糖止血海绵和防护垫(泡棉背胶)组成,B型为壳聚糖止血海绵,适用于各种外伤出血的紧急止血处理。

4. 粉末与颗粒敷料

壳聚糖基粉末与颗粒敷料主要成分为壳聚糖和/或其他甲壳素衍生物,有些还加上乳酸等成分,通过喷洒作用于创面上,对创面具有良好的黏附性和包裹性,可吸收创面渗出液,有效止血和促进伤口愈合,适用于非慢性浅表创面的止血和护理。为进一步提高壳聚糖的止血效果,大多研究者将其制备为壳聚糖复合止血剂、壳聚糖衍生物止血敷料、微纳米孔级壳聚糖止血颗粒等。目前用于临床的壳聚糖基粉末与颗粒敷料较其他类型数量少,且核心材料品种单一,一般只用于浅表创面的止血。

例如,湖北普爱药业有限公司生产的"壳聚糖止血粉",其主要成分为壳聚糖粉末,用于各种体表创面的止血、防止感染和促进愈合。内蒙古东银科技有限公司生产的"壳聚糖妇科抗菌栓剂",主要成分为壳聚糖、硬脂酸聚烃氧(40)酯(S-40)或混合脂肪酸甘油酯,用于细菌性阴道炎、念珠菌性阴道炎和宫颈糜烂的辅助治疗。

5. 其他形态敷料

壳聚糖基材料还可以制成薄膜、泡沫和水胶体等形态的产品。壳聚糖基薄膜主要由壳聚糖和/或其他甲壳素衍生物为主要原材料,单独或复合明胶、聚乳酸、聚己内酯等制成。壳聚糖基薄膜吸收渗出液后能够与创面紧密贴合,不仅能够阻止细菌与伤口接触,而且还可以为伤口提供愈合所需要的湿润封闭环境,有利于创面的愈合。

例如,深圳市阳光之路生物材料科技有限公司生产的"改性甲壳素生物修复膜"(图 2-2,简称"修复膜"),是深圳大学吴奕光课题组按照甲壳素仿生化学修饰思路分子修饰低等生物

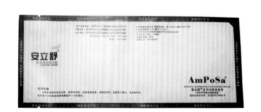

图 2-2 改性甲壳素生物修复膜

糖胺多糖甲壳素,并运用组织工程技术原理研制成不含活细胞的溶胶型表皮支架。这种修复膜一般敷于渗出液较多或形状规则的创面,如与新鲜创面紧密结合,一般无需更换,如敷于慢性创面则可以大大减少更换次数。该产品透明,便于医生观察创面愈合情况,使用方便和安全。

二、临床疗效与机制

临床应用于创面修复中的水溶液(胶)、水凝胶、纤维与海绵、粉末与颗粒以及膜状壳聚糖基敷料,其核心材料为壳聚糖和/或其他甲壳素衍生物,这些纯净的生物高分子材料无毒

性和免疫原性,且具有良好的生物相容性、生物可降解性和抑菌性,并能平衡调节成纤维细胞和上皮细胞生长,促进血红细胞聚集和血小板黏附与聚集,还能降低致痛因子的含量,较传统敷料材料(如棉纤维)优势更加显著。结合壳聚糖及其他甲壳素衍生物的材料性能,下面主要阐述壳聚糖基创面修复产品的高效封闭创面、止血、抗细菌性感染、促愈合和平衡修复的临床疗效与机制。

1. 高效封闭创面

创面,特别是新鲜创面形成后,有效封闭创面尤其重要,不但可以防止外界有害微生物对创面的侵蚀,而且封闭后产生的湿性环境更有利于皮肤组织的生长。这个用于封闭创面的材料就好像"人造表皮",最终随结痂脱落。

壳聚糖基材料是理想的创面封闭材料。壳聚糖的 pKa 为 6.5,其分子链上的氨基具有 pH 响应性。壳聚糖溶液或溶胶的 pH 低于 6.5 时,壳聚糖分子呈溶解状态;高于 6.5 时,壳聚糖分子链间由于氢键作用直接可以形成聚合物网络。当这一类水溶性壳聚糖分子接触并渗透进创面组织表面后,中性的组织液使其分子逐渐通过氢键交联形成网络,与创口组织表面间形成拓扑缠结,高效封闭创面,形成无菌和湿性的愈合环境。

2. 止血

壳聚糖是含有氨基的准阳离子多糖,它的止血作用通常表现在与红细胞、血小板的相互作用上。单纯的壳聚糖敷料,如止血绷带,可使大量红细胞快速凝集形成血块,降低失血量。氨基能够增加纤维蛋白原的吸附数量,从而可以增加血小板的聚集,激活凝血系统促进血栓形成。壳聚糖止血作用并不完全依赖于激活血小板和凝血因子形成纤维蛋白而使血液发生凝固,它甚至可以在凝血因子和血小板缺失的情况下有效止血。

3. 抗细菌性感染

深圳大学吴奕光课题组黎剑辉等的研究结果表明,壳聚糖的抑菌活性来源于其分子链上氨基在酸性条件下质子化形成的阳离子,与菌细胞表面通过静电相互作用结合,包覆和束缚菌细胞,在先抑制后杀灭大肠埃希菌和金黄色葡萄球菌的过程中,菌细胞逐渐破裂和分解。还有研究发现,壳聚糖衍生物通过扰乱菌细胞的内膜和外膜杀死细菌,聚阳离子分子能够与细菌细胞膜带负电荷的组分相互作用,破坏了外膜结构的完整性,导致其屏障功能的丧失和营养物质的流动,以及菌细胞内容物的泄露,从而导致细菌死亡。

4. 促愈合

与胞间基质糖胺多糖化学结构和生物学性能接近的壳聚糖类生物材料在创面愈合过程

中能够起到培育细胞生长、加速创面愈合的作用。其促进创面愈合的可能机制有：①水溶性壳聚糖分子接触并渗透进创面组织表面后，中性的组织液使其分子逐渐通过氢键交联形成网络，与创口组织表面间形成拓扑缠结，高效封闭创面，形成利于创面愈合的无菌和湿性环境。②加速炎症细胞如多形核细胞及巨噬细胞渗出到伤口区，促进伤口清洁，促进肉芽组织形成，从而加速创面的愈合。③壳聚糖能刺激上皮细胞分泌表皮生长因子，提高表皮生长因子受体的表达，从而加速创面的愈合。

5. 平衡修复

瘢痕是创伤后组织过度修复的结果，在正常伤口愈合过程中，胶原合成与降解间保持平衡，这种平衡状态一旦被破坏，胶原的合成明显超过降解，导致大量不规则堆积，形成增生性瘢痕。壳聚糖基材料已被多项研究证明具有平衡修复、抑制瘢痕增生的作用。深圳大学吴奕光课题组李天石等开展了相关研究，并综述了壳聚糖及其衍生物抑制瘢痕形成的研究与进展，总结出其抑制瘢痕增生作用可能的机制有：①壳聚糖及其衍生物能直接或通过改变如生化因子、干扰素、肿瘤坏死因子、白介素等各种因子的表达，抑制瘢痕成纤维细胞的增殖、分化及分泌功能。②改变伤口及瘢痕中免疫细胞的作用。③抑制Ⅰ型胶原、增殖细胞核抗原表达。④促进表皮细胞的生长，加速伤口愈合等。

第二节 · 临床应用

自2004年8月26日深圳市阳光之路生物材料科技有限公司获得国内首个壳聚糖基Ⅱ类医疗器械"改性甲壳素生物敷料"的产品注册证以来，壳聚糖基敷料已在烧伤科、骨科、妇产科、外科等科室临床应用了十余年，其良好的功效得到广泛的认可，对创面修复发挥了积极的作用。本节内容主要介绍壳聚糖基敷料在烧烫伤、手术切口、外创性及难愈性等创面修复中的临床应用情况，其中绝大多数临床研究论文和全部案例图片由深圳市阳光之路生物材料科技有限公司提供。

一、烧烫伤创面

1. 临床研究

烧烫伤是一种由物理或化学因素，如热力、化学、电流及放射线等所引起的常见外伤性疾病。由于烧烫伤创面的特殊性,寻找一种理想的生物覆盖材料必须满足下列条件:①组织相容性好,无刺激性,兼有止痛作用,不加深创面而又便于观察痂下病情,无或极少过敏反应发生。②成痂快,痂壳柔软,不开裂,不出血。③具有广谱抗菌作用。④能够促进上皮细胞生长而又抑制成纤维细胞过度增殖的双重调控作用。壳聚糖基敷料生物相容性好、安全性高、抑菌性好,且具有加速创面愈合及减轻瘢痕形成的作用,可用于Ⅰ度、浅Ⅱ度烧烫伤创面的覆盖,对于较严重的深Ⅱ度和Ⅲ度烧烫伤创面,可在植皮后作为创面覆盖辅助治疗手段。

陈兴华等将198例Ⅰ～Ⅱ度烧烫伤患者随机分为治疗组和对照组,每组各98例,治疗组用"生物胶"涂于烧烫伤伤口表面,对照组常规外用磺胺嘧啶银加红外线照射,观察两组创面愈合情况。结果显示治疗组较对照组创面愈合时间快(分别为15.5天和19天),感染减少(分别为1例和8例),瘢痕率低(分别为6例和18例),"生物胶"具有止痛、广谱和长效杀菌性、促愈合及减少瘢痕生成的作用。

金阿平等收集了184例Ⅱ度烧伤患者,按治疗方法的不同分为观察组与对照组,各92例。两组患者均采用常规处置,观察组采用"修复膜",对照组使用凡士林油纱布,比较两组患者创面愈合及疼痛情况等。结果观察组创面愈合率明显高于对照组,愈合时间明显短于对照组,两组疼痛评分接近。"修复膜"治疗Ⅱ度烧伤创面效果良好,可有效缩短创面愈合时间,提高创面愈合率。

2. 临床病例

【病例1】· 患者男性,31岁,面部浅Ⅱ度烧伤(局部深Ⅱ度),应用"生物胶"治疗10天后创面痊愈。愈合前后对照参见图2-3。

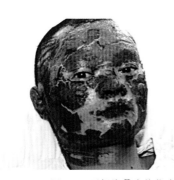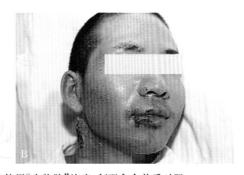

图2-3 面部浅Ⅱ度烧伤患者使用"生物胶"治疗,创面愈合前后对照

病例来自广东省人民医院
A.使用第7天后创面图片;B.使用10天后创面图片

【病例2】· 患者右前臂深Ⅱ度烧伤。削痂手术后,中间覆盖"修复膜"治疗,12天后创面痊愈,愈合后的创面平整光滑,无瘢痕增生,愈合效果见图2-4。

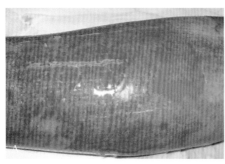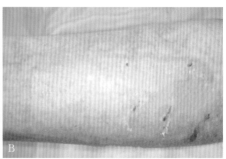

图 2-4 前臂深Ⅱ度烧伤创面使用"修复膜"治疗的愈合效果

病例来自北京右安门医院烧伤科
A.使用第 1 天;B.使用 12 天后

【病例 3】·患者女性,22 岁,怀孕近 2 个月。2013 年 8 月 23 日在家中不慎被开水烫伤,浅Ⅱ度和深Ⅱ度烫伤面积达 26%。应用"生物胶"治疗,创面逐渐愈合,患者左肩部和左大腿部治疗过程中的愈合过程见图 2-5。对儿童和孕妇来说,选用创面修复材料相对困难,常规的抗生素和化学杀菌剂往往会带来严重的副作用,而壳聚糖基生物材料则提供了一种安全和高效的治疗方案。

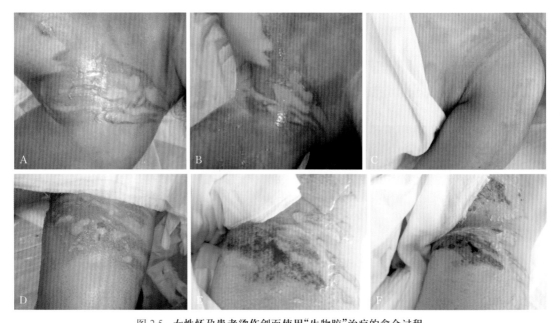

图 2-5 女性怀孕患者烫伤创面使用"生物胶"治疗的愈合过程

病例来自深圳市第二人民医院烧伤科
A.左肩部使用前;B.左肩部使用第 3 天;C.左肩部使用第 13 天;D.左大腿部使用前;
E.左大腿部使用第 3 天;F.左大腿部使用第 16 天

【病例4】　患者女性,30岁,怀孕近4个月。2014年1月2日被开水烫伤左下肢,Ⅱ度烫伤面积约10%。脱细胞猪皮覆盖术后,应用"生物胶"治疗未愈合创面,两个月后痊愈,使用"生物胶"治疗的区域无明显瘢痕增生。愈合过程参见图2-6。

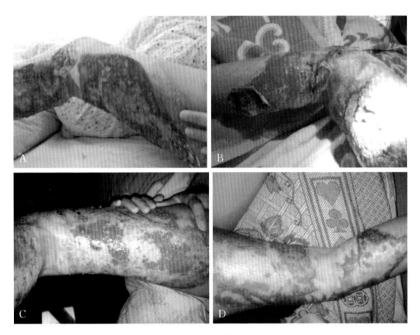

图2-6　Ⅱ度烫伤怀孕患者使用"生物胶"治疗的愈合过程

病例来自汕头市第二人民医院烧伤整形科

A、B.使用前创面图片;C.使用第10天创面图片;D.使用2个月后创面痊愈

【病例5】　患者手臂深Ⅱ度烫伤。应用"生物胶"治疗20天后,创面痊愈,愈合前后对照见图2-7。

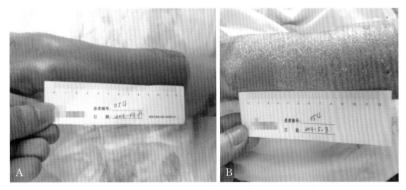

图2-7　烧伤患者手臂创面使用"生物胶"治疗的愈合前后对照

病例来自南昌大学第一附属医院烧伤科

A.使用第1天;B.使用第20天

【病例6】 患者大腿Ⅱ度烫伤，应用"生物胶"治疗10天后创面痊愈，无瘢痕增生。愈合前后对照参见图2-8。

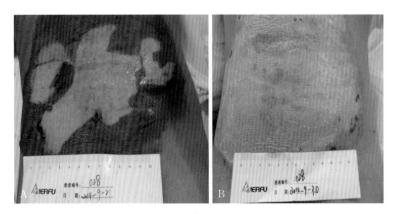

图 2-8 大腿Ⅱ度烫伤患者使用"生物胶"治疗，创面愈合前后对照

病例来自南昌大学第一附属医院烧伤科

A. 使用第1天；B. 使用第10天

【病例7】 患者左手深Ⅱ度烫伤。应用"生物胶"治疗16天后，创面痊愈，愈合前后对照见图2-9。

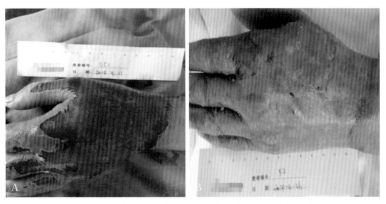

图 2-9 手部烧伤患者手部创面使用"生物胶"治疗的愈合前后对照

病例来自南昌大学第一附属医院烧伤科

A. 使用第1天；B. 使用第16天

二、手术切口

1. 临床研究

手术创面包括常见的剖宫产手术、骨科手术及其他外科手术等,手术切口愈合不良是临床外科手术常见的并发症之一,主要原因包括切口感染、裂开或脂肪液化等。壳聚糖基敷料应用于手术创面可有效防止切口感染,加速切口的愈合,减少手术切口常见的并发症,同时联合负压引流技术治疗也成为一种新的医疗手段。

邵仲良选取了 128 例骨科创面患者为研究对象,随机分为观察组和对照组,各 64 例,观察组采用负压引流技术(VSD)联合“生物胶”治疗,对照组常规清创换药。结果显示,观察组的总有效率、创面愈合率和创面平均愈合时间远优于对照组,“生物胶”在骨科创面愈合中发挥了重要作用,有效解决创面治疗过程中疼痛、感染及愈合等问题。

李步云等选择小儿心脏外科手术新鲜切口创面 40 例(第一类试验组和对照组各 20 例);第二类术后出血再次开胸、伤口感染和溃疡患者 10 例,分为两组实验,试验组使用壳聚糖创面修复膜治疗,观察其愈合时间及有效率。结果显示第一类的试验组愈合时间(5.55±1.09)天,对照组愈合时间(6.80±1.64)天,试验组不仅愈合时间缩短,而且伤口不红,瘢痕小且美观。第二类试验组伤口渗血和渗液明显较常规处理减少,肉芽生长加快,其中再次开胸有效率 100%,伤口感染控制有效率 75%,伤口溃疡愈合有效率 100%。“修复膜”适用于小儿心脏外科术后切口修复,具有止血、抑菌、加速伤口愈合及减少瘢痕形成的作用。

壳聚糖对产科手术切口的愈合也有很好的作用。会阴侧切术是产科较为常见的手术,可以有效避免严重的会阴撕裂伤并能保证产程顺利进行。但由于手术部位的特殊性,会阴侧切术后感染的发生率较高,为 1.3%～6.7%。研究显示,壳聚糖具有良好的吸附性、渗透性和免疫活性,在会阴侧切创口感染的预防中具有良好的临床疗效。

李岚等在研究壳聚糖创面修复凝胶预防会阴侧切切口感染的效果中,采用患者术后消毒切口,并用生理盐水冲洗后使用适量的壳聚糖创面修复凝胶每日两次涂抹切口的方法,发现壳聚糖创面修复凝胶可以预防会阴侧切口感染、明显减轻产妇的切口疼痛、缩短切口的愈合时间。因此,壳聚糖创面修复凝胶在会阴侧切切口感染的预防中具有一定的应用价值。

2. 临床病例

【病例1】 产科患者剖宫产手术缝合后,应用壳聚糖创面修复膜治疗,4 天后伤口愈合。一年后再次妊娠,无瘢痕增生。愈合效果参见图 2-10。

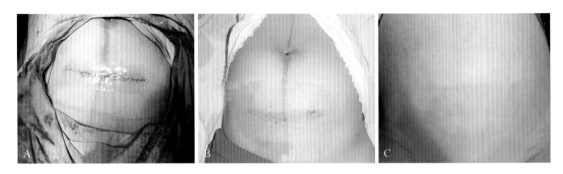

图 2-10　患者使用"修复膜"治疗的愈合效果

病例来自江苏省某三甲医院

A. 使用第 1 天(手术中)切口创面照片；B. 使用第 4 天后切口照片；C. 患者再次妊娠(切口愈合后 1 年)照片

【病例 2】·患者因运动造成跟腱拉伤，跟腱手术后创面感染，出现炎性水肿。应用壳聚糖创面修复膜治疗 4 天即控制感染，45 天后，创面逐渐收敛愈合。愈合过程参见图 2-11。

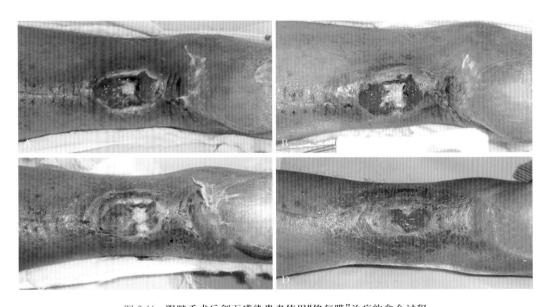

图 2-11　跟腱手术后创面感染患者使用"修复膜"治疗的愈合过程

病例来自大连医科大学附属第二医院

A. 使用前创面图片；B. 使用第 4 天创面图片；C. 使用第 14 天创面图片；D. 使用第 45 天创面图片

【病例 3】·患者女性，76 岁，右半结肠穿孔，于 2017 年 7 月 23 日在张家口市中国人民解放军第 251 医院普外科实施开腹探查术，术中发现右半结肠肿物，遂行右半结肠切除术加淋巴结清扫术。2017 年 8 月 12 日转至河北医科大学第四附属医院 ICU 病房观察，患者因患 2 型糖尿病 30 余年，术后切口感染未愈合。伤口长约 11 cm、深约 3 cm，给予清创换药 25 天伤口仍未愈合。8 月 17 日使用"生物胶"换药,21 天后切口完全愈合。愈合过程参见图 2-12。

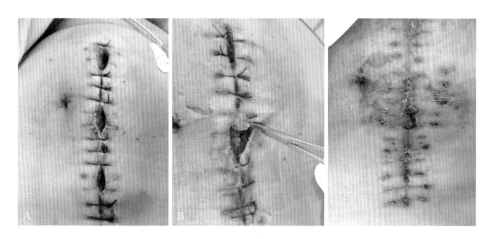

图 2-12　糖尿病患者创面使用"生物胶"治疗的愈合过程

病例来自河北医科大学第四附属医院
A.使用前创面图片;B.使用中创面图片;C.使用第 21 天创面图片

三、外创性创面

1. 临床研究

外创性创面包括取皮区创面、擦伤、裂伤和碾压伤等开放性创面,一般予以清创后直接覆盖壳聚糖基敷料,或者经清创缝合后覆盖使用,提供有利于创面愈合的湿润环境,并预防创面感染,加速创面愈合,同时减轻瘢痕形成。

王芳将 120 例开放性创面患者分为研究组与对照组,研究组采用"生物胶"加无菌纱布覆盖换药,对照组为常规凡士林纱布换药。结果显示,研究组总有效率为 96.67%,对照组总有效率为 73.33%,研究组疗效明显高于对照组。

蒋宏林等选取新鲜创面患者 49 例,采用自身对照法进行比较,在部位、类型相近或对称、面积相近、深度一致的创面上分别使用"修复膜"和一次性自粘无菌敷贴。结果显示使用"修复膜"的创面愈合时间明显少于对照组,有效率(与对照组比较提前 1 天以上愈合)达 79.59%。

丁波等将 120 例挫裂伤患者按顺序随机分为观察组和对照组,各 60 例,观察组采用"生物胶"外敷治疗,对照组采用常规碘伏消毒治疗,观察并比较两组的治愈时间及疗效。结果显示,观察组的有效率为 96.7%,愈合时间(5±1.5)天,而对照组有效率仅 53.3%,愈合时间为(12±2.3)天,观察组创面治愈的平均时间较对照组短,治愈率及有效率较对照组高,用"生物胶"治疗挫裂伤创面可缩短治疗时间,提高治愈率。

赵铁生等将 64 例颜面部裂伤患者随机分为实验组和对照组,实验组清创缝合后涂抹"生物胶",暴露治疗,对照组常规处理。结果显示实验组甲级愈合率为 91.18%,对照组为53.33%;实验组愈合时间为(6±0.4)天,对照组为(7±0.6)天;实验组复查均未有明显瘢痕出现,对照组出现较多瘢痕;实验组患者满意度为 94.18%,对照组为 60.00%。"生物胶"可促进颜面部伤口愈合,减轻瘢痕。

2. 临床病例

【病例 1】·患者男性,39 岁,车祸入院。常规治疗后其他创面渐愈,但中间感染部位一直未愈合。应用"修复膜"治疗 3 天后创面愈合。愈合前后对照参见图 2-13。

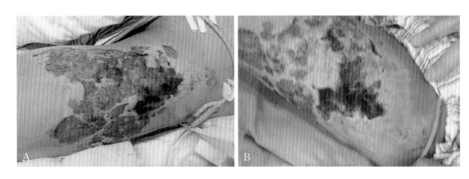

图 2-13　使用"修复膜"治疗感染创面的愈合前后对照

病例来自北京武警总医院
A. 使用前;B. 使用第 3 天

【病例 2】·患者头皮取皮术后 3 天,使用"修复膜"作用区域愈合达 99%,长出表皮,常规护理区域 6 天后创面才愈合,使用"修复膜"提前 3 天愈合,愈合效果对比参见图 2-14。

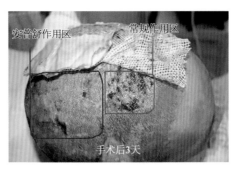

图 2-14　使用"修复膜"治疗头皮取皮术后创面的愈合效果对比

病例来自中山大学第一附属医院

四、难愈性创面

1. 临床研究

常见的难愈性创面包括压疮、糖尿病足、溃疡、窦道及愈合不良的术后创面等,常伴有创面感染,经常规换药长时间不愈合。临床研究结果表明,壳聚糖基敷料对难愈性创面的感染控制、愈合促进有良好的效果,减轻了患者的痛苦,节约了医疗费用。

袁海珍等将 60 例发生了Ⅱ期、Ⅲ期放射性皮炎的肿瘤放疗患者随机分为两组,观察组 30 例使用"生物胶"治疗,对照组 30 例使用生理盐水+庆大霉素+地塞米松+维生素 B$_{12}$ 治疗,观察并比较两组患者的治疗效果及 2 周内愈合情况。结果显示,观察组和对照组急性放射性皮炎的治愈率分别为 80% 和 47%,两周内愈合率分别为 60% 和 15%,观察组疗效及愈合速度均优于对照组。

林建琼对 23 例Ⅱ期、Ⅲ期压疮患者使用"生物胶"治疗,结果显示 23 例患者创面均愈合良好,无 1 例因使用"生物胶"导致创面感染,Ⅱ期压疮换药 2 次或 3 次,5~9 天愈合;Ⅲ期压疮无感染创面换药 4~7 次,10~15 天愈合,感染创面愈合时间会有所延长。使用"生物胶"治疗Ⅱ期、Ⅲ期压疮不但换药次数减少,而且减轻患者换药痛苦,减少费用,使用方便、安全有效。

方向明等选取年龄在 50~75 岁的 18 例 2 型糖尿病足患者,病程 24~36 个月,按 Wagner 分级法,Ⅱ级 3 例,Ⅲ级 10 例,Ⅳ级 5 例,给予"生物胶"联合胰岛素泵治疗,30 天为 1 个疗程,1 个疗程后观察结果。结果显示治愈 6 例,有效 9 例,无效 3 例,总有效率 83.33%。使用"生物胶"联合胰岛素泵治疗糖尿病足不良反应少、治愈率高。

王益君等将 60 例Ⅲ期压疮患者随机分为观察组和对照组,分别使用"生物胶"和 2% 雷夫若尔纱条治疗,比较两组疗效。结果显示,观察组治疗效果(有效率 93.33%)明显优于对照组(有效率 66.66%),使用"生物胶"治疗Ⅲ期压疮具有独特疗效,缩短创面愈合时间,使用方便,无需频繁换药,透气性好。

刘力等将 63 例慢性皮肤溃疡患者随机分为观察组(32 例)和对照组(31 例),观察组使用"生物胶"联合红外线照射治疗,对照组仅用 0.5% 的聚维酮碘溶液湿敷,两组同时给予基础护理配合治疗。治疗 4 周后观察组总有效率为 90.63%,显著高于对照组 70.97%,创面愈合时间(9.92±2.46)天,显著短于对照组(13.01±3.18)天,使用"生物胶"联合红外线照射治疗慢性皮肤溃疡有显著疗效,且无不良反应。

赖丽芳等将 46 例Ⅱ~Ⅳ期老年糖尿病压疮患者随机分为观察组和对照组各 23 例,观察组创面采用生理盐水清洗、4 U 胰岛素+100 mL 5%GS 溶液喷洒、神灯照疗法、"生物胶"涂抹加上无菌纱布覆盖,对照组创面采用生理盐水清洗、神灯照疗法、百多邦涂抹加上无菌纱布覆盖。结果显示观察组治愈率为 82.60%,治愈时间为(17.83±3.54)天,对照组治愈率 47.83%,愈合时间为(25.72±3.91)天,观察组治愈率和治愈时间明显优于对照组,为患者减少了住院时间,减轻了患者的痛苦。

杨利勇等将 94 例外科大面积损伤感染创面患者随机分为观察组 46 例、对照组 48 例,对照组患者按照传统常规创面感染进行治疗,观察组患者采用"生物胶"与负压封闭引流配合治疗,治疗结束后对患者住院时间、愈合时间进行比较。结果显示观察组住院时间为(19±3.5)天,愈合时间为(18±3.2)天,对照组住院时间为(36.2±5.5)天,愈合时间为(31±5.0)天。使用负压封闭引流技术合并"生物胶"的疗效显著、安全可靠、应用简便,对治疗复杂创面是一种简单有效的方法,疗效远优于常规治疗。

励莲等选取 10 例多发、大面积、Ⅱ～Ⅳ 期的压疮患者,使用"生物胶"进行治疗。结果显示治愈(创面完全愈合)8 例,有效(1 个月内创面面积减少 50%以上)2 例,总有效率 100%,使用"生物胶"对压疮创面进行护理,创面愈合快,修复平整,瘢痕少,疗效满意,并且操作简便,易于掌握。

杨玥等选取汶川地震骨伤病员中发生压疮的 10 例患者,使用"修复膜"和"生物胶"进行治疗。经治疗后 2 例Ⅰ期压疮 1 周愈合,3 例Ⅱ期压疮 2～3 周愈合,5 例Ⅲ期压疮 1 周内有肉芽组织生长,4～6 周痊愈。使用"修复膜"和"生物胶"治疗压疮效果显著,大大减轻患者痛苦,提高了护理质量,缩短了治疗时间。

2. 临床病例

【病例1】 患者女性,29 岁,高位截瘫。压疮病史 18 年,2006 年 9 月底开始使用"修复膜"治疗,70 天左右痊愈。愈合过程参见图 2-15。

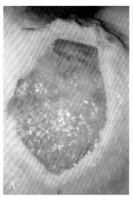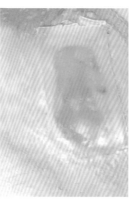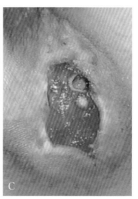

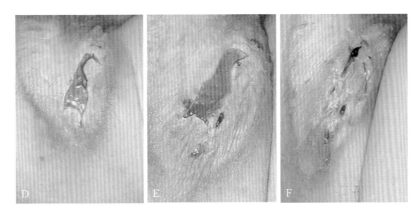

图 2-15　使用"修复膜"治疗压疮创面的愈合过程

A.使用前;B.开始使用;C.使用 25 天后;D.使用 40 天后;E.使用 50 天后;F.使用 70 天后

【病例2】·患者男性,1919 年出生,北京离休老干部。2009 年 10 月在家不慎摔倒坐地,造成腰椎压缩性骨折,11 月 2 日做椎体后凸成形术,一直卧床休养。11 月 25 日,入院治疗,12 月初腰下尾骨处形成压疮,创伤面积大约有中等西红柿大小。1 月 24 日开始使用"生物胶"治疗,用药 2 个月伤口基本愈合,愈合过程见图 2-16。

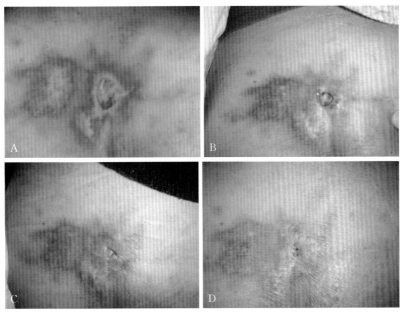

图 2-16　老年患者压疮创面使用"生物胶"治疗的愈合过程

A.使用第 1 天;B.使用 1 个月;C.使用 2 个月;D.使用 4 个月

【病例3】·患者 59 岁,5 年糖尿病史。因"发现右颈部包块,局部红肿热痛明显 7 天"收入肝胆外科治疗。局麻下行右颈部脓肿切开引流术,术后局部皮瓣变黑坏死,予清创换药,创面渐大，近 40 天常规换药治疗创面不愈合，转入整形外科。应用"修复膜"治疗 34 天后创面愈合，愈合过程见图 2-17。

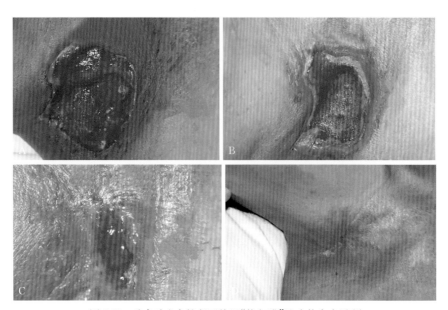

图 2-17　手术后难愈性创面使用"修复膜"治疗的愈合过程

病例来自广东省人民医院

A. 使用前；B. 使用第 10 天；C. 使用第 25 天；D. 使用第 34 天

【病例 4】· 患者吴先生，60 岁，有 15 年糖尿病史。因糖尿病足部溃疡于 2015 年 4 月在南昌大学第二附属医院住院一个月未见好，因床位紧张，转院到南昌市第二医院，5 月份在该院常规治疗一个月也未见好转，且感染未得到控制。6 月 3 日开始使用"生物胶"治疗，一个半月后创面完全愈合，愈合前后对照见图 2-18。

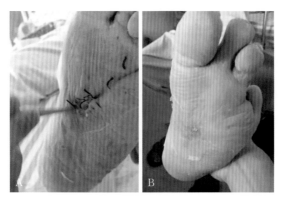

图 2-18　糖尿病患者足底溃疡创面使用"生物胶"治疗的愈合前后对照

病例来自南昌市第二医院骨科

A. 使用前；B. 用药第 45 天

【病例5】·患者女性,55 岁,有 7 年糖尿病史。2014 年因车祸外伤致右下肢几处皮肤破溃并感染,经该院中西医结合二科、手足外科采用常规方法治疗后并无明显改善。1 年后转入廊坊市人民医院伤口门诊,于 2015 年 7 月 12 日开始使用"生物胶"和"修复膜"进行治疗,一个月后创面痊愈。愈合前后对照参见图 2-19。

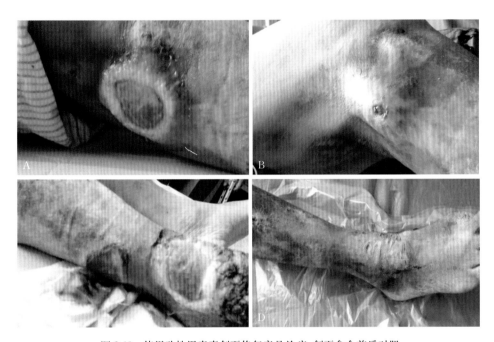

图 2-19　使用改性甲壳素创面修复产品治疗,创面愈合前后对照

病例来自廊坊市人民医院

A.膝关节处创面使用前;B.膝关节处创面使用 1 个月;C.脚踝处创面使用前;D.脚踝处创面使用 1 个月

【病例6】·河北省医科大学第二医院内分泌科糖尿病患者,右足破溃 1 周,于 2016 年 4 月 21 日住院治疗,因无法控制感染致使第五脚趾截肢,第四脚趾处出现发黑坏死。随后使用"生物胶"治疗,两个月左右基本痊愈,愈合过程参见图 2-20。

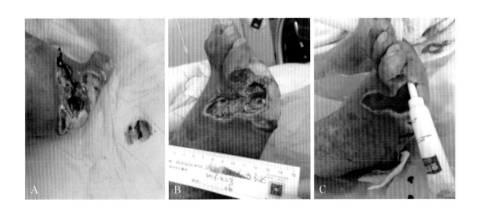

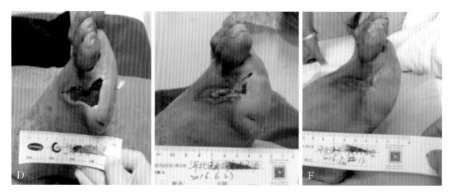

图 2-20　糖尿病足创面使用"生物胶"治疗的愈合过程

病例来自河北省医科大学第二医院内分泌科

A. 使用前；B. 使用第 1 天；C. 使用第 7 天；D. 使用第 30 天；E. 使用第 45 天；F. 使用第 60 天

【病例 7】　患者女性，跟腱植皮术后伤口创面感染，常规换药 50 多天无愈合迹象并化脓。使用"生物胶"4 天即控制感染，伤口开始愈合。愈合过程参见图 2-21。

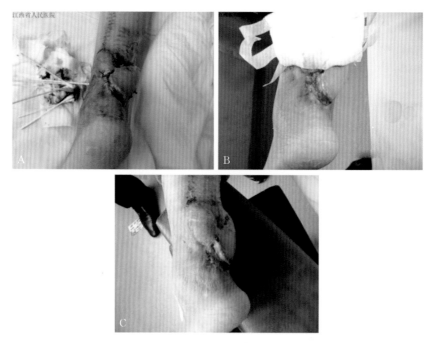

图 2-21　跟腱植皮术后感染创面使用"生物胶"治疗的愈合过程

病例来自江西省人民医院

A. 使用前；B. 使用第 4 天；C. 使用第 11 天

【病例8】· 患者于 2014 年 3 月 22 日不慎被铲车压伤左足部,一周后创面感染不愈合,随后使用"生物胶"治疗。第 4 天感染控制,创面逐渐愈合,第 20 天创面完全愈合。愈合过程参见图 2-22。

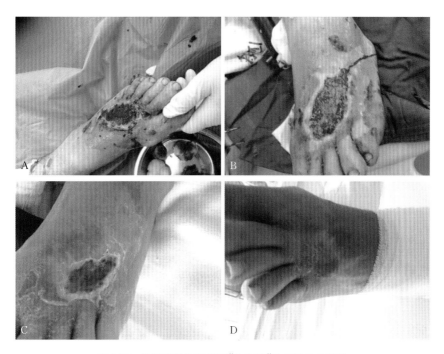

图 2-22　外伤感染创面使用"生物胶"治疗的愈合过程
病例来自洪都中医院骨伤科
A.使用前;B.使用第 4 天;C.使用第 15 天;D.使用第 20 天

【病例9】· 患者女性,50 岁。2015 年 3 月 11 日在天津某饭店工作期间不慎被压面条机碾压,导致右手手心、手背严重压创伤,随即就诊于天津某三甲医院,在左大腿内侧进行取皮,试图植皮,手术后创面仍然感染、溃烂,无法对创面进行植皮,且大腿植皮区长期不愈合。随后于 4 月 8 日开始使用"生物胶",治疗后手心、手背及大腿创面逐渐愈合,愈合前后对照见图 2-23。

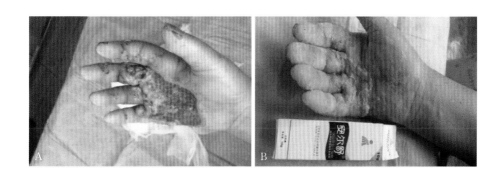

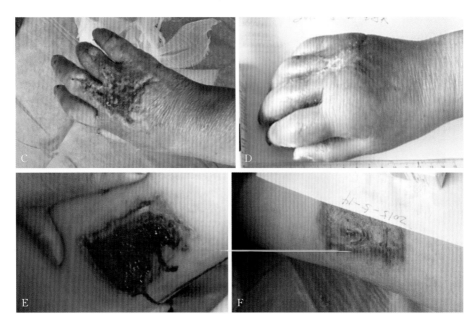

图 2-23　患者工伤创面使用"生物胶"治疗的愈合前后对照

A. 手心部使用前；B. 手心部使用第 25 天；C. 手背部使用前；D. 手背部使用第 20 天；
E. 大腿取皮区使用前；F. 大腿取皮区使用第 20 天

五、妇科创面

　　壳聚糖基敷料还可用于慢性宫颈炎症及宫颈手术后创面的修复。康丽兰将 128 例慢性子宫颈炎患者随机分为观察组和对照组各 64 例，观察组采用"生物胶"局部宫颈用药联合微波治疗，对照组仅使用微波治疗，比较两组临床疗效。结果显示，观察组术中无出血例数，术后出血＜月经量，出血时间＜5 天，愈合时间≤4 周，一次性治愈率均高于对照组，感染率低于对照组，使用"生物胶"联合微波治疗慢性子宫颈炎较单独使用微波治疗效果好。

　　黄伟等将 138 例重度宫颈糜烂患者随机分为观察组及对照组，每组各 69 例，观察组患者给予壳聚糖凝胶治疗，对照组患者给予卡波姆凝胶治疗，所有患者均在月经干净后 1 周左右给药，绝经妇女可当天给药，观察两组患者临床疗效及其安全性。结果显示，观察组患者总有效率高于对照组（分别为 86.96% 和 72.46%），差异具有统计学意义（$P < 0.05$）；治疗后两组患者临床症状评分均降低，且观察组降低幅度大于对照组患者，差异具有统计学意义（$P < 0.05$）；治疗过程中未见不良反应发生，壳聚糖凝胶治疗重度宫颈糜烂效果显著，能有效改善患者临床症状，且安全性高。

六、肛肠科创面

1. 临床研究

根据最新的中国肛肠疾病流行病学调查结果,中国肛肠疾病的患病率为50.1%,远高于一般常见疾病,包括痔疮、肛裂、肛瘘、肛肠息肉、肛周脓肿等,肛门疾病常伴有便血,并且疼痛难忍,给生活造成了极大的不便。壳聚糖基敷料用于肛门疾病的创面可以起到抑菌、止血、镇痛及加速肛门创面愈合的作用,有效减轻患者的痛苦。

申炜等将高位复杂性肛瘘术后患者68例随机均分为试验组与对照组,试验组采用"生物胶"换药,对照组采用凡士林纱条换药,观察两组临床效果。结果显示,与对照组相比,试验组术后创面出血例数减少、疼痛评分降低、渗液消失时间及创面愈合时间缩短。且用药期间肉芽组织新鲜,生长速度快,换药后患者感觉舒适,无瘢痕异常增生。

黎小平等将122例拟行Milligan-Morgan术的混合痔患者分为两组,试验组63例,术后每日用壳聚糖凝胶均匀涂抹创面;对照组59例,术后外用马应龙痔疮膏;疗程7天,评估两组术后第1、3、5、7天患者疼痛、出血、水肿、坠胀感症状评分,计算总分,术后1年回访,评估临床疗效。结果术后第1天,两组症状评分无显著差异($P>0.05$);试验组术后3、5、7天症状评分总分均低于对照组,差异有显著意义($P<0.05$)。术后1年,试验组有效率95%(60/63),对照组为92%(54/59),两组临床疗效无显著差异($P>0.05$),两组均未出现术后严重并发症,壳聚糖凝胶缓解Milligan-Morgan术后早期不适症状疗效优于马应龙痔疮膏,远期疗效与后者类似。

2. 临床病例

患者男性,41岁,确诊为肛门鳞状细胞癌,需放射治疗30次。患者在22次放疗之前常规治疗,创面疼痛难忍,并处于溃烂状态,严重影响患者日常生活。之后使用"生物胶"治疗,创面开始愈合,到30次放疗结束,创面基本痊愈。愈合过程参见图2-24。

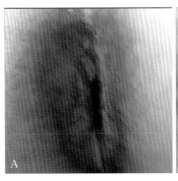
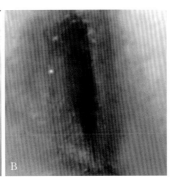

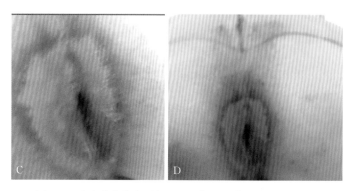

图 2-24 癌症患者放疗后创面使用"生物胶"治疗的愈合过程

病例来自武汉大学中南医院
A. 使用前；B. 使用第 4 天；C. 使用第 8 天；D. 使用第 10 天

七、大疱性表皮松解症创面

大疱性表皮松解症是一种罕见的皮肤疾病，患者免疫力低下，表现为表皮非常脆弱，日常的轻微摩擦即能使患者反复发作起水疱。大约 5 万新生儿中会有一位患有先天性大疱性表皮松解症。此病无药可治，只能通过日常护理来减轻患者痛苦，某些严重的甚至会出现死亡。部分患者由于皮肤非常容易受伤，甚至会造成畸形，因此不可避免地给患者生理以及心理带来很大的影响。壳聚糖基创面修复产品可用于大疱性表皮松解症患者的护理，通过防止患者皮肤损伤面感染、加速愈合和镇痛的作用来减轻患者和家属的痛苦。

临床病例

患儿女性，2012 年 9 月 13 日出生于南开医院，由于出生时头部及四肢末梢没有表皮，一小时后即转入天津市儿童医院，诊断为"先天性大疱性表皮松解症"。医生一般建议患儿家属放弃治疗，只作常规护理。患儿遂于 2012 年 10 月 13 日出院回家。出院后，患儿每天使用"生物胶"进行治疗。"生物胶"核心成分改性甲壳素首先为患儿提供安全、长效和高效抗细菌性感染的"人造表皮"，阻止患儿发生大面积感染，挽救了患儿的生命。此外，改性甲壳素能够加速患儿自体上皮组织生长，同时平衡胶原分泌，抑制瘢痕形成，使长出来的自体皮肤与常人无异。在持续使用"生物胶"护理后，至 2013 年 5 月初，患儿大部分体表已与正常婴儿无异，虽然无法根除，但通过护理大大提高了患儿的生活质量，减轻了患儿和家属的痛苦。患儿皮肤破溃处愈合效果参见图 2-25。

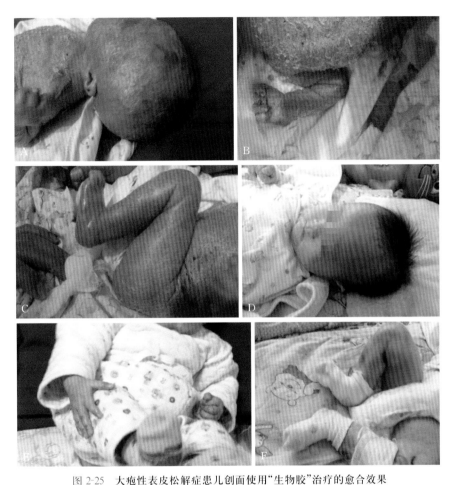

图 2-25 大疱性表皮松解症患儿创面使用"生物胶"治疗的愈合效果

A. 出院时患儿头部病症表现；B. 出院时患儿上肢与背部病症表现；C. 出院时患儿下肢病症表现；
D. 2013 年 5 月初患儿头部恢复情况；E. 2013 年 5 月初患儿手部恢复情况；F. 2013 年 5 月初患儿下肢恢复情况

八、医学美容创面

（一）意外受伤后的创面

随着人民生活水平的提高，大众的美容意识及需求也在逐渐增长，意外受伤后都不愿意留下痕迹。一般根据皮肤裂伤的深度，将意外受伤分为三类：①仅有表皮擦伤及缺失。有自愈能力，恢复较快，一般不会留下瘢痕。②累及真皮层，出现点状出血。一般使用抗感染药物及促表皮生长药物，会有痂皮形成，自行脱落后，容易形成色素沉着，要注意防晒，痂皮脱落后需进行抗瘢痕治疗。③全层皮肤裂开，需缝合。颜面部一期缝合是第一选择，一般认为面部受伤后24～48小时内仍可按Ⅱ类伤口处理,直接缝合。大部分创口经过减张缝合(图2-26)均获得Ⅰ期愈合,治疗效果显著,术后瘢痕不明显。术后头面部创面2～3天换药,5～7天拆线,之后进行抗瘢痕治疗。

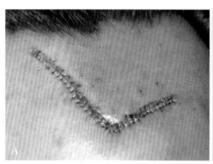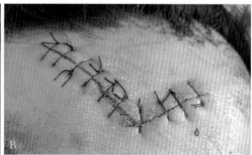

图2-26　清创缝合与减张缝合

A.清创缝合;B.缝合后24小时拆除缝线再减张缝合

　　对于较深的创面,错误的缝合往往会因遗留死腔导致创口愈合不良,工作中经常见到的瘢痕局部凹陷,往往是因深层组织未做合理的处置而造成的。术中如果发现创口过深,深层组织出现裂伤,必须先进行充分的冲洗,保证创面相对无菌,然后将深层组织对位缝合,闭合死腔,必要时留置引流。外伤创口组织肿胀一般较明显,局部张力较大,这个时候减张缝合对术后的瘢痕预防是很有效的。同时,无菌是无张力缝合手术的基本原则,创口的清洗消毒是创口Ⅰ期愈合的基础,如果发生感染,必然会造成局部组织坏死,引起局部结构破坏和功能障碍,导致局部变形和瘢痕增生。

　　换药术后的处理对于瘢痕的预防同样很重要,术后第二天一般要清洁创口,因为血痂和分泌物会影响创口愈合,特别是局部伴有擦伤的创口,要多次换药,对于局部擦伤严重的创口,也可以覆盖敷料,这样既可促进创面愈合,也可保持创面清洁。

　　"生物胶"作为临时替代表皮,具备各种单纯功能性载药敷料、外用抗菌和促愈合药物的作用,衍生出新型的无菌湿性创面修复手段,广泛应用于各种类型的皮肤创面,高效封闭创面,促进创面愈合,减少瘢痕。

　　【病例1】患者男性,前臂刀滑伤导致深浅不一的切口,皮肤裂开创口最深达0.5 cm,长2.0 cm,给予清创缝合,未裂开切口涂覆"生物胶"。常规处理方案:清创缝合后,2～3天常规换药涂抹百多邦,10～14天拆线。实际采用新处理方案分类处理四处清创缝合创口,其中a、b处切口外用百多邦后包扎,3～4天换药,15天拆线。c、d处切口外用"生物胶",不包扎,7天换药,13天拆线。术后7天换药可见,c、d处创口较a、b处创口感染迹象轻,创面结痂轻,切口愈合好。c、d处创口拆线时间缩短,切口愈合与15天拆线的a、b处创口相比,无明显差异。未缝合创口恢复良好,无痕迹。前臂创口愈合情况见图2-27。

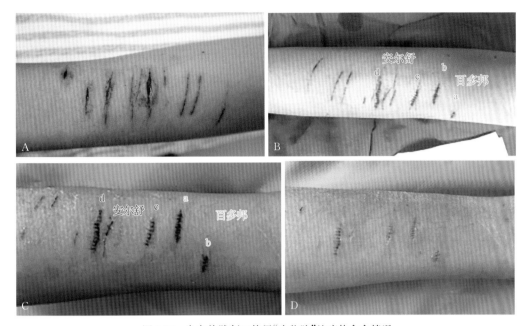

图 2-27 患者前臂创口使用"生物胶"治疗的愈合情况

病例来自大连市中心医院

A. 受伤后即刻;B. 缝合术后即刻;C. 使用百多邦和"生物胶"后 7 天;D. 术后 15 天

【病例2】 患儿男性,12 岁,嘴角外伤,在外院行创面胶粘合并缝合三针。自行在家中使用精油擦拭创面。创面烧出现灼感,痂皮增厚,疼痛。到大连市中心医院医学美容科就诊时可见创面痂皮厚重,有黄色脓性分泌物,周边红肿,感染症状明显。当天给予换药,双氧水和生理盐水清理伤口及周围胶状物,拆除可吸收线,局部清理痂皮,红外线照射 15 分钟后包扎,并嘱咐患儿定期过来接受换药和照光处理。4 天后患处痂皮部分脱落,脱落区域使用"生物胶"治疗,未脱落区域仍清创处理。再过 2 天后痂皮完全脱落,外用"生物胶",将创面封闭。第 8 天创面愈合,继续进行抗瘢痕治疗。患儿嘴角创面愈合过程见图 2-28。

注意受伤后一定要进行无张力缝合,否则大量组织液留在死腔会产生严重感染,形成厚重痂皮,不但影响创面愈合,而且会导致后期严重瘢痕。

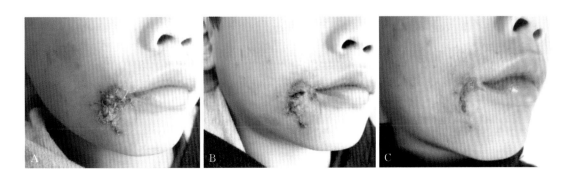

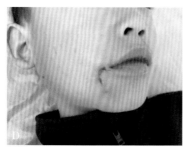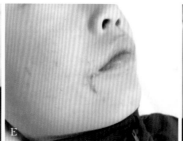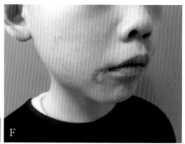

图 2-28　患儿嘴角创面使用"生物胶"治疗的愈合过程

病例来自大连市中心医院

A. 初就诊时；B. 第 4 天痂皮部分脱落；C. 第 6 天痂皮完全脱落；D. 第 8 天；E. 第 10 天；F. 第 12 天

（二）医学美容手术后的创面

医学美容手术后,会发生约 7% 的术后创口愈合不良或伤口破裂等问题,其中有许多形成脓性感染的难愈性伤口,经久不愈,给患者带来极大的痛苦和心理负担,而且还会造成瘢痕等严重影响美容手术效果的后果。出现此类情况的主要原因包括:①细菌感染。②脂肪液化。③身体功能障碍。为防止医学美容手术后出现难愈性伤口,选择合适的创面修复材料尤其重要。

临床上根据术后创面恢复情况,将创伤愈合分为Ⅰ期愈合、Ⅱ期愈合和痂下愈合三类。致伤因子造成组织缺失后,局部组织主要通过炎症期、再生期、修复期三个阶段来进行修补而使创面愈合。创面愈合的基础是炎症细胞如巨噬细胞、中性粒细胞,以及修复细胞如成纤维细胞、表皮细胞等的一系列生物学活动,同时,细胞基质也参与其中。从创面形成的一瞬间开始,机体首先出现的反应是自身的止血过程。这一过程包括一些非常复杂的生物学反应:先是创面周围的小血管、毛细血管等反应性收缩使局部血流量减少,随之而来的是暴露的胶原纤维吸引血小板聚集形成血凝块;随后血小板释放血管活性物质如 5-羟色胺及前列腺素等,使血管进一步收缩,血流减慢,同时释放的磷脂和二磷酸腺苷（ADP）将吸引更多的血小板聚集。最后,内源性及外源性凝血过程也将被启动。凝血过程结束后,机体即开始进行创面的愈合。

再生是对于丧失组织和细胞的补偿,因此是创面愈合的初始动力和基础。正常情况下,有些组织和细胞会不断地消耗、老化和死亡,又不断地由同种细胞分裂增生加以补充,称之为生理性再生,如表皮的脱落与更新,又如血细胞周期性的凋亡与补充。其特征是再生后的细胞完全保持了原有的结构与功能,故称之为完全性再生。而损伤所致的组织细胞丢失后的再生,称之为病理性再生或修复性再生。随炎性渗出之后,逐渐出现成纤维细胞和毛细血管内皮细胞的增殖。成纤维细胞按一定模板产生以甘氨酸、羟脯氨酸、羟赖氨酸为基本成分的,以 3 条肽链互成螺旋状盘绕逐级聚合而形成的胶原纤维。胶原纤维有高度的韧性,使创口的抗张强度增加。胶原纤维的形成在第 14~21 天达到高峰。临床表现为瘢痕色淡红,稍隆起,常有痒痛,触之质硬韧。这一阶段受伤情、治疗情况等影响,持续的时间长短不一。

修复期胶原纤维不断合成的同时,由于创口组织内所含胶原酶的作用,胶原纤维也在不停地进行分解。有研究表明瘢痕疙瘩中的胶原纤维含量是增生性瘢痕的 3 倍,正常皮肤的 20 倍,而胶原酶的含量是增生性瘢痕的 4 倍,正常皮肤的 80 倍。但早期合成大于分解。21~28 天以后合成代谢与分解代谢渐趋平衡,成纤维细胞转变为纤维细胞,胶原纤维逐渐成为排列整齐有序的束状,毛细血管闭塞,数量减少,瘢痕渐渐退化。

在临床上要减少瘢痕的出现,其实就是要缩短创伤后的再生期,尽早进入修复期,可以减少瘢痕的形成,达到医学美容的目的,同时有研究证实创面的湿润有利于加速上皮形成。医学美容手术后的创面尽早使用“生物胶”,可以有效封闭创面,湿润创面,加速创面愈合,减少瘢痕。同时减少换药次数,减少创面二次感染的可能性。建议创面完全愈合拆线后 3~6 个月仍需进行抗瘢痕增生的治疗。

【病例 3】 患者女性,左侧鼻翼出现皮肤肿物,因为肿物位于左侧鼻翼窝处,大小约为 3 mm×4 mm。如直接切除缝合,因为张力过大而将导致瘢痕明显。直接切除肿物后,用双极电凝充分止血,外用“生物胶”,可见创面恢复良好,术后 12 天基本平整,愈合过程见图 2-29。

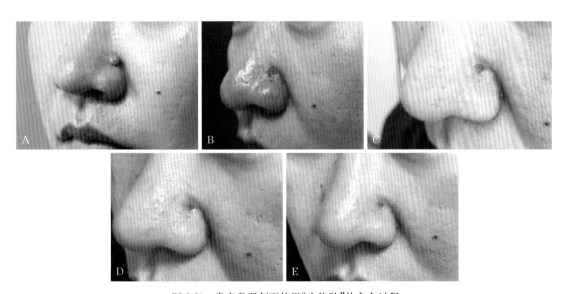

图 2-29 患者鼻翼创面使用“生物胶”的愈合过程

病例来自大连市中心医院

A. 术前;B. 术后即刻;C. 使用“生物胶”后 3 天;D. 使用“生物胶”后 7 天;E. 使用“生物胶”后 10 天

【病例4】·患者女性,额部皮下肿物诊断为皮下囊肿,美容手术切除缝合后,外用"修复膜"。术后 7 天将胶体拿下,拆除美容线,伤口愈合良好,无不良反应发生,愈合过程见图2-30。

"修复膜"有效地封闭创面,减少感染,同时减少患者换药次数。

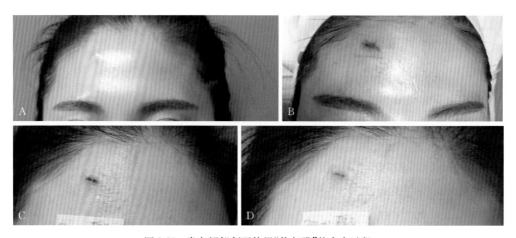

图 2-30　患者额部创面使用"修复膜"的愈合过程
病例来自大连市中心医院
A. 术前;B. 术后即刻使用"修复膜";C. 术后 7 天拆线;D. 拆线后 3 天

（三）线雕微整后的感染创面

线雕又名面部提拉线手术,英文名为 Thread lift。提拉线的历史可以追溯到 60 年前,起源于欧洲,根据文献显示,提拉线最早被人使用是在 1964 年,一位巴西医生描述了倒刺形的线以及提拉组织的原理并加以应用,后经过不断演变逐渐发展成为今天日趋完善的提拉线手术。

面部提拉线手术的原理并不复杂,主要是通过在面部需要提升的部位植入聚对二氧环己酮(PPDO)线或蛋白线来刺激皮肤和筋膜层,使已经僵硬或下垂的肌肉组织重新进行排列,进而起到提拉肌肉、收紧皮肤的作用,在表皮层提亮皮肤,促进局部组织微循环,加强细胞再生与组织修复能力,进而使皮肤整体变得更为水润透亮,减少色素沉淀带来的暗沉。PPDO 线也可以深入真皮层刺激胶原蛋白再生与弹性纤维重组,再生结缔组织支架,从而通过持久支撑使肌肤恢复弹性、淡化细纹。支撑充盈利用 PPDO 线构筑一张三维立体网,整体支撑充盈垮塌的皮下组织,同时促进皮下血液循环,使面部恢复红润光泽,而深层提拉可以通过对肌肤松弛的根源——面部浅表肌肉腱膜系统(SMAS)进行作用,在深层进行拉紧处理,使肌肤进行重塑,重新恢复成年轻时的样子,并且具有效果自然、表皮肌肤不紧绷的优势。PPDO 线也可以作为人造韧带被植入到韧带区,改善人体韧带松弛,并随着植入时间的加长而逐渐增强弹性,让青春永不褪色。

面部提拉术虽然受到市场的广泛欢迎,为很多就医者解决了肌肤松弛等岁月带来的问题,但它的并发症也值得我们投入更多的目光来进行关注,主要并发症包括:①血肿瘀青。②双侧不对称。③面部凹陷。④线头突出如长痘状。⑤炎症。⑥线体滑脱、线被挤出、线头外露。这些并发症产生的原因及一般采取的常规措施如下。

(1)皮肤出现血肿、瘀青一般于 24 小时内冰敷,24 小时后热敷,局部可以采用 LED 光照射促进血肿。瘀青消退。术前术后避免饮酒、停用保健营养品及活血药物可以有效减少瘀青的发生。

(2)一种原因是由于施术时线植入的位置不对称或提拉力度不一致所导致。这需要操作医生熟知解剖层次,在进行提拉手术时谨慎操作,双侧对比,以预防为主,如果发生要尽量在术中剪线前进行处理。另一种原因是由于患者自身术前双侧不对称,术后未完全纠正。

(3)这是由于提拉时用力过猛,或由于线在开始被吸收的第一周,牵引力没减弱反而加强而导致,需要通过双手拇指隔着纱布向线头方向轻推来放松面部皮肤,使其逐渐恢复自然状态。

(4)这是由于植入线过多,线在面部内成弯曲状态,在线被吸收的过程中,恢复自然展开状态导致线头顶着表皮使局部鼓起。可通过以尖刀片从线头突出的地方开口,找出线后适量减去一部分的方法来进行处理。

(5)术后 1~2 周内可能因人体自我修复出现过敏反应。一般可自行痊愈,但是出现过敏反应处理不当时,就可能发展为炎症,一旦出现此类症状,需要马上到医院进行检查、处理。在手术前也应该先安排求美者接受血常规检查,查看白细胞数目,确认能否接受手术,如白细胞数目异常,应安排求美者入院治疗,如果炎症情况严重时,需找出植入线,并将其从面部内取出,以避免情况进一步恶化。

(6)植入线材超过活动关节平面、植入过浅都可能发生此种情况,主要的处理方法是消毒后用尖刀片点刺突出点,取出植入线。

临床上经常会碰到线雕后并发炎症,反复发作,伴脓包的情况。经过开口取线后有所缓解,但炎症一直存在,迁延不愈。长期的外用抗生素及口服药物对其症状并无良好改善,试用“生物胶”进行外用治疗,配合红外线治疗,疗效明显。

【病例 5】 患者女性,在外院进行面部线雕手术后 2 个月开始,面部注射位置出现反复感染,已在外院进行抗感染治疗,未见好转,治疗后 4 个月到大连市中心医院医学美容科就诊,给予血常规、患处菌培养检查,结果:白细胞升高,其他无异常。给予清创取药治疗,双侧面颊取出数根线,大小不等,长短不一;部分线取出后,患处有所好转,但仍有渗出感染迹象,长期进行抗感染治疗(局部外用联合口服),但并无明显改善,取线后 1 个月,给予“生物胶”外用治疗,联合红外线照射,一周后发现创面明显好转,创口逐渐封闭。患者面部创面愈合过程见图 2-31。

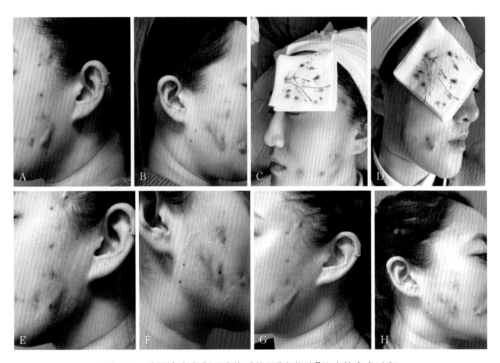

图 2-31　线雕术患者创面感染后使用"生物胶"治疗的愈合过程

病例来自大连市中心医院

A、B. 首次就诊,面部多处鼓包,周围炎症明显;C、D. 部分线取出情况(共取过 3 次,在每个炎症鼓包区域用 5 mL 针头开口,取线);
E、F. 取线后一直抗感染治疗(外用＋口服),并无明改善;G、H. 改用"生物胶"联合红光治疗后 1 周,创面感染面积缩小,创口逐渐封闭

(四) 填充剂治疗后的感染创面

填充类注射面部年轻化治疗近年来飞速发展,但随着临床的大量应用,一些并发症引起了人们的广泛关注。尤其是栓塞,轻则造成注射局部及周围组织不同程度坏死;重则造成失明甚至颅内、心脏、肺部栓塞,引起意识障碍、心肌梗死、肺栓塞甚至死亡。这些严重的并发症可否避免? 如发生,可否治疗? 如何及时准确治疗? 这些都是我们必须要认识和掌握的,只有这样方可尽量避免此类并发症的发生,如发生也可使损失减少到最低程度。

填充类注射面部年轻化治疗的早期并发症包括:①血管性水肿。②炎症反应。远期不良反应包括:①皮肤发红。②色素沉着。③皮下硬结。④炎性结节。⑤慢性肉芽肿。⑥填充过度。⑦注射物的吸收和移位。⑧注射部位的痤疮或者红斑。虽然多数并发症是可逆的,但如果血管类相关并发症一旦发生,其后果相当严重。静脉栓塞的表现为皮肤颜色逐渐加深,钝痛明显等。动脉栓塞的反应包括:剧痛、视野部分或者全部缺失;皮肤颜色的改变、发白;眼肌麻痹;水平斜视;上睑下垂;虹膜萎缩;角膜水肿;眉间皮肤坏死等。主要的治疗方法是通过酶解来进行的,此类方法见效快、对人体伤害小,治疗成功概率高,是一种具有良好效果和广泛应用性的治疗方法。但其缺点也十分明显,即治疗时间窗窄。所以依然提倡以预防为主,然而就目前而言,主要依靠操作者的经验和规范操作来避免其发生,但由于面部血管丰富且变异较多且复杂,所以严重血管并发症的案例仍时有报道。

填充类注射面部年轻化治疗方法虽然属于微创,切口微小,临床上常以外用抗生素预防感染。"生物胶"能够有效封闭创面,防止外界有害微生物对创面的侵蚀引发感染,加快创口的愈合,减少瘢痕,其临床应用的效果见图 2-32。

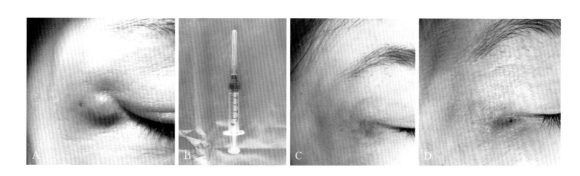

图 2-32 患者颞部微创术感染创面使用"生物胶"治疗的愈合效果

病例来自大连市中心医院

A.外院颞部注射不明材料后感染;B.注射器抽出脓液;C.抽吸脓液后 1 天,外用"生物胶";D.使用"生物胶"后 3 天

(五) 面部美容护肤后护理

利用"生物胶"高效封闭创面、促进创面愈合和减少瘢痕的作用,创造无菌和湿性愈合环境,促进面部美容护肤后受损表皮的恢复。其中面部美容项目包括但不限于:激光美容、祛黑头、祛痘、果酸焕肤、水光针、表皮磨削、彩光嫩肤等。图 2-33 至图 2-35 显示"生物胶"在面部美容护肤后护理的效果。

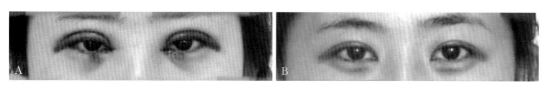

图 2-33 重睑术后使用"生物胶"治疗的恢复效果

A.使用前;B.使用后

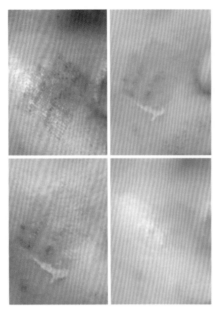

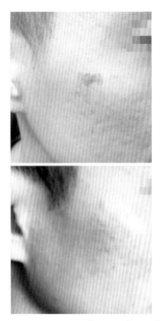

图 2-34　点阵激光后使用"生物胶"护理效果　　　　图 2-35　祛斑后使用"生物胶"护理效果

致谢：对开展壳聚糖基敷料临床应用研究的医生、提供案例资料的临床医生和家属表示衷心感谢！

第三节 · 展望

近十年来，在政府有关部门和临床医生的大力支持下，在科研工作者和生产厂家的努力坚持下，壳聚糖基创面修复材料在我国取得了很大的发展。基于壳聚糖基材料优异的基本特性，加上材料来源丰富，产品疗效显著、价格合理，现已开发了一大批材料和形态各异、品种丰富的壳聚糖基Ⅱ类医疗器械敷料，临床应用于全国各大医院相关科室，有些产品还进入了药店市场，推动了创面修复医疗科技的进步。2017 年初，国家发展和改革委员会在第一号文件《战略性新兴产业重点产品和服务指导目录》中，第一次将具有止血/抗炎/修复等功能的壳聚糖基生物活性敷料列入"4.2.4. 植介入生物医用材料及服务"。国家药品管理总局于2017 年发布第 143 号通告，决定于 2018 年 8 月 1 日起实施新的《医疗器械分类目录》，将用于慢性创面、接触真皮深层及其以下组织且所含成分可被人体吸收的医用敷料管理类别划为第Ⅲ类。因此，进一步开发用于慢性创面、接触真皮深层及其以下组织的壳聚糖基Ⅲ类医疗器械敷料势在必行,这需要加强壳聚糖化学改性、材料复合以及载药体系的研发工作,以期优化壳聚糖基材料的性能、增强产品功能性,也是今后壳聚糖基创面修复材料研究和开发的热点。

目前壳聚糖基材料的开发还存在很多问题与机遇,主要体现在以下几个方面。

(1)壳聚糖可纺性不佳、机械性能比较差,难以满足某些生物医学应用的需求,如作为可吸收手术缝合线应用于伤口的缝合。

(2)壳聚糖不能溶于中性水溶液,仅溶于某些稀酸溶液,这在一定程度上限制了其应用。壳聚糖衍生物在一定程度上克服了壳聚糖难溶于水的缺点,但有可能破坏其某些天然的生物学性能。

(3)对于壳聚糖智能水凝胶的研究尚在起步阶段,关于智能水凝胶的形成、溶胀平衡及响应时间变化等理论的研究还较为缺乏。

(4)壳聚糖本体止血性能缺乏有效的提高措施,目前的研究多面向特定结构止血材料制备,很少涉及复合结构体系止血活性的研究,对不规则、深、窄、动脉破裂等复杂且严重出血创面进行快速和有效止血的材料开发是目前难点。

(5)目前在临床上使用的壳聚糖基创面修复产品虽然数量很多,但是同质化较严重。

创面愈合的过程非常复杂,有关壳聚糖基创面修复材料的研究及产品化仍然任重而道远,考虑到创面产生的原因不同、类型及严重程度不同、创面分泌物种类及表观差异等,设计一种敷料以满足多种创面愈合的需求是很难做到的,因此研究针对不同类型创面的多种壳聚糖基创面敷料以应对市场需求是大势所趋。

(吴奕光　王　琳　王晓玲　吴灿光)

参 考 文 献

[1] 李祖浩,王辰宇,王中汉,等.壳聚糖基水凝胶搭载抗菌剂在伤口愈合中的应用[J].中国组织工程研究,2017,21(30):4885 - 4892.

[2] Ersoy G, Kaynak MF, Yilmaz O, et al. Hemostatic effects of Microporous Polysaccharide Hemosphere in a rat model with severe femoral artery bleeding [J]. Advances in Therapy. 2007,24(3):485 - 492.

[3] 倪天庆,胡思源.甲壳素及其衍生物壳聚糖的药理作用和临床应用研究进展[J].现代药物与临床,2012,27(3):313 - 316.

[4] Li Jianhui, Wu Yiguang, Zhao Liqing. Antibacterial Activity and Mechanism of Chitosan with Ultra High Molecular Weight [J]. Carbohydrate Polymers, 2016,148:200 - 205.

[5] Je J Y, Kim S K. Chitosan Derivatives Killed Bacteria by Disrupting the Outer and Inner Membrane [J]. Bioresource Technology, 2008,99:2806 - 2814.

[6] Minagawa T, Okamura Y, Shigemasa Y, et al. Effects of Molecular Weight and Deacetylation Degree of Chitin/Chitosan on Woundhealing [J]. Carbohydrate Polymers, 2007,67(4):640 - 644.

[7] 瞿春莹,李定国,汪余勤,等.壳聚糖对胃溃疡大鼠部分生长因子表达的影响[J].实用医学杂志,2010,26(2):199 - 202.

[8] 高明月,蔺洁,张文显,等.增生性瘢痕的防治现状与展望[J].中国组织工程研究与临床康复,2010,14(20):3753 - 3756.

[9] 李天石,曾文妮,何君君,等.甲壳素及其衍生物抑制瘢痕形成:研究与进展[J].中国组织工程研究,2014,18(52):8504 - 8508.

[10] 李天石,吴奕光,何君君,等.改性甲壳素对体外培养人成纤维细胞的影响[J].中华生物医学工程杂志,2015,21(4):341 -

344.

[11] 袁丹波.壳聚糖抗菌生物医用膜在烧伤创面中的临床应用[J].微生物学免疫学进展,2012,40(1)：35-37.

[12] 陈兴华.安肤舒治疗小面积Ⅱ度烧伤的临床观察[J].中国现代药物应用,2009,3(3)：138.

[13] 金阿平,蔡亮,李新霞.医用壳聚糖创面修复膜治疗Ⅱ度烧伤创面效果分析[J].中国乡村医药,2017,24(23)：26-27.

[14] 邵仲良.VSD引流术和创面修复生物胶联合应用治疗骨科创面疗效观察[J].临床医学,2016,(7)：254-255.

[15] 李步云,杨一峰,吴忠仕,等.改性甲壳素生物修复膜临床观察试验结果[J].中国医疗前沿,2008,3(6)：59-60.

[16] 王芳.创面修复生物胶治疗开放性创面120例疗效观察[J].检验医学与临床,2015,12(23)：3553-3554.

[17] 蒋宏林,冯岚.改性甲壳素生物敷料用于新鲜创面患者的临床疗效观察[J].护士进修杂志,2014,29(10)：953-954.

[18] 丁波,项和平,高明,等.创面修复生物胶治疗挫裂伤创面疗效[J].安徽医学,2014,35(1)：69-70.

[19] 赵铁生,刘道峰.改性甲壳素凝胶在颜面部裂伤处理中的临床应用[J].滨州医学院学报,2012,35(3)：212-213.

[20] 袁海珍,杨水秀,程丽红.安尔舒治疗Ⅱ期Ⅲ期急性放射性皮炎的疗效观察[J].现代诊断与治疗,2014,25(8)：1788-1789.

[21] 林建琼.改性甲壳素创面修复凝露在Ⅱ期及Ⅲ期压疮中的应用[J].护理研究,2014,28(2)：603.

[22] 方向明,王玉容,叶文春,等.安尔舒创面修复生物胶联合胰岛素泵治疗糖尿病足18例观察[J].医学理论与实践,2014,27(1)：50-51.

[23] 王益君,朱雪菲,叶晶,等.安尔舒治疗Ⅲ期压疮的效果观察[J].临床研究,2013,11(13)：512.

[24] 刘力,李佳怡,熊霞,等.改性甲壳素创面修复凝露联合红光照射治疗慢性皮肤溃疡的疗效观察[J].重庆医学,2012,41(33)：3517-3518.

[25] 赖丽芳,孙美华,胡爱珍.安尔舒与胰岛素治疗老年糖尿病压疮的护理[J].中国社区医师,2012,14(27)：295-296.

[26] 杨利勇,李振,早东阳.引流技术合并安尔舒治疗损伤感染创面临床效果[J].求医问药,2012,10(12)：51-52.

[27] 励莲,何碧波.安肤舒创面修复生物胶治疗压疮的效果评价[J].中国实用护理杂志,2011,27(16)：78.

[28] 杨玥,廖光华.安普舒和安肤舒治疗地震伤员压疮的护理[J].当代护士,2010,(2)：92-93.

[29] 康丽兰.改性甲壳素创面修复凝露联合微波治疗慢性宫颈炎的疗效观察[J].临床合理用药,2015,8(7A)：42-43.

[30] 黄伟,张红.壳聚糖凝胶治疗重度宫颈糜烂的临床疗效及安全性评价[J].河北医学,2016,11(22)：1812-1814.

[31] 刘蔚,高纪华,周璐,等.中国居民肛肠疾病常见症状分析[J].中国公共卫生,2016,32(12)：1655-1659.

[32] 申炜,翟振顺,宋立峰.改性甲壳素对高位复杂性肛瘘术后创面愈合的临床疗效观察[J].山东医药,2014,54(16)：83-84.

[33] 黎小平,黄宗海,胡立春.壳聚糖凝胶(Ⅲ型)对痔疮切除术后创面的影响[J].中国新药与临床杂志,2015,03(34)：233-235.

[34] 周群飞,敖宁建,等.壳聚糖创伤敷料膜的研究与应用进展[J].高分子通报,2013,8(3)：68-75.

[35] 孙晓婷,马建伟.医用壳聚糖敷料研究进展[J].产业用纺织品,2015,(7)：1-4.

[36] 舒静,李小静,赵大飚.壳聚糖智能水凝胶研究进展[J].中国塑料,2010,24(9)：6-10.

[37] 钟庆坤,欧阳茜茜,李思东,等.壳聚糖止血材料及应用的研究[J].轻工科技,2017,33(06)：49-51,57.

[38] 张永勤,田敏,张捷,等.壳聚糖及其衍生物在创口敷料中的应用研究新进展[J].青岛科技大学学报,2016,37(6)：591-598.

第三章·壳聚糖基材料在骨科的应用

　　壳聚糖(Chitosan)是一种天然多糖类纤维素,又被称为几丁糖,广泛存在于昆虫、甲壳类动物外表及真菌细胞壁中,是甲壳素脱乙酰后的产物,为自然界中带有阳离子的可食纤维素。具有无毒、无刺激性、无抗原性以及良好的生物相容性和广谱抗菌性等特点,是可以降解吸收的医用生物材料,其在医学上的应用已成为高分子材料研究的热点之一。

　　壳聚糖基材料及产品在骨科领域范围内有很多可能的应用前景,如抗粘连、抗感染、创面修复、止血等等。目前相关的研究报道较多,国内获准用于骨科临床的产品主要是用于关节内注射的壳聚糖基材料。

第一节 · 关节退变和软骨修复的现状

关节软骨主要是由透明软骨细胞和细胞外基质构成的无血管组织,主要依靠关节滑液供其营养需要,具有低摩擦、可负重等特性,对维系关节运动具有重要意义。关节软骨缺乏自我修复能力,各种原因导致的关节软骨损伤,最终表现为关节表面缺损或功能障碍。近年来,随着全民运动特别是对抗性运动的普及和社会老龄化的发展,关节软骨损伤及退变的治疗成为骨科医生面临的最大挑战之一。

软骨缺损和软骨退变是临床常见关节软骨病变类型。软骨缺损可由创伤引起,形成软骨及软骨下骨的局限性损伤,或者形成大范围的软骨损伤直至关节炎的发生。在创伤发生后,关节软骨因为没有血管结构所以自身修复的能力有限。当软骨全层损伤时,其可能会出现疼痛、关节肿胀及关节功能丧失等表现。因此,及时有效地治疗对损伤起到缓解作用,可延缓关节软骨退化、避免骨赘形成及进行性滑膜增生,提高患者的生活质量。骨关节炎(OA)是指由多种因素引起关节软骨纤维化、鞭裂、溃疡、脱失而导致的以关节疼痛为主要症状的退行性疾病,病因尚不明确,其发生与年龄、肥胖、炎症、创伤及遗传因素等有关,病理特点为关节软骨变性破坏、软骨下骨硬化或囊性变、关节边缘骨质增生、滑膜病变、关节囊挛缩、韧带松弛或挛缩、肌肉萎缩无力等。OA 分为原发性和继发性,原发性 OA 多发生于中老年人群,无明确的全身或局部诱因,与遗传和体质因素有一定的关系;继发性 OA 可发生于青壮年,继发于创伤、炎症、关节不稳定、积累性劳损或先天性疾病等。根据薛庆云等进行的基于六大行政区划的流行病统计结果,中国 40 岁以上人群原发性骨关节炎总体患病率为 46.3%(男性为 41.6%、女性为 50.4%),且呈现随年龄增长而增高的趋势(40～49 岁、50～59 岁、60～69 岁、70 岁以上人群原发性骨关节炎的患病率分别为 30.1%、48.7%、62.2% 及 62.0%)。全国第六次人口普查结果显示,我国 60 岁以上人群占比超过 13.31%,已经步入老龄化社会,并且老龄人口增速呈明显上升趋势,因此总体患病情况不容乐观。

在关节软骨病变的治疗中,保守治疗的方法最容易被患者接受,如使用药物(糖皮质激素、非甾体抗炎药)。此外还有健康教育及物理疗法等(热疗、红外线治疗等),其可以降低神经系统的兴奋性,缓解软骨损伤、退变带来的痛苦,但这些治疗方法作用十分有限,大多无法获得理想的效果。关节腔注射药物:可有效缓解疼痛,改善关节功能,但该方法是侵入性治疗,可能会增加感染的风险,必须严格无菌操作及规范操作。

现有用于关节腔内注射的药物或生物制剂产品包括:透明质酸、糖皮质激素、富血小板血浆、几丁糖、间充质干细胞等。近年来,壳聚糖作为一种甲壳素衍生物,具有与纤维素相似的高分子线性特征,具备良好的可降解特性和生物相容性,医用几丁糖关节腔注射作为一种关节黏弹性物质补充,在我国被应用于外科手术后预防粘连、软骨保护及骨关节炎治疗等临床实践中。同时,随着组织工程学技术以及干细胞理论和技术的不断发展,临床上开始出现通过壳聚糖构建组织工程软骨的方式对不同原因导致的关节软骨缺损进行治疗。

第二节 · 壳聚糖基产品在关节内注射的临床应用

一、壳聚糖关节内注射产品

国内壳聚糖关节内注射产品主要为上海其胜生物制剂有限公司生产的医用几丁糖[国食药监械(准)字 2013 第 3640946 号,商品名奇特杰,参见图 3-1]。主要适应证为骨关节的润滑剂,适用于防治外伤性或退变性骨关节炎;主要禁忌证为局部感染。

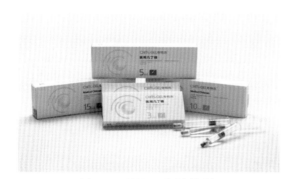

图 3-1　医用几丁糖(奇特杰)

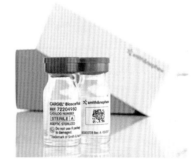

图 3-2　CARGEL Bioscaffold

国外壳聚糖关节内应用产品主要针对软骨损伤,包含 Piramal Life Sciences 公司的 BST-CarGel 及 Smith & Nephew 公司的 CARGEL Bioscaffold(图 3-2)等产品。其用法主要在膝关节软骨损伤微骨折术后,以壳聚糖为生物支架,将自体血细胞聚集固定在软骨缺损处,促进软骨损伤的修复。

二、壳聚糖产品关节内注射治疗技术

壳聚糖产品作为骨关节的润滑剂,可用于防治外伤性或退变性骨关节炎。下面以膝关节髌骨外上缘注射(图 3-3)为例,介绍壳聚糖产品关节内注射治疗技术,具体步骤如下。

（1）患者取仰卧位，双下肢伸直。

（2）穿刺部位按常规进行皮肤消毒，医师戴无菌手套，铺消毒洞巾，可用 2％利多卡因作局部麻醉。

（3）用 9～12 号注射针头，于髌骨外上方，髌骨外上缘处与股外侧肌交界处，由股四头肌腱外侧向内下刺入关节囊，有落空感即可，回抽到关节液以确认进入关节腔。

（4）若患者积液较多，可适当抽取关节液，抽液完毕后，保留针头，更换注射器，注入药物。

（5）术后用消毒纱布覆盖穿刺部位，再用胶布固定。

（6）注射完成后，被动活动患膝，使本品均匀涂布关节面。

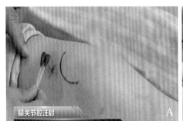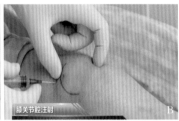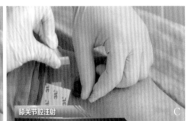

图 3-3　膝关节髌骨外上缘注射法

A.定位与皮肤消毒;B.关节腔注射;C.注射完成后消毒纱布覆盖

注意穿刺器械及手术操作均需严格消毒，以免发生继发感染；动作要轻柔，进针位置深度要合适，避免损伤关节软骨。如关节腔积液过多，抽吸积液后应加压固定。也可于 90°屈膝位置，从髌骨下外侧缘进针注射（图 3-4）。

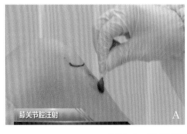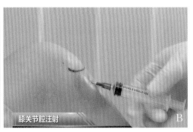

图 3-4　髌骨下外侧缘进针注射法

A.定位与皮肤消毒;B.关节腔注射

三、壳聚糖产品关节内注射的疗效与展望

骨性关节炎多发生于中老年人，是以关节软骨破坏为特征的疼痛性关节疾病。骨关节

炎的主要病理特征是关节骨退变。壳聚糖的化学结构与糖胺多糖相似，能够参与软骨代谢，并且选择性地抑制成纤细胞增生，减弱其骨化作用，减慢关节软骨的退变；壳聚糖能够消除体内自由基，从而消除或减弱一氧化氮(NO)增多引起的骨关节面破坏和骨质疏松。

造成骨关节炎的最可能原因是合成软骨成分异常，如胶原和黏蛋白的异常。有学者采用壳聚糖关节腔注射观察其对膝骨性关节炎的治疗作用，将 42 例膝骨关节炎随机分为壳聚糖组(20 例)和透明质酸钠组(22 例)，患者膝关节腔注射 1％壳聚糖 2 mL 或 1％透明质酸钠 2 mL，1 个月注射 3 次为 1 个疗程，1 年内 4 个疗程。检测治疗后 1、4、7、12 个月关节功能指数和关节液中白细胞介素-1(IL-1)、白细胞介素-6(IL-6)和肿瘤坏死因子-α(TNF-α)水平发生改变。结果壳聚糖组治疗后关节功能指数明显好于治疗前，与透明质酸钠组比较无明显区别；两组患者关节液 IL-1、IL-6 和 TNF-α 水平均明显低于治疗前。表明外源性壳聚糖可有效保护关节面，促进关节软骨面的修复；与对照组相比，壳聚糖关节腔注入对膝关节炎的修复作用与透明质酸钠具有相同的疗效。此外，海军军医大学附属长征医院侯春林教授团队也对骨关节炎患者关节腔内注射壳聚糖进行了研究，观察其治疗膝关节骨关节炎、肩关节退变等疾病的疗效。在共治疗的 90 例患者中，疼痛获得缓解的 86 例，占 95％，其中 62 例疼痛消失或获得明显缓解，70 例关节活动度增加，占总患者数的 75％，有 1 例出现一过性局部皮肤反应，24 小时后自然消失，无全身过敏反应及其他反应。

在治疗软骨缺损方面，1 项为期 5 年的多中心随机对照试验(randomized control trial, RCT)表明，基于壳聚糖的生物支架材料在修复软骨的质和量方面，其疗效优于微骨折法。上述临床试验的研究对象均为软骨缺损的患者，虽然结果提示壳聚糖生物支架具有较好的治疗效果，但由于 RCT 的临床研究在纳入及排除标准上做了严格的限定，其结论可能无法推广至全部患者，还需要更多的研究和临床实践来进一步证实。壳聚糖生物支架的应用以及生物学作用的发挥可能与单纯关节腔注射存在一定的差别，因此现有临床研究结果虽然有一定的参考价值，但在实际应用中仍需要根据患者的实际情况进行综合判断。

在基础研究方面，郁时兵探讨了用壳聚糖载体介导的骨关节炎基因治疗。他们分别制备含有壳聚糖的纳米复合物，采用该复合物转染体外培养的正常原代兔关节软骨细胞，并将其作为药物直接注入骨关节炎模型兔关节腔内。分别采用 RT-PCR、ELISA 和免疫组化方法从 mRNA 水平和蛋白质水平检测目的基因的转染情况，并对治疗后实验动物的关节软骨和滑膜进行在体组织学观察。结果显示，正常原代软骨细胞转染后，在 mRNA 水平上检测外源基因的水平升高，体内转染后，在蛋白质水平上检测到目的蛋白质在关节软骨内有阳性染色，且经基因治疗的兔关节软骨的破坏程度明显轻于未经基因治疗的对照组。研究显示，壳聚糖是一种较理想的基因载体，可用于早期骨性关节炎的基因治疗。

四、壳聚糖产品关节内注射的临床实例

【病例1】·患者女性,61岁,门诊主诉右膝关节疼痛1年;膝关节活动度0°-10°-100°,关节线无明显压痛。X线片显示:右膝关节退变。K-L分级:Ⅱ级。诊断为右膝骨关节炎。在门诊给予患者医用几丁糖(奇特杰)2 mL膝关节注射,每2周1次,持续注射3次。疗程结束时随访,患者疼痛缓解,关节活动度改善(图3-5)。

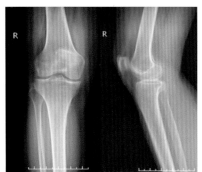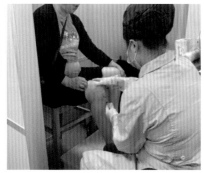

图3-5　病例1相关临床资料

【病例2】·患者男性,27岁,右膝半月板修整术后3个月余,术后切口愈合及康复训练情况良好。现诉右膝关节弹响,无其他不适。膝关节活动度0°-5°-120°。门诊给予医用几丁糖(奇特杰)2 mL膝关节注射1次,膝关节弹响情况明显改善(图3-6)。

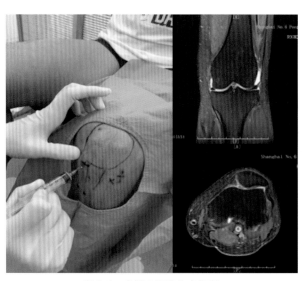

图3-6　病例2相关临床资料

【病例3】 患者男性，35 岁，门诊主诉左肩关节疼痛活动受限 6 个月余；右肩关节前屈 100°，外展位外旋 50°，靠背内旋至 L3 水平。肩峰下撞击试验（＋），Job 试验（＋），结节间沟压痛（＋）。MRI 影像学诊断：左前上肩袖肌腱部分撕裂，喙肩弓下撞击，滑囊积液；肱二头肌长头肌腱病；左肩及肩锁关节退变。门诊除康复指导外，采用医用几丁糖 2 mL 肩峰下间隙注射，每 2 周 1 次，持续注射 3 次。随访结果显示，肩关节疼痛减轻，活动度改善，效果良好（图 3-7）。

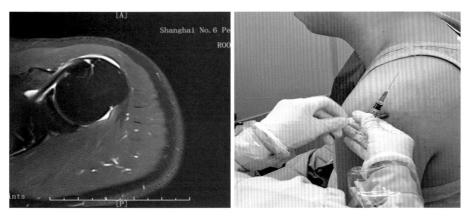

图 3-7 病例 3 相关临床资料

第三节 · 壳聚糖基材料在骨科的其他应用与进展

一、壳聚糖与肌腱粘连

由于手术不可避免地会对正常组织造成一定程度的损伤，加上原有病变的影响，术后粘连的发生是组织愈合过程中必然发生的病理生理过程。骨科手术更易发生周围肌腱等组织粘连，影响关节活动度及术后效果，如何防止粘连发生一直是临床难题。壳聚糖作为一种无毒、无刺激性、无抗原性、组织相容性好、体内可降解吸收的医用生物材料，有高分子物理阻隔作用、局部止血和抗炎作用，尤其是能抑制成纤维细胞生长、促进上皮细胞生长的生物学特性，使其在骨外科临床广泛应用于预防术后粘连的发生。在预防肘关节粘连、肌腱粘连、硬膜外粘连等方面取得了较好的临床效果。

王明民等将壳聚糖应用于治疗外伤后 40 例 II 区屈指肌腱断裂的患者，实验组 20 例患者于肌腱吻合后腱鞘内注入壳聚糖 0.2 mL，对照组不注入，随访检查患者的握力、屈指肌腱总的主动活动度,两组比较有显著性差异,结果显示壳聚糖具有预防肌腱粘连的作用,且能促进肌腱愈合。顾其胜将医用壳聚糖用于人体骨科临床,在一份研究中,他介绍了对 194 例各类不同手术的病例使用医用壳聚糖预防术后组织粘连获得满意效果。所有病例未见局部或全身的过敏、发烧、炎症等不良反应。出院后跟踪观察,均无明显粘连症状及体征,肌腱、关节功能都获得明显改善。尤其是其关节活动度,伸屈活动度等基本可恢复正常。上海市第九人民医院用壳聚糖预防胫骨平台骨折后膝关节粘连,结果显示,胫骨平台骨折后,经关节腔内注射壳聚糖等综合治疗,膝关节粘连所致的关节活动受限发生率明显下降,注射 2 周后,60% 的病例患者侧膝关节活动已超过 90°。注射 4 周后,90% 的病例膝关节活动度超过 90°,其中 45% 的患者甚至达到或超过 135°。研究结果说明早期关节镜手术结合膝关节功能锻炼以及壳聚糖关节内应用具有良好预防膝关节粘连作用。

基础实验中,王秋根等以大白鼠为研究对象进行预防硬膜外粘连的实验研究与临床观察。研究发现,壳聚糖在预防瘢痕形成和防止硬膜粘连上优于透明质酸钠和游离脂肪片,其作用机制有以下几方面:①促进上皮细胞生长,抑制成纤维细胞生长,从而减少胶原纤维形成。②止血作用避免了血肿机化所引起的粘连。③生物屏障作用:壳聚糖可降解,能在组织间起间隔作用,并能在局部保留 3 周以上,从而达到生物隔离作用,减少粘连的发生。

二、壳聚糖与骨感染

据蒋玉燕等对壳聚糖的体外抗菌活性研究显示,壳聚糖对多种细菌有抑杀作用,对革兰阳性菌的抑杀效果优于革兰阴性菌。过对壳聚糖的倍比稀释液中加入表皮葡萄球菌、金黄色葡萄球菌、大肠埃希菌、绿脓假单胞菌、白念珠菌,测得壳聚糖的最小抑菌浓度分别是 0.008%,0.016%,0.032%,0.064%,1%。结果证明壳聚糖具有广谱抑菌作用,该抑菌作用在临床上有着很大的实用意义。特别是医用壳聚糖作为一种生物材料与机体器官组织长期接触,其抑菌作用能降低感染机会,提高手术质量等。但值得注意的是,研究中培养阴性的试管中仍有活的细菌存在,表明壳聚糖并不能彻底杀灭细菌。

侯春林等以兔为模型研究壳聚糖对骨感染的作用,结果显示壳聚糖组、醋酸组和对照组之间在防止金黄色葡萄球菌骨感染率上无差异,但壳聚糖组动物 X 线片上显示骨病变程度轻,局部细菌记数少,且术后动物体重增加明显优于其他两组,表明了壳聚糖对骨感染有缓解作用,其机制系由于壳聚糖表面的正电荷对细菌有很强的黏着与吸附作用,抑制了细菌的扩散与繁殖。

对于化脓性关节炎,局部使用抗生素效果不理想,壳聚糖具有广泛抑菌能力,其胶状溶液的正电荷对细菌有很强的黏着和吸附作用,它还能提高动物巨噬细胞中溶菌酶活性,有利于杀细菌,减轻炎症。壳聚糖在体内降解需要较长时间,可以作为局部缓释药物的良好载体,使用简单、方便、安全,且无需二期取出。

综上所述,医用壳聚糖作为一种优良的高分子生物材料,因其良好的生物相容性、安全无毒性,并且资源丰富、价格便宜,因而倍受国内外研究人员的关注。其制品如溶液、凝胶等已被应用于骨科临床或动物模型的治疗,均取得良好效果。以壳聚糖为原料的复合生物活性材料的开发必将成为生命科学和组织工程技术领域的热点,它的发展前景将会是非常令人兴奋和有市场潜力的。

(何耀华 孙奔奔)

参 考 文 献

[1] 薛庆云,王欢,孙贺,等.中国40岁以上人群原发性膝骨关节炎各间室患病状况调查[J].中华骨与关节外科杂志,2019,12(7):528-532.

[2] 康小平,叶永杰.壳聚糖关节腔注射对膝骨性关节炎关节功能的影响对比研究[J].创伤外科杂志,2006,8(5):449-451.

[3] 顾其胜.医用几丁聚糖在骨科临床中的应用[J].中国矫形外科杂志,1998:68-69.

[4] Shive M S, Stanish W D, McCormack R, et al. BST-CarGel(R) Treatment Maintains Cartilage Repair Superiority over Microfracture at 5 Years in a Multicenter Randomized Controlled Trial [J]. Cartilage. 2015;6(2):62-72.

[5] 郁时兵,赵霞,傅欣,等.壳聚糖载体介导的骨关节炎基因治疗[J].中国运动医学杂志,2006,25(2):133-137.

[6] 王明民,侯希敏,孙树海,等.几丁聚糖影响肌腱愈合的实验研究及临床应用[J].中华创伤杂志,2001,17(1):38-41.

[7] 万里,田伟.几丁聚糖在临床中的应用[J].沈阳医学院学报,2013,15(2):122-124.

[8] 王秋根,项耀钧,侯春林,等.防硬膜外粘的实验研究与临床观察[J].中华骨科杂志,1998;18(7):408-410.

[9] 蒋玉燕,毕忆群,汪子伟,等.聚氨基葡萄糖的体外抗菌活性[J].中国抗生素杂志,1996;21(1):54-56.

[10] 侯春林,陈爱民.几丁糖凝胶预防骨感染的实验研究[J].中国修复重建外科杂志,1996;10(3):176-178.

第四章 · 壳聚糖基材料在外科的应用

　　术后粘连是外科领域常见的一种临床现象,可以发生于外科手术治疗的几乎任何身体部位,其中在盆腹腔、肌腱、脊柱等部位手术后尤为常见。粘连是术后愈合过程中必然发生的病理生理过程,如不及时预防和治疗可导致严重的术后并发症。目前预防术后粘连的方法主要有物理阻隔法和药物防治法,虽取得一定的成效,但治疗效果并不是很理想。因此,研制新型、高效的术后防粘连材料是当今外科领域的重要研究方向之一。壳聚糖是一种天然大分子碱性多糖,由甲壳素脱乙酰氨基制备而得。壳聚糖具有良好的生物相容性,在人体内可降解,是优良的生物医用材料。壳聚糖基材料已在临床应用多年。

　　本章将从壳聚糖基材料用于预防腹部手术粘连、肌腱手术粘连、甲状腺手术粘连三方面来阐述该材料的临床应用情况。

第一节 · 概述

一、壳聚糖基材料外科应用现状及发展

术后粘连是术后愈合过程中必然发生的病理生理过程，也是影响手术效果甚至手术成败的关键问题之一。外科手术粘连一直是一个亟待解决的问题，其很大程度上取决于纤维蛋白形成与降解系统之间的不平衡。局部的粘连会导致严重的临床并发症，包括腹膜炎、肠梗阻、不孕症、慢性盆腹腔疼痛等，严重影响了手术效果和患者的生活质量。目前临床上最常用的方法是采用物理短期屏障法来预防和减少术后粘连，即在术后易发生创面粘连的部位植入隔离材料，以防止组织或器官的粘连。

常用的术后防粘连隔离材料主要有透明质酸、聚乳酸、聚酯类材料、右旋糖酐等，他们均被广泛研究和应用于外科手术、盆腹部手术和骨科手术等。透明质酸用于防粘连的报道最早于 30 年前，透明质酸能有效减少粘连的形成而不抑制伤口愈合。最早以透明质酸为主要成分上市的防粘连产品是 Genzyme 公司的 Seprafilm®。腹腔手术粘连的临床研究结果表明，Seprafilm® 治疗组患者粘连的发生率大大降低，显示了透明质酸在术后防粘连方面的临床疗效，但其成本相对较高。

聚乳酸类材料也是为数不多的通过美国食品药品监督管理局（FDA）认证的生物材料，由于其良好的生物相容性、无毒无免疫原性，因而在临床术后防粘连方面备受关注，但是聚乳酸在降解过程中会产生酸性降解产物，可能会对机体组织和器官造成刺激。

壳聚糖是从甲壳类动物外壳中提取的天然高分子化合物几丁质的衍生物之一，其作为一种天然高分子材料经理论研究和临床试验已被证实具有一定的术后防粘连作用。壳聚糖作为防粘连材料，具有以下特点：①良好的生物相容性、适宜的组织黏附性（不需缝合）。②可完全覆盖创伤表面，并且具有足够的体内存留时间。③能够降解吸收。④既能有效防止粘连形成，又不影响伤口的正常愈合。⑤成本低、方便使用。因此，壳聚糖是一种组织相容性良好的体内植入性生物材料。

目前，利用壳聚糖开发出的多种防粘连材料已被广泛应用于临床，在预防外科手术、盆腹部手术和骨科手术后的组织粘连，如预防剖宫产术后粘连、肌腱粘连、关节粘连、肠粘连、阑尾术后粘连、硬膜外粘连等方面均取得了良好的效果。壳聚糖及其衍生物的许多临床研究也证实了其在外科手术、盆腹腔手术中的防粘连效果。除此之外，壳聚糖也被逐渐应用于人工皮肤、手术缝合线、眼科修复、人工骨骼、牙齿修复、肿瘤治疗等方面。

二、壳聚糖基外科防粘连材料的特点和作用机制

目前已经临床应用的壳聚糖基防粘连材料的物理形态主要包括溶液、膜、纳米纤维、水凝胶、微球、纳米粒、支架材料、海绵、喷剂等,其中临床上应用较多的壳聚糖基防粘连材料主要是膜状、凝胶或溶液状。各种形式的壳聚糖基防粘连材料各有其优缺点。例如,凝胶、溶液临床上操作方便,效果好,但容易流动,不易在局部形成较高浓度;而膜状材料制备简单,一般采用流延法制得,壳聚糖成膜后具有良好的生物通透性和相容性,但在临床上仍存在机械强度不够、缝合强度低、生物黏附强度不够、降解可控性不足等问题。通过静电纺丝技术制备防粘连材料的研究较少,但有体外细胞黏附模型和体内动物实验也初步验证了壳聚糖基喷雾材料可预防组织粘连。

壳聚糖与细胞膜黏多糖具有相似的结构特点,而且因为其是阳离子多糖,可与细胞表面负电集团发生非特异性吸附,因而具有优良的生物相容性。壳聚糖为机体组织的生长和激活巨噬细胞的抗肿瘤活性提供了一种非蛋白基质,能刺激细胞增殖和机体组织再生。各种形式的壳聚糖材料均是通过生物屏障的作用达到防粘连的目的,在正常组织修复之前发挥作用以防止纤维肉芽长入。壳聚糖具有良好的成膜性,并且其降解和被吸收速度比其他材料如透明质酸要长,因而能够更好地发挥生物屏障作用。此外,壳聚糖能够选择性地抑制成纤维细胞生长,促进上皮细胞生长,并能减少胶原纤维合成,最终达到预防和减轻粘连的目的。

大量的研究显示壳聚糖防粘连的作用机制可能有以下几点。

(1)生物学屏障作用:根据粘连形成的三维立体学说,能成为防止粘连最好的材料是半流体物质,既能覆盖创面,又能保护创面。有学者认为,壳聚糖在局部浸润形成胶体网状结构,存留3周后降解吸收,可阻止外源性修复,但可透过营养物质,促进内源性愈合。它既能通过滋养肌腱的营养物质,又在肌腱周围形成生物屏障膜有效预防肌腱粘连。

(2)减少血肿形成:壳聚糖能促进血小板加速吸附,使血小板由静止相转变为功能相,大量释放β-血小板球蛋白(β-TG)、血小板因子-4(PF-4)等凝血因子,能有效阻止血纤维蛋白束的形成,防止血肿形成和机化。

(3)抑制成纤维细胞增殖,降低胶原产生量:据文献报道,壳聚糖能抑制成纤维细胞分泌转化生长因子-β1(TGF-β1)、碱性成纤维细胞生长因子(b-FGF)并刺激其分泌白细胞介素-8(IL-8),从而减少病理性纤维化和瘢痕形成,抑制胶原分泌,达到防止粘连的目的。

(4)壳聚糖具有良好的生物相容性,不产生局部和全身炎性反应,有一定的抑菌作用。壳聚糖能有效抑制革兰阳性菌生长,减轻创面周围的炎性反应,从而减少创面的外源性愈合,减轻创面粘连。

壳聚糖防粘连材料的防粘连机制仍需进一步探究,通过构建材料各级结构与防粘连性能之间的关系,从而对材料的各级结构进行可控修饰,增强材料的抗粘连效果,实现术后粘连的完全预防。

羧甲基壳聚糖是由甲壳素脱乙酰后再被羧基化后的产物,可以与半抗原、抗原结合形成复合物。根据甲壳素脱乙酰程度和羧化度的不同,产物的性质和作用有较大的差异。甲壳素经过高浓度 NaOH 高温长时间处理后脱乙酰,这一过程改变了甲壳素的天然结构,表面具有正离子特征。高脱乙酰的壳聚糖具有强碱性,对蛋白质有凝固作用,而蛋白凝集物质会加重组织的机化,导致组织损伤。有观点认为甲壳素的高脱乙酰是导致组织粘连与引发血栓性静脉炎等不良反应的所在。低脱乙酰度、高羧化度的壳聚糖类材料已在临床上应用多年,具有防粘连效果,且不良反应少。

国内外学者对于壳聚糖材料的防粘连机制也做了大量的基础研究。

顾其胜、侯春林等用壳聚糖凝胶溶液研究其预防术后肠粘连的机制,先在小肠浆膜层造模,然后分别加入 1%壳聚糖溶液 2 mL、2%壳聚糖溶液 2 mL、右旋糖酐-70 2 mL、1%醋酸2 mL。14 天后开腹检验腹腔粘连程度。结果表明,1%、2%壳聚糖组大多无粘连,少数有轻度粘连。右旋糖酐组和醋酸组全部有严重的粘连,并有不完全性肠梗阻。说明壳聚糖具有促进上皮细胞生长、选择性抑制成纤维细胞生长的生物学特性,能减少胶原纤维形成,达到预防粘连的目的。

潍坊医学院的崔娟娟等研究者对比了几丁糖、透明质酸、羧甲基壳聚糖防粘连冲洗液在预防腹腔粘连中的作用,首先建立大鼠盲肠刮伤/腹壁缺损模型,将 3 种材料分别涂布于盲肠刮伤面及腹壁缺损处。术后 2、3 周进行粘连分级及病理组织观察,同时测定血液中白细胞数量及羟脯氨酸含量。结果术后 2 周、3 周模型组 100%粘连,而其他 3 组肠粘连数量少;术后 3 周,生理盐水组、医用透明质酸组、医用几丁糖组、羧甲基壳聚糖冲洗液组大鼠粘连组织中羟脯氨酸含量分别为(1.04 ± 0.38)、(0.63 ± 0.19)、(0.50 ± 0.06)、(0.42 ± 0.13)mg/g,模型组与其他 3 组有显著性差异,而 3 组组间差异无显著性意义,提示 3 种材料均能明显减少羟脯氨酸合成,有效抑制胶原形成,降低粘连形成的概率。

Wang 等发现羧甲基壳聚糖可以防止炎性细胞黏附在损伤部位,并且减轻炎症反应,从而导致较少的纤维化,而羧甲基壳聚糖正是通过降低手术部位的纤维化反应来减少粘连的形成。Zhou 等研究发现羧甲基壳聚糖抑制成纤维细胞和巨噬细胞对塑料表面的黏附,表明羧甲基壳聚糖充当物理屏障,防止成纤维细胞和巨噬细胞的沉积及随后的粘连形成。

Priyanka Sahariah 等开发了一种高效的壳聚糖生物复合物化学改性方法,通过还原胺化得到了 N,N-二烷基壳聚糖衍生物,通过测试衍生物的抗菌活性,发现该衍生物对不同菌类的抗菌活性可能与烷基链的长度有关,但顺序取决于菌株。该衍生物对人红细胞和上皮细胞 Caco-2 的细胞毒性与烷基链的长度呈正相关。

Islem Younes 等研究了壳聚糖的脱乙酰度及分子量对壳聚糖的抗细菌和抗真菌性能的影响,通过制备 15 种不同脱乙酰度和分子量的壳聚糖并测定其在不同 pH 下对 4 种革兰阴性菌的抗菌活性。结果显示,壳聚糖可显著抑制大多数细菌和真菌的生长,且脱乙酰度和分子量越低,抗细菌的性能越好。在抗真菌活性方面,壳聚糖的影响取决于特定的真菌类型,而与脱乙酰度和分子量无明显的相关性。

曾健等首先通过动物实验证实了壳聚糖 DCX-16 可减少术后腹膜粘连的发生,随后探讨了壳聚糖 DCX-16 防治腹膜粘连的作用及分子机制,发现其通过抑制纤维蛋白溶酶原激活剂抑制剂活性和基质金属蛋白酶组织抑制因子的表达,增强组织纤溶系统和基质金属蛋白酶系统的活性,进而减少腹膜粘连的发生。

此外,壳聚糖经修饰或者与其他材料复合来发挥防粘连作用的研究也取得了一定的成果,如壳聚糖与明胶、胶原、淀粉、透明质酸等,通过盲肠损伤、腹膜粘连等动物模型验证,有研究发现明胶修饰的壳聚糖膜能够预防术后由于损伤、缺血等引起的粘连,同时明胶与壳聚糖共混膜可明显降低术后盲肠粘连的发生率;壳聚糖与淀粉复合的一种喷雾型密封剂可将羊鼻窦炎内镜鼻窦手术后粘连的概率减少 76%。另有研究表明,羧甲基壳聚糖-透明质酸可注射凝胶能够显著减少腹膜粘连的形成。

三、壳聚糖基防粘连产品的使用原则及技巧

国家药品监督管理总局(National Medical Products Administration,NMPA)发布了《腹腔、盆腔外科手术用可吸收防粘连产品注册技术审查指导原则》《医疗器械临床试验设计指导原则》等相关法规。壳聚糖防粘连产品用于盆腹腔手术的临床试验设计主要参考这些法规。

由于腹腔、盆腔防粘连产品临床评价涉及因素非常复杂,目前尚无这类医疗器械公认一致的临床研究方案,但生产企业可根据产品实际情况,在产品上市前提供科学有效的证据来证明产品的安全性和有效性。

目前临床上使用的壳聚糖防粘连产品的形态主要有膜状、凝胶状和溶液状。各医疗机构在应用壳聚糖基防粘连产品的实际操作中,针对不同防粘连产品的形态选择性地应用于各种开放和腔镜外科手术中。

薄膜状壳聚糖产品在开放性外科手术中应用较为常见,由于壳聚糖膜在腹腔内遇到液体可快速降解,在临床使用时,通常先常规清洗腹腔,再用干纱布擦拭腹膜创面后,将壳聚糖膜贴于创面上,同时在关腹前,在切口深面再放置一片壳聚糖膜,从而更有效地预防粘连形成。薄膜状壳聚糖产品在腔镜手术中使用时,需要先卷起,然后从导管穿进后到创口位置展

开,在操作中要注意保持材料干燥,否则容易黏附于器械而不易展开。

针对凝胶状壳聚糖产品,在常规开放手术中使用方法比较简单,通常在手术完毕缝合关闭盆腹腔之前,在手术创面或结扎缝合部位上根据面积大小均匀涂布适量壳聚糖凝胶,关闭患者盆腹腔后,在缝合最后一针前在切口下再补充少量壳聚糖,以防止切口处与大网膜、腹膜等处粘连,然后全部缝合。术后操作均遵守无菌操作要求。

针对液体形态的壳聚糖防粘连产品,如壳聚糖防粘连冲洗液,将冲洗液产品接上可控流速的导管,待排出气体、防粘连液正常流出后,接到手术冲洗针上,根据临床需要调节冲洗的速度,必要时也可以将防粘连液灌注在手术部位。

医用壳聚糖凝胶和防粘连冲洗液在腹腔镜手术中使用也同样方便,现在的医用壳聚糖注射器为腹腔镜配备了专用导管,使用时,先将医用壳聚糖注射器前的胶塞去除,将注射器尖嘴插入专用套管后端的接口,再将专用套管插入腹腔镜配套的套管鞘或 5 mm 穿刺管套中,在监视视野下使专用套管准确定位于防粘连的部位,缓缓推动注射器推杆,使医用壳聚糖在套管的引导下涂布于防粘连的患处。

第二节 · 壳聚糖防粘连产品在腹部手术的临床应用

腹腔粘连是腹部手术后常见的并发症,其中上腹部发生率 93%～100%,下腹部发生率 67%～93%,且粘连经二次手术后再发生率高达 90% 以上。腹腔粘连的原因分先天性和获得性两大类。先天性因素多为发育异常和胎粪性腹膜炎;获得性因素多为手术、感染、缺血、创伤、异物和化学刺激等。腹腔粘连的形成过程非常复杂,涉及纤维蛋白溶解机制丧失或减弱、各种细胞的迁移和增生,包括炎症细胞、间皮细胞、成纤维细胞及细胞间质的合成和沉积。防止粘连的药物和方法主要是干扰粘连形成过程中的某个环节,如防止炎症反应,抑制纤维蛋白产生,去除纤维蛋白沉积等方式。医用壳聚糖可快速黏附于器官或创伤的表面,并形成屏障膜,以达到保护创面、止血、消炎、促进伤口愈合和防粘连的作用,在术后预防腹部粘连方面有着突出优势。

一、临床研究情况

截至 2017 年 12 月 31 日,取得国内医疗器械注册证的壳聚糖防粘连产品有 7 种,他们分别是杭州协合医疗用品有限公司的外科手术用防粘连冲洗液,上海其胜生物制剂有限公司的医用几丁糖,北京百利康生化有限公司的医用防粘连改性壳聚糖膜,烟台万利医用品有限公司的医用可降解防术后粘连壳聚糖膜,山东塞克塞斯药业科技有限公司的手术防粘连液,石家庄亿生堂医用品有限公司的医用几丁糖凝胶和几丁质手术冲洗液。这些产品目前在临床上治疗腹腔粘连、阑尾术后粘连、预防肠梗阻等方面均已得到了广泛的应用。

目前尚无取得进口医疗器械注册证的壳聚糖防粘连产品。防粘连进口类产品只有纤维素类的两种产品,分别是 INTERCEED 和 Seprafilm,均为薄膜类防粘连产品。

国内外对于壳聚糖基材料预防腹腔防粘连方面的研究越来越多。这些研究表明,壳聚糖在治疗粘连性肠梗阻、阑尾术后粘连、腹腔粘连、胃肠癌术后粘连等方面取得了较显著的临床疗效。

聚乳酸、透明质酸和壳聚糖均被用于腹部手术后防止粘连的发生或降低粘连的发生,减轻粘连程度,且 3 种产品均具有预防腹腔粘连的作用。

边浩鹏等探讨了腹腔镜肠粘连松解手术联合壳聚糖手术防粘连液在治疗粘连性肠梗阻方面的可行性,通过回顾性分析 113 例在腹腔镜手术中应用了壳聚糖手术防粘连液的粘连性肠梗阻患者的临床资料,其中 105 例实施了经腹腔镜肠粘连松解,5 例行腹腔镜辅助下小肠部分切除术,3 例因腹腔广泛粘连中转开腹手术。术中均使用壳聚糖手术防粘连液。所有患者术后恢复良好,其中 109 例随访 14～58 个月无肠梗阻症状发生,开腹手术 2 例、腹腔镜手术 1 例术后出现肠梗阻症状,保守治疗好转,以上 3 例现已随访超过 2 年未再复发。腹腔镜联合壳聚糖手术防粘连液作为一种相对新颖的治疗手段安全、可靠,粘连复发率低。

刘东慈等探讨了改性壳聚糖防粘连膜在预防阑尾切除术后肠粘连的疗效,通过将 200 例阑尾炎病例随机分成 2 组,每组 100 例。试验组关闭腹膜前在腹膜下放置改性壳聚糖防粘连膜;对照组常规关腹,不放置防粘连膜。观察术后肠功能恢复情况,并随访术后 6 个月内肠粘连的发生率。通过对术后肠鸣音的时间、患者疼痛情况、患者排气及进食时间进行对比,结果表明,试验组术后肠功能的恢复情况明显优于对照组,改性壳聚糖防粘连膜在缓解术后疼痛,尤其是术后第 3 天的疼痛方面有明显疗效,同时术后肠粘连的发生率明显低于对照组。提示改性壳聚糖防粘连膜的使用有助于阑尾炎术后肠功能的恢复,并且可以有效预防肠粘连的发生。不过鉴于该临床观察时间短,还需要临床医生进行长期的临床验证。

李宇洲等探讨了壳聚糖防粘连膜在腹腔镜腹腔内网片植入术的应用对防止术后粘连的作用,用可吸收缝线将壳聚糖防粘连膜缝合固定在聚丙烯网片的腹腔面,造成双面网片,再将双面网片送入腹腔固定覆盖疝环薄弱区。结果 96 例患者术后随访 2～6 个月,平均 5 个月无复发,无粘连肠梗阻,均无局部和全身不良反应,效果较好。同时中山大学孙逸仙纪念医院经动物实验和临床研究,进一步验证壳聚糖是一种能够有效降低腹腔内粘连而且安全的生物材料。

复旦大学附属肿瘤医院外科的王铭河等研究者观察了壳聚糖生物膜用于预防结直肠癌

手术后腹腔出血、吻合口瘘、肠粘连的疗效。通过选取结直肠根治手术的患者 115 例,随机分组后,试验组在关腹前使用壳聚糖生物膜,对照组常规关腹。术后观察患者的肠道恢复情况、腹痛情况及有无并发症等。结果术后住院期间,试验组术后引流量较对照组显著降低,说明壳聚糖膜具有较好的术野创面止血作用;两组患者的腹痛症状差异均无统计学意义;术后早期并发症,对照组出现吻合口出血 3 例,试验组出现吻合口出血 1 例,两组患者并发症发生率差异无统计学意义。壳聚糖生物膜可能对于继发吻合口瘘具有更好的防治效果。

魏钢观察了医用防粘连改性壳聚糖膜对于预防胃癌术后腹腔粘连的临床效果,以 2 年内 90 例胃癌患者作为研究对象,按照随机数字法分成 2 组,试验组和对照组各 45 例,试验组关腹前使用改性壳聚糖防粘连膜,对照组常规关腹不放置。术后记录患者住院期间的腹痛情况、肠道功能情况及有无并发症等。结果表明,术后 2 天内 2 组患者腹痛症状无明显差异;术后第 3 天 2 组患者腹痛感觉差异显著,试验组较对照组症状明显减轻,差异有统计学意义;术后 1 年内粘连性肠梗阻的发生率明显少于对照组。研究结果表明,医用防粘连改性壳聚糖膜可以有效地防止胃癌术后的腹腔粘连,减少粘连性肠梗阻的发生。有临床研究对比了医用几丁糖与透明质酸钠预防腹部术后肠粘连的效果,结果发现几丁糖组患者术后肠管通气时间为(38 ± 4)小时,透明质酸钠组为(46 ± 6)小时,比较差异有统计学意义。腹痛、呕吐、肛门停止排便排气、气过水音、液气平面等指标差异有统计学意义($P<0.05$)。说明几丁糖较透明质酸钠预防腹部手术后肠粘连更有优势。

在一项观察医用防粘连改性壳聚糖膜预防腹部手术后腹腔粘连的临床研究中,选择 86 例左侧大肠癌伴急性完全性肠梗阻行肿瘤切除、近端结肠造瘘的患者,通过在手术创面和切口下分别放置改性壳聚糖膜和不放置任何材料,常规关腹,对比观察术后胃肠道恢复情况、腹痛程度等,结果显示试验组患者术后腹痛情况较对照组明显减轻,术后恢复胃肠运动功能恢复更快,进食时间更早,术后粘连性肠梗阻的例数明显少于对照组。试验组粘连分级和粘连发生率较对照组明显减轻,试验组粘连组织羟脯氨酸水平明显低于对照组。

陆建明等研究了外科手术用防粘连冲洗液在普外科手术后腹腔粘连中的预防效果。该研究采用个体对照以及分组对照的大病例、多中心的前瞻性与回顾性相结合的方式,对普外科手术患者进行了防粘连冲洗液灌注腹腔的研究,350 例普外科手术患者入组了该项研究,其中对 168 例研究组采用防粘连冲洗液灌注腹腔,182 例对照组患者手术中不给予任何预防组织粘连的措施。

通过手术前后的体征检查、B 超检查、血常规检查和术后首次排气排便的时间这几方面来评价防粘连冲洗液的预防效果。超声诊断粘连的标准是:①粘连脏器的变形。②腹膜的超声回声的连续性。③腹壁下不同层面脏器的活动度。对照组 182 例患者中有 7 例患者术前出现深呼吸时有疼痛、牵涉痛、指诊按压痛及痛点,术前阳性体征率为 3.8%。研究组 168

差异无统计学意义($P>0.05$)。几丁糖、壳聚糖/聚乳酸聚乙醇酸共聚物乳化膜、透明质酸钠预防肌腱损伤后粘连均能够获得较好的临床效果,无严重不良反应发生,对于肌腱损伤后粘连发生具有较高的价值。

蒋科等将 2015 年 7 月至 2016 年 7 月川北医学院附属医院收治的 29 例指屈肌腱损伤患者随机分为对照组、透明质酸试验组、壳聚糖试验组及聚乳酸试验组。为各组患者在伤后 8 小时内施行指屈肌腱缝合术。完成手术操作后,为透明质酸试验组患者使用透明质酸生物防粘连膜包裹吻合口,为壳聚糖试验组患者使用壳聚糖生物防粘连膜包裹吻合口,为聚乳糖试验组患者使用聚乳糖生物防粘连膜包裹吻合口。在术后的第 4 周、第 8 周及第 12 周对比观察各组患者的手术效果及其患指的总主动活动度(TAM)。结果显示,各组患者的伤口均一期闭合。各试验组患者均未对其所用的生物防粘连膜产生临床免疫反应,均未出现感染、患指屈曲挛缩、肌腱再断裂等情况。与对照组患者相比,在术后的第 12 周各试验组患者的 TAM 均较高,差异有统计学意义($P<0.05$)。在术后的第 12 周各试验组患者的 TAM 相比较差异均无统计学意义($P>0.05$)。该研究表明,为指屈肌腱损伤患者施行指屈肌腱缝合术后为其早期应用生物防粘连膜能有效减少肌腱粘连的发生,促进伤指功能的恢复。为此类患者施行指屈肌腱缝合术后使用含有壳聚糖、透明质酸、聚乳糖的生物防粘连膜为其预防肌腱粘连的远期效果相近。

跟腱断裂是一种较常见的损伤。由于绝大多数损伤的肌腱以纤维化愈合,肌腱断裂不仅会给患者带来难以忍受的痛苦,还可能导致残疾。术后跟腱粘连是导致功能恢复不良和行走时疼痛不适的主要原因。临床研究表明壳聚糖能有效防治跟腱粘连。陈根君等对 30 例 30 根跟腱完全断裂病例进行随机分组手术治疗,治疗组和对照组各 15 例。术中对照组选用生理盐水对创伤进行伤口清洗,治疗组选用羧甲基壳聚糖防粘连冲洗液冲洗。术后随访 $13\sim24(18.0\pm2.5)$ 个月。观察两组术后感染、切口愈合时间、跟腱粘连及踝关节功能恢复情况。结果显示,全部切口未见感染、均Ⅰ期愈合。至末次随访两组患者均未发生跟腱再次断裂。两组患者术前踝关节跖屈角度比较,差异无统计学意义($P>0.05$);治疗组术前-术后角度改善$(39.93\pm3.03)°$,对照组改善$(36.00\pm3.30)°$,两组间踝关节跖屈改善差异有统计学意义($P<0.05$)。该研究结果表明,羧甲基壳聚糖冲洗液可有效降低患者术后跟腱断端局部粘连的发生,对术后踝关节功能恢复产生显著影响。羧甲基壳聚糖冲洗液可以有效预防、减轻跟腱术后粘连的发生,同时未增加跟腱修复术后断裂的发生率,是一种安全、有效的综合治疗措施。

二、展望

根据不同的临床资料统计,肌腱修复的粘连率为 $25\%\sim30\%$。屈肌腱鞘管区的粘连高达 40%～50%。严重粘连患者还需要行粘连松解术才能恢复功能,但不能防止肌腱再次粘连的发生。目前,肌腱粘连仍是困扰外科医生的难题。通过众多学者多年来不懈的努力,在探讨肌腱的愈合机制、最大限度地减少粘连、改善肌腱损伤后功能方面已经取得了可喜的进步。从肌腱粘连形成的机制,不难看出肌腱的外愈合是肌腱粘连形成的基础。通过改变肌腱的营养状况和环境条件,促进内源性愈合的发生,减少外源性愈合成分的过多参与已成为学者们所共识的防治肌腱粘连的原则。

随着生物技术的发展,以及康复手段的不断完善,肌腱愈合有望成为可控过程。寻找出一种简便易行、无毒副作用的方法预防肌腱粘连仍将作为外科学者们亟待解决的课题和努力方向。壳聚糖具有成本低、方便使用、生物相容性良好、无细胞毒性等特点,作为医用抗粘连材料有着巨大的潜力。从临床结果看,壳聚糖产品作为生物屏障来预防肌腱粘连安全有效。

第四节 · 壳聚糖预防甲状腺手术后粘连

甲状腺手术是普通外科常见的手术,包括甲状腺腺瘤、甲状腺肿、甲状腺功能亢进、甲状腺癌、转移瘤和甲状腺淋巴瘤等各种甲状腺手术。手术区域粘连是甲状腺手术后最常见的并发症,虽可通过细致的手术操作、改进手术技巧等有所减少,但其发生率仍较高,达 20% 左右。主要表现为皮肤切口瘢痕不平整、吞咽时皮肤牵拉扭曲,严重者有吞咽困难等不适感。切口粘连也是迟发性声嘶的可能原因,严重降低患者的生活质量。甲状腺术后粘连的发生影响外观,加重患者心理负担。降低当前甲状腺术后切口粘连发生率和粘连程度是外科医生的迫切任务之一。

壳聚糖具有促进上皮细胞生长,抑制成纤维细胞生长的双重特性,从而减少胶原纤维合成,达到预防粘连的目的,同时壳聚糖具有止血和生物屏障作用。正是由于这些特性,壳聚糖已被应用于甲状腺手术后防粘连,且获得满意疗效。

一、临床研究情况

截至 2018 年 06 月 30 日,有 2 个适用于预防甲状腺术后粘连的壳聚糖产品取得国内医疗器械注册证。它们分别是杭州协合医疗用品有限公司的外科手术用防粘连冲洗液,以及山东赛克赛斯生物科技有限公司的手术防粘连液(表 4-2)。

表 4-2 已取得国内医疗器械注册证可用于预防甲状腺粘连的壳聚糖产品

序号	产品名称	批准日期	注册证号	产品结构及组成	适用范围	生产商
1	外科手术用防粘连冲洗液	2015.01.23	国械注准20153640101	本品由羧甲基壳聚糖、氯化钠、磷酸缓冲盐等组成	本品用于外科手术中易发生粘连的部位及手术器具的冲洗	杭州协合医疗用品有限公司
2	手术防粘连液	2015.06.24	国械注准20153641074	该产品是天然甲壳素经脱乙酰、化学改性制得的羧甲基壳多糖与生理盐水配制而成。已经超滤除菌,一次性使用	用于预防或减少腹(盆)腔手术、普通外科及骨科手术的术后粘连	山东赛克赛斯生物科技有限公司

李观华等应用几丁糖预防术后组织粘连 33 例,其中急性阑尾炎 10 例,甲状腺手术 6 例,粘连性肠梗阻 2 例,胆囊炎胆石症 4 例,嵌顿疝 1 例,卵巢囊肿 1 例,脾破裂 1 例,肥厚性幽门狭窄 1 例,骨科手术 7 例。随机抽查 2001 年 6 月至 2002 年 3 月未用医用几丁糖手术病历,其中甲状腺 8 例,阑尾炎 12 例,肠粘连梗阻手术 3 例,胆囊炎胆石症 5 例,骨科 7 例,共计 35 例进行对照。全组患者均进行了随访,最长为 10 个月,无一例发生粘连,对照组有 5 例发生粘连,3 例再次手术。该结果表明,几丁糖对预防术后组织粘连具有重要的临床价值。几丁糖为预防术后组织粘连一种较为理想的生物材料,值得推广应用。

李彩云等在 48 例甲状腺手术中应用几丁糖预防术后术野粘连及瘢痕形成,其中双侧结节性甲状腺肿 13 例,结节性甲状腺肿合并甲状腺炎 6 例,甲状腺腺瘤 8 例,甲状腺功能亢进 10 例,甲状腺癌 11 例。术后观察至出院为止,出院后随访 6 个月以上。结果为所有病例 4 天内体温无 1 例高于 38 ℃,均未出现局部及全身过敏表现或其他不良反应,不影响切口正常愈合。随访期间,无 1 例发生粘连及明显的瘢痕,获得满意疗效。研究表明,几丁糖可有效预防甲状腺手术后术野粘连及瘢痕的形成,是一种较为理想的生物材料,可临床推广应用。

王学军将 155 例甲状腺手术随机分为两组,实验组 81 例,对照组 74 例。实验组:结节性甲状腺肿 22 例,甲状腺腺瘤 39 例,甲状腺功能亢进 15 例,甲状腺癌 5 例;对照组:结节性甲状腺肿 19 例,甲状腺腺瘤 38 例,甲状腺功能亢进 14 例,甲状腺癌 3 例。实验组甲状腺手术患者于甲状腺术后,将医用几丁糖 4~6 mL 均匀涂抹于甲状腺术后创面上,对照组创面未涂抹医用几丁糖。术后 5 天拆线,两组病例均于 6 个月后随访。根据吞咽时是否有皮肤牵拉及吞咽局部是否有压迫感、牵拉感、异物感,是否有吞咽困难来判断甲状腺术后是否粘连。结果显示,实验组切口均甲级愈合,未发现不适感和过敏反应。实验组甲状腺术后粘连 4 例(4.94%),对照组甲状腺术后粘连 14 例(18.92%),两组患者甲状腺手术后出现粘连情况比较差异有统计学意义($\chi^2 = 7.36$,$P < 0.01$)。该结果表明医用几丁糖对预防甲状腺术后粘连有满意的功效,值得临床推广应用。

郑南翔等将 176 例患者分为两组,试验组 92 例,对照组 84 例。两组患者在性别、年龄、病种及手术方式上差异无统计学意义,均为第1次手术。试验组取医用几丁糖均匀涂抹于甲状腺创面、颈前肌群深面以及颈阔肌深面。对照组未涂医用几丁糖。术后随访6个月。根据吞咽时是否有压迫感、异物感、吞咽困难等症状,对粘连情况进行评判。结果为试验组切口均甲级愈合,无不适反应。实验组发生粘连4例(4.34%),对照组发生粘连15例(17.86%)。两组比较 $\chi^2=8.32$,$P<0.01$,差异有统计学意义。该结果表明医用几丁糖在预防甲状腺术后粘连方面有令人满意的效果,值得临床推广应用。

孙嘉阳等对146例甲状腺疾病患者进行手术治疗,根据术中处理方法的不同,将其随机分成几丁糖组56例、透明质酸钠组52例、对照组38例,进行单盲试验研究。几丁糖组和透明质酸钠组分别在气管前涂抹几丁糖和透明质酸钠3 mL,然后在颈深筋膜浅层、颈阔肌间以及皮下涂抹几丁糖和透明质酸钠2 mL;对照组不使用任何药物。手术后7天出院,随访时间1~6个月,平均3.5个月。根据刀口的外观、吞咽时是否有皮肤牵拉和异物感以及有无呼吸困难来判断甲状腺术后有无粘连,来评定几丁糖和透明质酸钠预防术后粘连的效果。结果显示,几丁糖组术后发生粘连4例(7.1%),透明质酸钠组术后发生粘连10例(19.2%),对照组术后发生粘连19例(50.0%)。经统计学分析,3组间粘连发生率比较差异有统计学意义($\chi^2=24.24$,$P<0.05$)。几丁糖组与对照组比较差异有统计学意义($\chi^2=22.47$,$P<0.01$);透明质酸钠组与对照组比较差异有统计学意义($\chi^2=9.54$,$P<0.01$);几丁糖组与透明质酸钠组比较差异无统计学意义($\chi^2=3.46$,$P>0.05$)。应用几丁糖和透明质酸钠的患者切口均无感染,均为甲级愈合,未发现对几丁糖和透明质酸钠有不适及过敏反应的病例。该结果表明,几丁糖与透明质酸钠均具有明显的防止甲状腺术后粘连的作用。几丁糖和透明质酸钠有很多共同之处,都有生物屏障、止血和抑制成纤维细胞增殖等作用,但它们的作用机制不同。另外几丁糖有抑菌作用,而透明质酸钠则无,这一点值得我们关注,它可能是导致几丁糖组粘连率(7.1%)低于透明质酸钠组(19.2%)的主要原因。

方小斌等将160例甲状腺手术随机分为试验组和对照组,其中试验组84例,对照组76例。试验组取医用几丁糖4~6 mL均匀涂抹于甲状腺创面、颈前肌群深面以及颈阔肌深面。对照组创面未涂抹医用几丁糖。观察术后皮下积液、切口感染及对该药物的过敏或异物排斥反应。两组患者均于术后6个月后随访,根据吞咽时是否有皮肤牵拉以及吞咽时局部有否压迫感、牵拉感、异物感,有否吞咽困难等症状,对粘连情况进行评判。同时,做颈部B超检查,观察吞咽时气管和腺体与前方组织间的相对移动情况。以不同步移动(无明显粘连)和同步移动(有明显粘连)两个等级标准记录。结果为试验组患者术后发生皮下积液3例,对照组发生皮下积液2例,两组间差异无统计学意义($P>0.05$)。两组患者术后均未发生切口感染,切口均甲级愈合。试验组无一例发生对医用几丁糖有过敏或异物排斥反应。根据临床症状试验组术后6个月发生粘连19例(23%),对照组术后6个月发生粘连34例(45%)。试验组术后粘连发生率明显低于对照组($\chi^2=8.81$,$P<0.01$)。术后6个月颈部B超检查,试

验组同步移动 29 例,不同步移动 55 例;对照组同步移动 50 例,不同步移动 26 例,试验组术后显示同步移动(表示粘连)发生率明显低于对照组($\chi^2 = 15.60$,$P < 0.01$)。该研究结果发现,医用几丁糖并不增加术后皮下积液和切口感染,且无过敏或异物排斥反应发生,证实医用几丁糖用于颈部手术后抗粘连是安全的,并不增加手术并发症。通过临床观察和颈部 B 超的检查证实医用几丁糖能有效地减轻甲状腺术后颈部手术区域的粘连。

沈强等将甲状腺手术患者 84 例根据入院时间分为甲、乙两组各 42 例。为防止术后粘连,切除甲状腺病灶后,甲组采用透明质酸钠 3~6 mL 均匀涂抹于创面、颈前肌群深面和颈阔肌深面,乙组采用医用几丁糖 3~6 mL 均匀涂抹于上述位置。术后 5~7 天拆线出院,3 个月后根据刀口情况,吞咽时是否有皮肤牵拉感、异物感,是否有呼吸困难等症状评估预防粘连效果,比较两组临床疗效及不良反应发生情况。结果显示,甲组粘连率为 14.3%,略高于乙组 7.1%,但差异无统计学意义($P > 0.05$);两组患者均无渗血和过敏等不良反应出现,仅甲组出现 2 例(4.8%)轻微感染,为药物所致,两组不良反应发生率差异无统计学意义($P > 0.05$)。综上所述,透明质酸钠和几丁糖均具有明确的预防甲状腺术后粘连的作用,甲状腺手术预防性使用透明质酸钠或几丁糖,均可减少术后粘连的发生率。

二、展望

综上所述,许多研究表明几丁糖作为一种生物材料,具有广泛的生物活性,能作用于创伤愈合的多个环节,调节创伤愈合过程,既可促进创伤愈合,又能防止瘢痕过度形成。近年来,壳聚糖在临床实践中已广泛应用,并取得了可喜的成就。临床研究表明,壳聚糖作为甲状腺术后防粘连隔离物有明显的效果。随着研究的发展,壳聚糖对创伤愈合和防粘连过程的影响必将被更加深入地认识,壳聚糖在创伤治疗中的应用也将进一步推广。

(孙伟庆 王 金 王玲爽)

参 考 文 献

[1] Xia C S, Yang X Y, Wang Y Z, et al. Inhibition of TGF-B — induced collagen production in rabbit flexor tendon with mannose-6-phosphate in vitro [J]. Orthopedics, 2010,33(10): 727 - 732.

[2] 崔娟娟,冯占芹,张守强,等.羧甲基壳聚糖冲洗液预防大鼠术后腹膜粘连[J].中国组织工程研究,2014,18(8): 1250—1256.

[3] Younes I, Sellimi S, Rinaudo M, et al. Influence of acetylation degree and molecular weight of homogeneous chitosans on antibacterial and antifungal activities [J]. Int J Food Microbiol, 2014,185: 57 - 63.

[4] Sahariah P, Benediktssdottir B E, Hjalmarsdottir M A, et al. Impact of chain length on antibacterial activity and hemocompatibility of quaternary N-alkyl and n, n-dialkyl chitosan derivatives [J]. Biomacromolecules, 2015,16: 1449 - 1460.

[5] 施晓文,邓红兵,杜予民.甲壳素/壳聚糖材料及应用[M].北京: 化学工业出版社,2015.

[6] 杨红江,吕银祥,刘纪炎,等.防粘连膜预防腹腔术后肠粘连形成的临床研究[J].中国现代医生,2014,52(36): 113 - 115.

[7] 屈振武,李瑞中.探索手术后使用医用几丁糖预防术后肠粘连的效果[J].中外医疗,2016,35(26): 129 - 131.

[8] 张凯波,蔡乃宇.医用几丁糖联合川芎嗪注射液预防术后腹腔粘连的研究[J].现代医药卫生,2017,33(15)：2251 - 2253.

[9] 王少华,秦博.医用几丁糖预防腹部手术后肠粘连的有效性与安全性[J].临床医学,2015(7)：84 - 85.

[10] 黄天立,陈声乐.甲状腺术后切口粘连的防治探讨[J].广东医学,1997,18(9)：585 - 586.

[11] 李观华,张慧,梁庆槐.医用几丁糖防术后组织粘连临床应用[J].赣南医学院学报,2003,23(3)：289 - 290.

[12] 李彩云,张才兴.几丁糖预防甲状腺术后术野粘连 48 例临床[J].生物医学工程学进展,2003,24(2)：33 - 34.

[13] 张敬德,邢新,孙美庆,等.几丁糖对不同来源成纤维细胞生物学特性的影响[J].中华整形外科杂志,2004,20(1)：53 - 56.

[14] 王学军.医用几丁糖预防甲状腺术后粘连的探讨[J].中国实用医刊,2006,33(16)：60.

[15] 郑南翔,巢琳.医用几丁糖预防甲状腺术后粘连的临床观察[J].临床外科杂志,2006,14(8)：470.

[16] 孙嘉阳,秦华东,石铁锋,等.几丁糖与透明质酸钠预防甲状腺术后粘连效果的对比研究[J].现代医学,2010,38(5)：481 - 484.

[17] 方小斌,韩子华.医用几丁糖预防甲状腺术后切口粘连的疗效及安全性[J].中国药物与临床,2011,11(7)：822 - 823.

[18] 沈强,王全,杨俊杰.透明质酸钠与几丁糖预防甲状腺术后粘连效果比较分析[J].中国药师,2014(2)：266 - 268.

[19] 顾其胜.几丁糖在临床医学中的应用[J].上海生物医学工程杂志,1998,19(2)：38 - 41.

[20] 侯春林,陈爱民,匡勇.几丁糖预防肌腱粘连的临床研究[J].中华手外科杂志,1999,15(3)：166 - 167.

[21] 杜成林,张琦,王磊.几丁糖防治屈指肌腱粘连的临床应用[J].交通医学,2002,16(3)：260.

[22] Dubert T. Current techniques for primary flexor tendon repair [J]. Chir Main. 2002,21：214 - 218.

[23] 杨绍安,尹烈,肖晓桃.几丁糖结合早期控制被动活动对屈指肌腱粘连的预防作用[J].中国组织工程研究,2004,8(35)：7916 - 7917.

[24] 肖万安,田峰,田立杰.几丁糖预防 II 区屈指肌腱断裂术后肌腱粘连的临床研究[J].中国医师杂志,2012,14(7)：988 - 989.

[25] 李龙梅.生物材料在预防运动损伤致肌腱粘连中的应用前景[J].中国组织工程研究,2012,16(43)：8139 - 8143.

[26] 陈根君,魏威,胡胜平,等.跟腱断裂手术运用羧甲基壳聚糖防粘连冲洗液临床观察[J].浙江中西医结合杂志,2015(7)：688 - 690.

[27] 张炀.不同生物材料预防肌腱损伤后粘连的效果比较[J].包头医学院学报,2016,32(10)：49 - 50.

[28] 蒋科,蒋勇,丁文星,等.指屈肌腱损伤患者在术后采用不同生物防粘连膜预防肌腱粘连的效果对比[J].当代医药论丛,2017,15(15)：118 - 120.

[29] 边浩鹏,王炬,苏玉国,等.腹腔镜联合壳聚糖手术防粘连液治疗粘连性肠梗阻疗效观察[J].现代中西医结合杂志,2014,23(17)：1861 - 1863.

[30] 刘冬慈,付正英,赵冬雨,等.改性壳聚糖防粘连膜预防阑尾切除术后肠粘连的疗效[J].实用药物与临床,2012,15(4)4：242 - 243.

[31] 沈伟,沈国芳,李绿巍.壳聚糖防粘连膜预防剖宫产术后组织粘连的初步临床观察[J].中华医学杂志,2014,94(7)：536 - 538.

[32] 王铭河,李大卫.壳聚糖生物膜在结直肠癌手术中的应用[J].临床医药文献杂志,2015,2(23)：4797 - 4798.

[33] 魏钢.医用防粘连改性壳聚糖膜对胃癌术后腹腔粘连的预防作用[J].实用癌症杂志,2015,30(2)：239 - 241.

[34] 陆建明,周仲浩.外科手术用防粘连冲洗液在普外科术中应用[J].中国现代医学杂志,2015,2(6)：94 - 97.

第五章·壳聚糖基材料在周围 神经修复中的应用

　　组织和器官缺损或功能障碍是人类健康面临的主要危害,组织工程将传统的治疗模式提升到"制造与再生"的高度,为组织、器官缺损的治疗开创了一条崭新的途径。

　　周围神经损伤是临床常见病征,根据文献报道,美国每年新发生周围神经损伤所致肢体瘫痪病例约 36 万例。欧洲每年新发生周围神经损伤病例超过 30 万例。我国每年新增神经损伤患者约 100 万例,其中相当一部分为神经缺损病例。周围神经一旦缺损,就会出现神经支配区感觉丧失、运动障碍、肌肉萎缩等,造成终身残疾,给患者家庭和社会带来严重经济负担。传统神经缺损的桥接修复采用自体神经移植,但只能取功能意义较次要的细小皮神经,难以修复功能意义重要的粗大神经,还存在神经不匹配、手术取材时间长,而且是"拆东墙补西墙"的方式,给患者带来新的创伤等问题,建立周围神经缺损桥接修复的新技术是临床的迫切需要。

　　组织工程学是根据细胞生物学和工程学的原理,应用正常具有特定生物学活性的组织细胞与生物材料相结合,在体外或体内构建组织和器官,以维持、修复、再生或改善损伤组织和器官功能的一门科学。组织工程学研究的主要内容包括种子细胞、生物材料与组织工程化组织构建三个部分。

第一节 · 外周神经系统壳聚糖神经移植物的研制与应用研究

周围神经是联系神经中枢和外周靶结构的桥梁,其主要功能是感受刺激,将神经冲动传入神经中枢,并将神经中枢的冲动传出,支配肌肉运动和腺体分泌。感觉器或感觉神经末梢接受刺激后形成的神经冲动,经传入神经纤维传入中枢,形成感觉。运动神经元发出的神经冲动,经传出神经纤维传至效应器,支配效应器活动,引起肌纤维收缩、腺体分泌等。周围神经一旦损伤,效应器即出现失神经支配,功能丧失。神经损伤后,由于轴浆中缺乏核糖体,不能合成再生过程中需要的各种结构和功能蛋白质,必须依靠胞体内合成并经轴浆转运至轴突中,以促进神经再生和功能恢复。同时对于神经的再生,有一个良好的再生环境也很重要。

一、周围神经结构与修复再生的特点

周围神经通常由许多外形、大小各异的神经纤维束或神经束组成,神经束又由许多纵行排列的有髓神经纤维和无髓神经纤维所组成。一般来说,周围神经的神经纤维及神经束被结缔组织包裹和分隔,形成3个层次的鞘膜。在神经纤维周围,包裹着由纤细的结缔组织形成的薄膜,称为神经内膜。神经内膜中含有胶原纤维、成纤维细胞、均质状基质和毛细血管。由神经内膜形成的容纳神经纤维和施万细胞的管道,称为神经内膜管或神经内膜鞘。在神经束外面包绕的一层较致密的膜,称为神经束膜。神经束膜的外层为结缔组织,由多层纵行的胶原纤维以及其间少量成纤维细胞和巨噬细胞构成。神经束膜内层为15～20层扁平的上皮细胞(称为神经束膜上皮)构成,上皮细胞之间有紧密连接相连,而且细胞内、外两面都有基底膜,形成了一道机械和渗透屏障,对进出神经束的物质具有选择性通透作用,以维持神经纤维的适宜内环境。一些较大的神经束还可见束膜结缔组织穿行其间,形成束隔。由粗细不等、形状各异的神经束集中在一起,外面包绕一层由较为疏松的结缔组织形成的膜,就构成了神经。这层结缔组织膜称为神经外膜,其中除了纤维外,还含有成纤维细胞、脂肪细胞以及血管和淋巴管。神经外膜和神经束膜的结缔组织相互延续,并无截然界限。

依据轴突外是否包裹髓鞘结构,神经纤维可分为有髓神经纤维和无髓神经纤维两大类。作为神经纤维的主要组成部分,轴突结构实为神经元胞体的延续。轴突的细胞膜称为轴膜,神经冲动沿其传导。轴突内的细胞质称为轴质或轴浆,绝大部分为蛋白质成分,其中20%为骨架蛋白,包括微管、神经丝和微丝,它们维持轴突结构并参与物质运输。有髓神经纤维的轴突除起始段、终末以及郎飞结处以外,绝大部分被髓鞘包裹。髓鞘含有疏水性的高浓度类脂物质,具有电阻高、电容低的特点,不允许带电离子通过,能起到绝缘作用,因而通过轴突的电流只能使郎飞结处的轴膜发生去极化而产生兴奋。所以,在有髓神经纤维上神经冲动呈跳跃式传导,神经纤维越粗,结间体越长,每次跳跃的距离就越长,传导速度就越快。而无髓神经纤维的轴突外面没有髓鞘包裹,被不同程度地直接包埋于施万细胞表面凹陷所形成的纵沟内,一个施万细胞可通过凹沟包埋数个轴突。由于缺少髓鞘结构,无髓纤维的轴突暴露于细胞外,因此神经冲动在轴膜上呈连续传导,传导速度也很慢。

在神经纤维周围包绕着一层厚 20~30 nm 的基底膜,它为较致密的膜状结构,由细胞外基质沉积并有序而紧密排列形成。基底膜也称为基膜或基板,因为包绕在施万细胞外面,因此又称为施万细胞基底膜。基底膜是半透膜,起支持施万细胞以及连接施万细胞与神经内膜结缔组织的作用。基底膜的构成成分主要包括层粘连蛋白、纤连蛋白、Ⅳ型胶原、硫酸肝素蛋白多糖、内皮粘连素等。有髓神经纤维即便在郎飞结处基底膜也是完整的,轴突不与细胞外间隙直接接触。施万细胞基底膜在周围神经再生中发挥十分重要的作用,通过其中的层粘连蛋白来引导和促进神经轴突再生。

周围神经损伤包括周围神经纤维损伤与周围神经结缔组织鞘膜结构损伤两部分。周围神经轴突一旦断裂,受损处远侧神经纤维脱离了胞体这一营养和代谢中心,其全程包括神经末梢都会发生溃变,我们通常把这一溃变过程称为沃勒变性或者瓦勒溃变,主要包括轴突和髓鞘变性、崩解,施万细胞增生,巨噬细胞和肥大细胞浸润,以及轴突和髓鞘碎屑的清除等一系列变化。损伤近侧段神经纤维也会发生变性,其表现与沃勒变性类似,但一般局限于损伤点近侧 1~2 个郎飞结范围内。同时,神经元胞体会出现轴突反应,其典型形态学表现为染质溶解和核偏位,并伴随生物化学和电生理改变。反应的最终结果决定胞体的 3 种可能命运:细胞死亡;胞体在结构、生化和功能上完全恢复;胞体不全恢复。

周围神经损伤后神经纤维的溃变过程是对损伤的反应,同时也是为神经再生做准备的过程。损伤远侧段全程以及近侧端局部轴突和髓鞘发生变性、崩解并被吞噬细胞清除,同时施万细胞增殖并沿保留的基底膜管规则排列形成 Büngner 带,构成轴突再生的通道。同时,施万细胞分泌神经营养因子、细胞黏附分子、细胞外基质分子(如层粘连蛋白)等,为轴突再生营造适宜的微环境。

再生微环境对周围神经再生过程的影响也十分重要。周围神经损伤后,损伤局部微环境发生一系列的结构和活性的变化,包括轴突崩解、沃勒(Wallerian)变性等。这种改变早期为"炎性模式",随后变化为"再生模式"。外周神经损伤时施万细胞去分化、增殖,轴突和髓鞘的碎片被清除,施万细胞、巨噬细胞和受伤的轴突分泌因子促进了新形成的生长锥和再生的纤维的生长;此外,轴突和施万细胞之间有着相互作用,施万细胞分泌一些分子可能促进或者抑制再生,并且引导了轴突再生的通路。周围神经损伤后涉及的信号通路是十分复杂的,一些转录因子受外源性营养因子调节。另一方面,损伤反应导致炎症相关因子如肿瘤坏死因子-α(TNF-α)、白细胞介素-6(IL-6)、白血病抑制因子(LIF)及基质金属蛋白酶、环氧化酶-2(Cox-2)和诱导型一氧化氮合酶(iNOS)等的释放,这些因子可通过逆向作用调节近端轴突的生长和再生。研究已证实,神经修复与再生的关键环节包括炎症过程的调控、细胞碎片的清除、胶质细胞的增殖和迁移、神经元突起的再生、神经轴突的重新成髓鞘,以及对靶器官或组织的重新支配和功能重建。这是一个微环境在时空上动态变化的过程。如果损伤反应中神经元胞体幸免于难而继续存活,那么相应轴突就会出现再生。恢复中的神经元胞体不断合成新的蛋白质及其他物质,源源不断地向轴突输送,为轴突再生提供物质基础。于再生通道和再生微环境建立的同时或紧随其后,在损伤神经近侧轴突末梢的回缩球表面形成牙胚,长出许多新生轴突枝芽,或称为丝足。因为这种再生发生在近侧端轴突的末梢,又称为终端再生。新生轴突枝芽会反复分支,在合适的条件下,轴突枝芽逾越断端之间的施万细胞桥长入远侧端的 Büngner 带内,而后循着 Büngner 带以每天 1 毫米到数毫米的速度向靶细胞延伸。起初轴突枝芽位于神经内膜管的周边,紧贴施万细胞表面生长,以后有的轴突移到管的中央并为施万细胞质膜包绕。轴突枝芽不断向靶细胞(即原来神经末梢的终末处)生长延伸,最终到达目的地并与靶细胞形成突触联系,比如运动神经纤维末梢与骨骼肌细胞形成运动终板,从而实现靶细胞的神经重支配。当然,对于混合神经,再生情况会比单纯的感觉神经或运动神经复杂,如果到达目的地的再生神经轴突性质与靶细胞不匹配,比如感觉神经轴突长到了原来骨骼肌运动终板处,或者运动神经轴突长到原来的触觉小体处,那么该神经轴突就会发生溃变,不能实现重支配。在众多的轴突枝芽中,往往只有一条并且通常是最粗的一条能到达目的地,与靶细胞形成突触联系,其他的轴突枝芽逐渐溃变消失,而且也只有到达目的地的那条轴突才重新形成髓鞘。与靶细胞建立联系并被髓鞘化的再生轴突起初比较细,髓鞘也比较薄。随着时间的推移,轴突逐渐增粗,髓鞘也逐渐增厚,从而使有髓神经纤维不断趋于成熟。

再生神经具有如下特点:①轴突较细,髓鞘较薄,因而有髓神经纤维直径比较小。②早期再生轴突数量往往较多,达到正常的数倍,随着时间的推移,错配轴突逐渐被修剪,轴突数量逐渐减少。③神经传导速度较慢,这可能与有髓神经纤维较细、髓鞘较薄、结间体较短等因素有关。

二、促进周围神经精准修复与再生的策略

影响周围神经再生的因素是十分复杂的,这其中既包括受损神经元本身及再生微环境方面的因素,也包括靶细胞方面的因素,还包括神经损伤的原因和类型、损伤处距靶器官的距离、神经修复的时间窗和修复方法、患者年龄等方面的因素。针对这些影响因素,促进周围神经再生的策略主要包括保护神经元、修复损伤神经、引导和促进轴突生长、促进髓鞘形

成、延缓靶结构变性等几个方面。

人工神经移植物是构建组织工程化神经的前提和基础,是组织工程化神经生物材料支架的统称,主要包括神经导管以及导管内的填充物等,其结构形式多样化。人工神经移植物本身可以修复一定距离的周围神经缺损,因而是当前周围神经修复研究的热点。

(一)生物材料探索与应用生物材料

生物材料探索与应用生物材料是制备人工神经移植物的基础。近年来生物材料在神经修复领域的应用研究大量开展。生物材料按来源可分为天然材料和人工合成材料两大类。天然材料是指来源于动植物的材料,用于制备人工神经移植物的一类天然材料是生物组织及其衍生物,如静脉、骨骼肌、去细胞神经等。另一类是从生物组织提取的高分子聚合物,如胶原、壳聚糖、丝素蛋白等,这些材料一般都是可降解的。制备人工神经移植物的人工合成材料主要是一些合成的高分子聚合物,按其降解性可分为 2 类:一类是不可降解的聚合物,如硅胶、膨体聚四氟乙烯等;另一类是可降解聚合物,如聚乙醇酸、聚乳酸及有关共聚物等。这些材料制备的人工神经移植物都显示了一定的修复神经缺损作用,其中部分产品已经开始临床应用或试用。

尝试用于神经修复的天然生物组织材料以静脉为代表,静脉是一种天然的导管,可取自患者本身,虽然不是一种"人工"的移植物,但其作为神经导管修复周围神经缺损的研究已有较长历史。20 世纪 80 年代初即有研究者开始探讨使用静脉管修复动物周围神经缺损,80 年代末及 90 年代初临床试验表明静脉管对长度<3 cm 的周围神经缺损有一定修复作用,但静脉管的一大缺点是容易塌陷,在管腔内植入新鲜或变性的骨骼肌组织,该缺点可在一定程度上得到改善,然而到目前为止,静脉管修复周围神经缺损仍时有报道,因而尚未在临床上广泛开展。

已经有多种人工合成的不可吸收材料用于人体组织修复,其中尝试用来修复神经缺损的材料以硅胶和膨体聚四氟乙烯(expanded polytetrafluoroethylene, ePTFE)为代表。硅胶作为一种生物惰性材料,已经在临床上广泛应用,硅胶管也被用于修复周围神经缺损,Lundborg 及其同事早在 20 世纪 80 年代初即开始对此进行系统研究,临床试验表明硅胶管对肢体远端小间隙神经缺损具有较好的修复作用。由于硅胶在生物体内不可降解,长期留存于局部组织可导致异物反应,阻碍神经生长或者压迫再生组织等,有时患者感觉局部不适,因此多需二次手术取出,硅胶管修复周围神经缺损的临床应用因而也受到限制。不过在动物实验中,硅胶管套接神经缺损的"神经再生小室"模型至今仍然是研究神经再生微环境及其作用机制的经典模型。

由于不可吸收材料自身缺点的限制,可吸收材料已成为人工神经移植物材料研究的焦点。可被生物机体降解和吸收,无需二次手术取出,同时可作为缓释因子的载体,是可吸收材料用于神经修复的最大优势。制备人工神经移植物的可吸收材料包括两大类,一类是天然可降解聚合物,另一类是人工合成可降解聚合物。

(二) 人工神经移植物的结构

周围神经一旦断裂,神经内膜管连续性即丧失,凭现有技术手段无法实现神经内膜管的精确对位,仅能做到神经外膜或束膜缝合,因此,用于修复周围神经缺损的人工神经移植物通常模拟神经外膜/束膜鞘的结构(图 5-1),即利用生物材料加工成神经导管,有的还在其管腔中添加填充物以增强引导再生的作用。

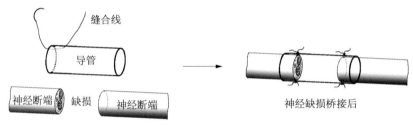

图 5-1 人工神经导管桥接修复神经缺损示意图

人工神经移植物的基本结构模式是单通道导管(图 5-2A),这也是最早使用生物材料加工成神经导管的模式。研究发现,使用适当内径的神经导管套接神经缺损,可有效防止神经断端释出的含神经营养因子和细胞外基质的组织液流失,可引导神经组织再生并防止再生神经组织逃逸,还可防止周围纤维结缔组织侵入。美国已有产品采用聚羟基乙酸(PGA)、胶原等大分子聚合物为原料制备的单通道神经导管,已经进入临床应用。人工神经移植物的第二类结构模式是导管内置填充物,如纤维、凝胶、海绵等,以便对神经组织再生起到更好的引导作用(图 5-2B、C)。空的单通道神经导管只可修复一定距离的周围神经缺损,该距离在小鼠约为 4 mm,大鼠约为 10 mm,大型动物及灵长类动物约为 30 mm;而管腔内置填充物的人工神经移植物则可修复更长距离的神经缺损,其作用发挥可能在于内置的填充物有助于细胞的导向迁移,更好地起到桥梁作用。

人工神经移植物的第三类结构模式是多通道导管(图 5-2D)。这类导管采用特殊模具制成,具有纵行同向排列的多个通道,研究者希望通过模拟神经内膜管来支持周围神经再生。动物实验结果提示,一定通道数量的导管具有较好的修复效果,但通道数量并非多多益善。多通道导管是否会影响周围神经纤维再生过程中寻路的选择性,仍然是值得进一步探讨的问题,因为有基础和临床研究表明,神经断端之间保留小间隙(<5 mm)的神经导管桥接术较之神经端-端直接吻合更有利于功能恢复。国内研究人员采用部分脱乙酰甲壳素制备单通道神经导管,对神经断裂伤进行小间隙套接修复,通过大鼠、猴等实验动物的系列体内实验研

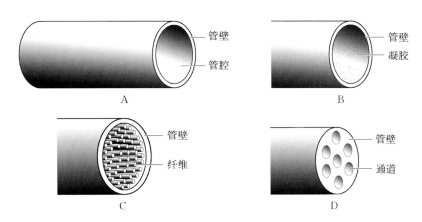

图 5-2　人工神经导管的结构模式

A. 中空单通道导管;B. 充填凝胶的导管;C. 内置纤维支架的导管;D. 多通道导管

究发现,利用神经导管进行小间隙套接修复有利于神经"选择性"再生,修复效果较神经端-端吻合好,这提示神经导管套接修复周围神经损伤将会有更广的应用范围。

　　在微观结构方面,影响神经导管支持神经再生作用的因素主要包括管壁的孔隙率、渗透性、表面形貌等。考虑到周围神经具有复杂的各向异性结构特点和特殊的生物力学特性,研究者尝试了多种加工工艺来制备神经导管。一类是非均一的多孔性导管,这类多孔导管管壁的孔径是不均一的,其管壁实际上包括 2 层,外层孔径较大(约 50 μm),有利于导管外壁的新生血管形成,而导管内壁孔径较小(约 50 nm),可以有效阻止纤维组织侵入并防止管腔内神经营养因子弥散,但允许营养成分通透。另一类是内表面微沟化的神经导管,这类神经导管根据平板印刷术原理,将内壁制备成带有许多纵向平行排列的微沟,后者对神经组织细胞生长起到定向引导作用。

三、外周神经系统壳聚糖神经移植物的研制与应用研究

　　天然生物材料是一种资源丰富、性能优良的生物材料。可降解的天然生物材料直接取自生物体内,它们的结构和成分与人体组织器官细胞间质中的蛋白质和聚糖相似,与细胞有良好的亲和性、生物相容性和生物可降解性,且降解产物无毒副作用,在这些天然生物材料中引起免疫排斥反应的抗原性结构成分可通过相应的生物化学技术和方法去除;天然生物材料本身就具有相同或类似于细胞外基质的结构,一般都含有特殊信息(如特殊的氨基酸序列),可促进细胞黏附、增殖和分化。因此,尽管与聚乳酸等可降解合成高分子材料相比,天然高分子的机械强度和加工性能还有待提高,但是它仍然是一种重要的组织工程支架材料。目前,常用的可降解的天然生物材料有丝素、壳聚糖、甲壳素、胶原、明胶、纤维素、海藻酸盐、

水凝胶和生物膜等。

（一）壳聚糖神经移植物的研制与应用研究

壳聚糖(chitosan)是甲壳素脱乙酰化的产物，是一种带正电荷的天然高分子聚合物，属于直链氨基多糖，是自然界大量存在的唯一的一种碱性多糖。一般而言，甲壳素的 N-乙酰基脱去 50％以上就可以称为壳聚糖。壳聚糖是 ß-(1,4)-2-氨基-2-脱氧-D-葡聚糖(分子式为 $C_6H_{11}NO_4$，分子量为 161)的聚合体。

壳聚糖生物学特性与甲壳素类似，但比甲壳素更具柔韧性，具有体内组织相容性好、可吸收等良好的生物学特性。

Yuan 等将壳聚糖膜和壳聚糖纤维分别在体外与施万细胞共培养，于相应时间点用光镜和扫描电镜进行细胞生长观察(图 5-3 和图 5-4)。通过免疫细胞化学染色鉴定施万细胞以及 MTT 法测定细胞活力。结果发现施万细胞可以长在壳聚糖材料上并以两种形态存在：球状和长橄榄状两种生长形态。两种细胞互相延长接触。长梭形细胞倾向于环绕着壳聚糖纤维生长。同时还发现施万细胞容易在壳聚糖构成的立体框架上迁移，而且生长在壳聚糖纤维

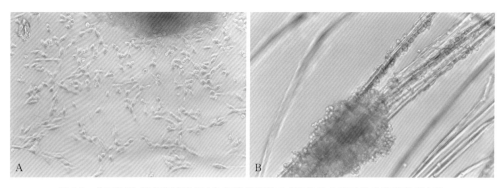

图 5-3　施万细胞在壳聚糖膜(A)和壳聚糖纤维上(B)培养 7 天后的光镜照片(×60)

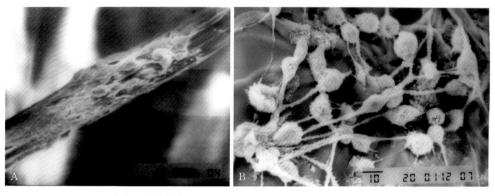

图 5-4　施万细胞在壳聚糖膜(A)和壳聚糖纤维上(B)培养 7 天的扫描电镜照片(Bar＝10 mm)

上的细胞比壳聚糖膜上的细胞迁移更快。壳聚糖和施万细胞生物相容性良好。

　　将壳聚糖和甲壳素按一定比例混合制得导管用于神经再生的研究，扫描电镜（图 5-5）观察该导管结构均匀且具有多孔结构。红外表征图谱说明导管上没有制备过程中的物质残留。而且将壳聚糖中加入甲壳素可以提高机械强度和最大抗拉强度，从 7.2 MPa 提升至 9.6 MPa。实验结果说明导管在体内不会溶胀，并和周围组织有良好的相容性。

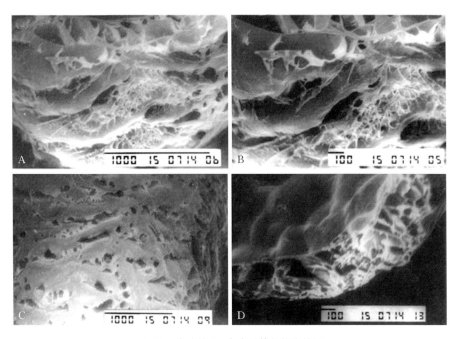

图 5-5　壳聚糖/甲壳素导管扫描电镜图

A、B、C 和 D 分别是导管横切面、外表面、内表面和端切面

　　Gu 等在前人研究的基础上，将壳聚糖和聚乙醇酸（PGA）结合使用，用壳聚糖制成多孔的、便于物质交换和血管长入的套管，用 PGA 制成有利于施万细胞和神经突起有序导向生长的纤维支架，二者整合构建成"人工组织神经移植物"。该移植物辅加能促神经生长的中药提取物"神经再生素"，桥接大鼠坐骨神经缺损 10 mm 及犬坐骨神经缺损 30 mm，术后 6 个月，多项形态、电生理及功能指标显示神经功能恢复良好，与自体神经移植组相近。该壳聚糖/聚羟基乙酸人工组织神经管也被应用于临床进行神经损伤的修复。Fan 等将其用于修复患者的肘部正中神经缺损 35 mm。并对患者进行 3 年的追踪观察，通过指捏力计、液压指针肌力测定法、静态二点分辨觉、单纤丝触摸实验以及电生理检测来评价其功能修复。研究发现，术后正中神经的感觉和运动功能恢复呈现上升趋势，可以达到 M4 和 S3＋的水平。研究过程中对患者受损的右前臂以及右手功能恢复的大体观察参见图 5-6。结果显示，壳聚糖/聚羟基乙酸人工组织神经管可以用于临床，用来修复人的主要周围神经长距离缺损。

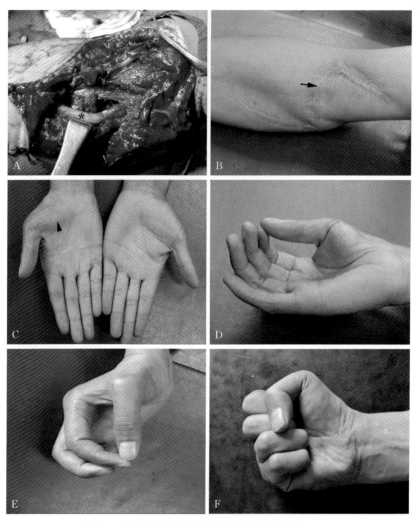

图 5-6　对患者受损的右前臂和右手的大体观察

A. 手术时正中神经用壳聚糖/聚羟基乙酸人工组织神经管(＊)修复的手术照片；B. 术后 36 个月前臂和手肘的外观图。创伤
部位已经愈合，只是形成了轻微的瘢痕（箭头所示）；C. 术后 36 个月右手掌和左手掌外观的对比。右手掌的桡骨（无尾箭头
所示）除了拇短展肌都没有发生明显的萎缩；D、E. 术后 36 个月拇指对指功能的功能恢复情况；F. 术后 36 个月握拳图

　　Cheng 等比较了壳聚糖膜及其衍生物对神经细胞的黏附、促分化和促生长的作用，认为混有聚左旋赖氨酸、胶原或白蛋白的壳聚糖膜能更好地黏附神经细胞，其中混有聚左旋赖氨酸的壳聚糖膜能更好地促进神经细胞的分化和生长。Wei 等制备了一种壳聚糖—胶原膜，移植后 12 周明显降解，可用于神经组织工程。Cheng 等研究发现，加入适量明胶(wt/wt 60％)的壳聚糖膜比纯的壳聚糖膜能更好地促神经突起生长。Yamaguchi 等用蟹的肌腱加工制备成壳聚糖管，其性质适合于神经组织工程。他们还采用这种壳聚糖管桥接大鼠 15 mm 神经缺损，收效良好。他们还发现，经共价结合层粘连蛋白肽的蟹腱壳聚糖管也有较好的修复神经缺损的作用，但比起自体神经移植组来，其修复效果有待进一步提升。

　　将壳聚糖与不同的生长因子混合，开发出多种神经导物。增加生长因子可以通过改善神经引导物的生物学特性来支持神经再生。胶质细胞源性神经营养因子（GDNF）已被混合到壳聚糖-层粘连蛋白导管中，用于桥接 10 mm 大鼠坐骨神经间隙。与单纯壳聚糖导管相比，GDNF－层粘连蛋白混合壳聚糖导管促进功能恢复，减少肌肉萎缩。睫状神经营养因子（CNTF）涂层的聚乳酸-羟基乙酸共聚物（PLGA）壳聚糖神经导管修复犬胫骨神经 25 mm 缺损。结果表明，PLGA/壳聚糖－CNTF 导管能够引导受损的轴突穿过病变区域，使自体神经移植组的功能恢复良好。神经生长因子（NGF）也被固定在可生物降解的外消旋聚乳酸/壳聚糖/硫酸软骨素（PDLLA/CS/CHS）无毒神经导管上，桥接大鼠坐骨神经 10 mm 缺损，获得了良好的功能恢复。通过京尼平交联固定 NGF 的壳聚糖导管导致大鼠坐骨神经间隙的神经重建和肌肉再支配（Wang et al，2012）。

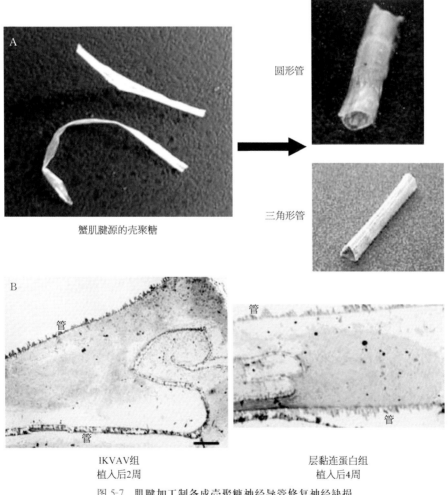

图 5-7　肌腱加工制备成壳聚糖神经导管修复神经缺损

肌腱加工制备壳聚糖神经导管（A），IKVAV 和 laminin 修饰导管（B），植入后 2、4 周的组织学观察。两组导管中都观察到神经组织沿着管壁再生。刻度＝0.2 mm

（二）甲壳素神经移植物的研制与应用研究

甲壳素（chitin）作为壳聚糖的乙酰化衍生物，具有良好的生物相容性和生物可降解性，无毒，无致畸致突变作用，无免疫原性，能引导和促进神经生长，材料来源广泛等特点。

黄孝文等将甲壳素制成神经导管修复兔面神经颊支 10 mm 缺损，对照组按照传统的方法将切下的神经小段两端颠倒后连接神经缺损，分别于术后 12 和 24 周应用诱发电位仪及光镜、电镜观察再生神经电生理功能和组织形态以及超微结构恢复情况。结果显示，实验组与自体神经移植对照组再生神经各项电生理和形态结构指标的差异无显著性（$P > 0.05$）。

程赛宇等采用硅胶管套接大鼠切断的坐骨神经，硅胶管内给予生理盐水或甲壳素溶液填充，分别于术后 30 天和 90 天，应用电生理检测、辣根过氧化物酶（HRP）逆行示踪方法及轴突图像分析方法来检测损伤的神经在电传导、轴浆运输及髓鞘再生等方面的恢复情况。结果显示，甲壳素对周围神经损伤后的神经再生及修复具有积极的促进作用。

徐靖宏等用 2% 水溶性甲壳素以不同速率在钢模上分别浇制成孔为 >10 μm（全通透）、<10 μm（半通透）和 0（不通透）的 3 种半透明导管，内径 1.2～1.6 mm，壁厚 140 μm，长 1.4 cm。再取孔径为 100 μm 的医用生物膜（80 mm×20 mm×0.063 mm），在灭菌条件下单层黏合于上述 3 种导管的外侧面，分别制备成壁厚为 200 μm 的不通透、全通透和半通透性甲壳素复合导管。用其桥接大鼠坐骨神经 1 cm 缺损。结果显示，16 周时各组导管基本吸收，与神经愈合时间基本吻合，各导管组与自体神经移植组的神经传导速度无明显差别；其中半通透的复合导管内再生神经纤维形态最佳，炎症反应最轻，瘢痕组织少；半通透导管组与自体神经移植组再生神经的数目、髓鞘化率及轴索与神经纤维直径比的差别均有显著性意义（P 均 < 0.05）。

任等用组织工程化甲壳素神经导管修复周围神经缺损，24 周后大鼠坐骨神经缺损得到了修复，神经干得到了重建，恢复了连续性，再生神经已具有传导电信号的功能，靶肌虽有轻度萎缩，但动物术肢运动功能恢复较好。因此，壳聚糖导管乙酰化的甲壳素导管能够修复大鼠 10 mm 坐骨神经缺损，效果与自体组、壳聚糖组无差别（图 5-8）。

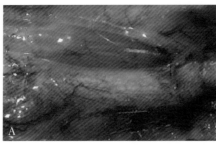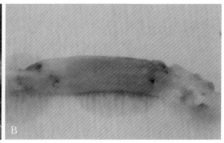

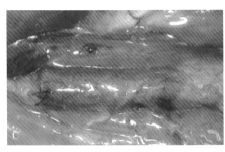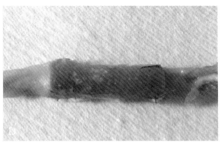

图 5-8　甲壳素/壳聚糖导管修复大鼠坐骨神经缺损 6 个月

A. 甲壳素导管在体；B. 甲壳素导管离体；C. 壳聚糖导管在体；D. 壳聚糖导管离体

但是甲壳素导管在管道脆弱等方面仍存在着问题，所以在制作工艺方面还需要改进，延长其在体内的降解时间和增加其韧性。

（三）壳聚糖降解产物在周围神经的应用研究

壳聚糖在体内是被巨噬细胞分泌的溶菌酶降解成能被机体吸收的壳寡糖（chitooligosaccharide，COS），壳寡糖是 2～10 个氨基葡萄糖（glucosamine，GlcN）通过 β-1,4-糖苷键连接而成的低聚糖。其分子结构式见图 5-9。

壳寡糖水溶性好，容易被机体吸收利用，是人体细胞膜表面糖链中最重要、最有活力的功能糖，被称之为"人体必需的第六生命要素"。壳寡糖由

$n=2\sim10$

图 5-9　壳聚糖的分子结构式

于其独特的化学结构和生物学活性，并经多年研究表现出神奇的生理保健功能和广泛的应用前景，具有重要的生理和药理意义。近年来大量的研究表明，壳寡糖有多种生物学功能，包括清除自由基、抗肿瘤、增强免疫、抑制微生物活性等特性。

2007 年杨宇民等首次研究了壳聚糖对神经干细胞分化的影响。他们制备了平均分子量为 1 100、平均聚合度为 7 的壳寡糖，将两个剂量（0.1 mg/mL 和 0.01 mg/mL）的壳寡糖作用于原代培养的大鼠神经干细胞 12 天。结果发现，壳寡糖组的神经干细胞分化的突起平均长度明显长于空白对照组。结果提示，一定浓度的壳寡糖能够促进神经干细胞的分化。此实验也证明了用壳聚糖制备人工神经移植物时，壳聚糖导管不仅在神经再生过程可起到支架、细胞依附的作用，同时其降解产物壳寡糖能够起到促进神经生长的作用。

缺血性脑损伤在临床上较为常见，研究证实，兴奋性氨基酸尤其是谷氨酸（Glu）引发的神经兴奋性毒性在缺血性脑损伤中占有相当重要的地位。正常生理条件下，细胞外兴奋性氨基酸浓度被胶质细胞和神经元的摄取系统所控制。而在病理条件下，由于神经元释放增

加、重摄取减少和死亡细胞内大量兴奋性氨基酸的溢出而剧增,导致了细胞外兴奋性氨基酸浓度的增加,引起中枢神经系统的兴奋性氨基酸过度兴奋。在能量代谢失衡的基础上,促使细胞外的 Ca^{2+} 大量内流,激活蛋白酶、磷酸酯酶、一氧化氮合酶(NOS)等,引起神经细胞的坏死或凋亡。因此,寻求和开发神经保护药物,并探讨神经保护的分子机制受到国内外研究学者的关注。最近的研究结果发现,脑源性神经营养因子(BDNF)、神经生长因子(NGF)和睫状体神经营养因子(CTNF)等神经营养因子对神经生长及神经损伤后修复具有较强的作用。现已研究证实,一定浓度的 BDNF 可以保护谷氨酸诱导的兴奋性毒性。

Zhou S 等研究了壳寡糖对谷氨酸损伤的大鼠海马神经元的保护作用。海马是脑内对缺血缺氧最为敏感的部位之一。谷氨酸(125 μM)作用于体外培养的原代大鼠海马神经元,建立谷氨酸损伤细胞模型。采用 MTT、LDH 释放量、Hoechst 33342 染色和流式细胞仪分析方法研究壳寡糖(M.W. 800)对谷氨酸诱导的海马神经元的神经元毒性的保护作用。MTT和 LDH 检测结果显示,两个剂量(1.0 mg/mL 和 2.0 mg/mL)的壳寡糖对谷氨酸诱导的海马神经元细胞有保护作用,并且 2.0 mg/mL 剂量的壳寡糖作用与 10 μM 的地卓西平(dizocipine,MK‐801)作用相当。Hoechst 33342 染色和流式细胞仪分析结果显示,壳寡糖减少了谷氨酸诱导海马神经元引起的凋亡,并降低了 Caspase‐3 的活性。用 Ca^{2+} 荧光染料Fluo‐4‐AM 标记海马神经元,检测结果显示,壳寡糖减弱了谷氨酸引起的荧光强度的增强,提示壳寡糖可抑制谷氨酸诱导的 Ca^{2+} 超载。

2009 年 Yang Y 等研究了壳寡糖对 PC‐12 细胞向神经元分化的影响。结果发现,0.1 mg/mL 剂量的壳寡糖可促进 PC‐12 细胞突起的生长和细胞活力。通过 real‐time PCR 和 Western blot 方法检测壳寡糖对 PC‐12 细胞中 NF‐H 和 N‐Cadherin mRNA 和蛋白质表达的影响。结果显示,壳寡糖促进了 PC‐12 细胞中 NF‐H 和 N‐Cadherin mRNA 和蛋白质表达,提示壳寡糖可能通过促进了 PC‐12 细胞中 NF‐H 和 N‐Cadherin mRNA 和蛋白质表达来促进 PC‐12 细胞的分化(图 5-10)。

脑血管疾病是神经系统的常见病和多发病,寻找缺血性脑血管病的新靶点并开发相应的治疗药物,是目前研究的重点。目前关于脑缺血损伤的机制有若干学说,主要有炎症反应、自由基大量生成、钙超载、兴奋性氨基酸毒性作用等学说。氧化应激可以通过引起细胞内钙离子超载、线粒体功能紊乱等,导致凋亡相关因子的释放和表达,从而导致细胞的凋亡、坏死。研究证实,在脑缺血再灌注过程中活性氧(ROS)的过量产生,导致的氧化应激是介导神经细胞损伤的主要机制之一。壳寡糖具有较强的抗氧化、清除氧自由基和 ROS 的生物学活性,使其具备了对脑缺血再灌注损伤的可能。

2011 年 Xu Y 等对壳寡糖保护皮质神经元缺糖损伤及作用机制进行了研究。建立了大鼠皮质神经元细胞的缺糖损伤模型,MTT 检测壳寡糖对缺糖损伤皮质神经元形态和活力的影响。结果显示,500 μg/mL 剂量的壳寡糖可以很好地拮抗缺糖损伤皮质神经元细胞活力

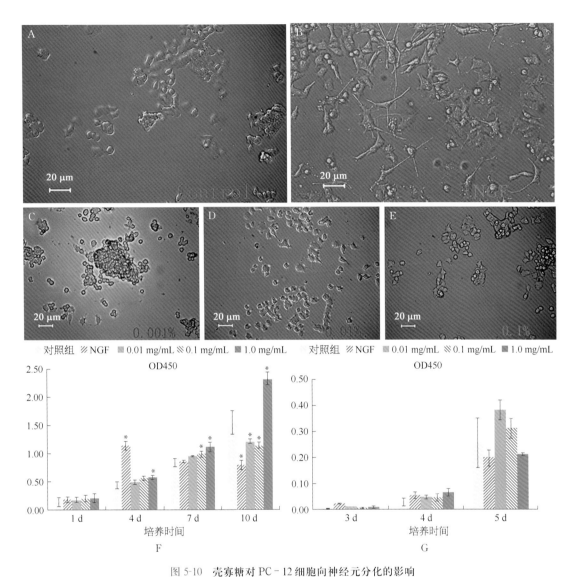

图 5-10 壳寡糖对 PC - 12 细胞向神经元分化的影响

PC - 12 细胞培养 2 周形态观察,正常培养的 PC - 12 作为对照(A),50 ng/mL 的 NGF 组为阳性对照(B),
不同浓度的壳寡糖处理组(C~E)。标尺为 20 μm。PC - 12 细胞在不同培养条件媒介中培养不同
时间 CCK8 测定细胞活力(F)以及 BrdU 测定细胞增殖(G)能力

下降。Hoechst33342 染色和 TUNEL 染色检测壳寡糖对缺糖损伤皮质神经元凋亡的影响,结果发现,500 μg/mL 剂量的壳寡糖可以显著减少缺糖损伤皮质神经元细胞的凋亡,与 62.5 μg/mL 腺苷的作用相当。Western blot 检测结果显示,250 μg/mL 和 500 μg/mL 壳寡糖能拮抗缺糖损伤所导致的皮质神经元细胞中 Bcl - 2/Bax 比值的下降与活化的 caspase - 3 表达的增强。采用亲脂性阳离子荧光染料罗丹明(Rhodamine)123 和分子探针 DCFH - DA 标记大鼠皮质神经元,观察壳寡糖对缺糖损伤皮质神经元细胞线粒体跨膜电位和 ROS 含量的影响。结果显示,壳寡糖能显著拮抗线粒体跨膜电位的下降和细胞内 ROS 含量的升高。进一步研究证实,壳寡糖对

皮质神经元缺糖损伤的保护作用由细胞存活信号通路 PI3K/Akt 和 MEK/Erk1/2 介导的。

　　壳寡糖对体外培养的神经元的生物活性,通过新生大鼠背根神经节(DRG)和 DRG 神经元作为研究模型。通过相差显微镜和免疫荧光细胞化学法,观察壳寡糖促神经生长作用。研究中壳寡糖可明显促进 DRG 和 DRG 神经元突起的生长,并且这种作用存在明显的剂量反应关系。壳寡糖促进神经元的生长作用与 NGF 和神经再生素(NRF)作用相似。

　　壳寡糖是由 N-乙酰-D-葡萄糖胺 β-1,4-糖苷键结合而成的寡糖,不能被哺乳动物胃酸和消化酶降解。壳寡糖在体内的吸收方式是以被动扩散的方式透过小肠上皮细胞的间隙进入体内,从而到达身体的各个部位,发挥其生理功能。选择大鼠坐骨神经夹伤模型和腹腔注射给药的方式,研究壳寡糖对坐骨神经损伤后修复作用,通过测定其撤回反射(WRL)、坐骨神经功能指数(SFI)及图像分析系统测量腓肠肌肌细胞截面积及超微结构观察有髓神经纤维的髓鞘形态、厚度、成熟度的分析,观察壳寡糖对大鼠坐骨神经损伤的修复作用。研究发现,壳寡糖低、高剂量组间在夹伤后的第 8 天至 20 天之间显示了剂量效应关系,提示壳寡糖促进了坐骨神经损伤后神经传导功能的恢复。

　　不同分子量的壳寡糖的生物活性有较大的差别。Jiang 等采用葡聚糖凝胶柱、活性炭柱或离子交换柱将我们先前制得的壳寡糖进行分离,分别得到壳二糖、壳三糖、壳四糖等,一直到壳十糖(图 5-11)。

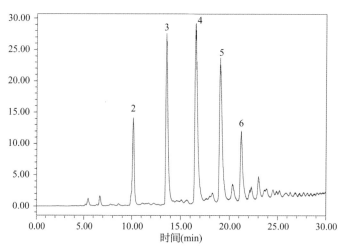

图 5-11　亲水相互作用色谱将壳寡糖混合样品分离的色谱图

图中数字对应的峰分别是壳二糖、壳三糖、壳四糖、壳五糖和壳六糖

　　利用制得的壳寡糖纯品分别进行不同聚合度壳寡糖与促神经突起生长活性的定量关系研究,并采用大鼠坐骨神经夹伤模型,确定促神经突起生长活性的最佳聚合度的壳寡糖在体内是否还具有促周围神经损伤后修复的作用及使用剂量,从而探讨壳寡糖对施万细胞分泌这些活性物质的影响,以及壳寡糖作用的相关信号通路(图 5-12)。

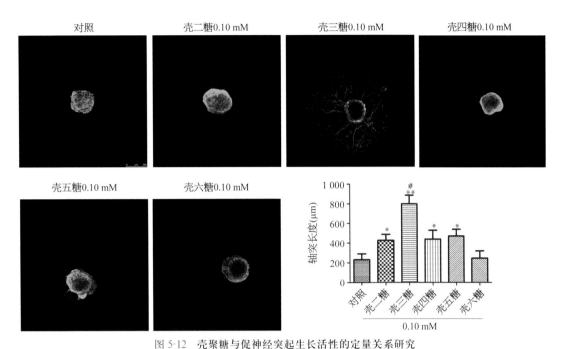

图 5-12 **壳聚糖与促神经突起生长活性的定量关系研究**

不同分子量的壳寡糖在 0.10 mM 作用于 DRG 5 天,免疫荧光染色检测神经轴突 NF 的表达,正常培养的 DRG 作为对照。
标尺为 500 μm。柱状图显示的是各组神经元轴突的长度

研究发现壳寡糖促进神经损伤后修复,其中一个机制是壳寡糖促进了神经元的生长,主要是通过促进 NF - H 和 GAP43 蛋白的表达。另一方面的机制是壳寡糖能促进施万细胞的增殖。而壳寡糖可能是通过 miR - 27a/FOXO1 来加速细胞周期,通过促进细胞中 Cyclin D1、黏附分子 N - Cadherin 和 β - catenin 蛋白的表达来促进施万细胞的增殖,进而促进神经再生(图 5-13)。

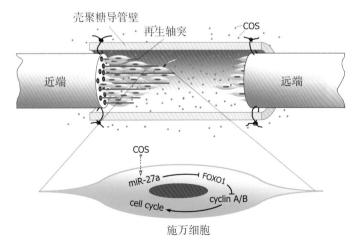

图 5-13 **壳聚糖诱导神经再生和施万细胞增殖分子机制示意图**

同时壳寡糖能通过下调 miR－327 刺激 CCL2 表达,随后导致巨噬细胞的大量迁移聚集。因此,COS 的促外周神经机制反映为其刺激下调 SCs 中 miR－327,使得损伤处大量聚集巨噬细胞能建造利于神经再生的微环境。

第二节 · 中枢神经系统壳聚糖神经移植物的研制与应用研究

到目前为止,壳聚糖对中枢神经系统神经修复的潜在应用一直集中在脊髓损伤(SCI)上。车祸、运动损伤和创伤等交通事故的常见后果,可能导致终身瘫痪,不幸的是,没有有效的治疗方法。事实上,成年哺乳动物的轴突在杂乱无章的状态下再生,或者在 SCI 之后自然再生。当神经组织丧失时,用不同方法来连接脊髓间隙,如外围神经的移植、施万细胞(SCs)、嗅鞘细胞和神经干细胞(NSCs)被使用。这些研究表明,中枢神经系统轴突可以在适当的微环境中再生,而受伤的轴突可以恢复部分功能。然而,上述方法对临床应用有局限性,例如对周围神经捐献者产生损害和免疫排斥。

生物材料作为一种潜在的工具,作为一种手段来恢复在受伤部位的细胞外基质(ECM),作为一种潜在的工具,生物材料正变得越来越流行。各种各样的材料,包括天然的和合成的,已经被研究了在脊髓中可能的应用。这些材料可以支持内源性组织再生,促进引导轴突再生,加强细胞移植的生存和整合,提供药品以及被损坏的硬脑膜。为脊髓修复而设计的生物材料在植入人体时应该引起最小的慢性炎症和免疫反应。这些反应不仅取决于材料本身的内在特性,还取决于材料呈现的形式,例如,植块形状、大小和孔隙率。尤其值得注意的是,监测生物材料的降解动力学和二次产品的形成是很重要的,因为降解产物会引起炎症反应,可能与植入物所引发的炎症反应不同。关于降解动力学,壳聚糖是一种很有吸引力的材料,因为它的降解率可以通过作用于它的 DD 来调节。全脱乙酰(DD 100%)壳聚糖是不可降解的,而部分去乙酰化(DD 70%)是完全可降解的。近年来,壳聚糖要么单独使用,要么与其他生物材料、黏附性多肽、支持性细胞或生长因子结合使用,广泛应用于脊髓修复。

体外和体内 SCI 模型表明,壳聚糖能够恢复受损脊髓创伤后膜的完整性,减少损伤介导释放生产活性氧(ROS),限制持续的脂质过氧化反应,显示一个有效的神经保护作用,即使它并没有显示任何 ROS,或丙烯醛,清除能力。然而,壳聚糖的使用具有治疗潜力,它可以通过在创伤性脊髓和头部损伤后的特定地点产生。

为了增加轴突再生和功能恢复的潜力,植入自体移植物与生物材料相结合似乎也是一种有希望的策略。Nomura 已经证明,在亚急性 SCI 之后,在壳聚糖引导通道内植入的壳聚糖引导通道,与壳聚糖通道相比,形成了一个更厚的桥梁,其中包含了更多的髓鞘突突。周围神经纤维的壳聚糖导管与邻近的神经组织有着良好的生物相容性,在植入后的 14 周内没有任何退化的迹象和最小的组织反应。

一、壳聚糖导管的表面改性

促进神经再生的一项很有前景的策略是将生物材料与黏附分子结合起来(图 5-14),如层粘连蛋白、N-cadherin 和胶原蛋白,这些分子可能被定位在导管装置的内壁部分,以引导神经突的生长。壳聚糖导管在体内已被广泛应用,其目的是更好地指导修复受损的轴突。可生物降解的多孔壳聚糖神经导管,充满了半流体型 I 胶原蛋白,是利用冻干法和金属丝加热法制备而成,植入到脊髓受伤的老鼠模型中。结果表明,胶原蛋白作为一种定向引导,促进了正确排列的轴突再生,促进新生神经跨越间隙,从而加快神经再生。同时,壳聚糖导管阻止了神经胶质瘢痕组织进入病变部位。

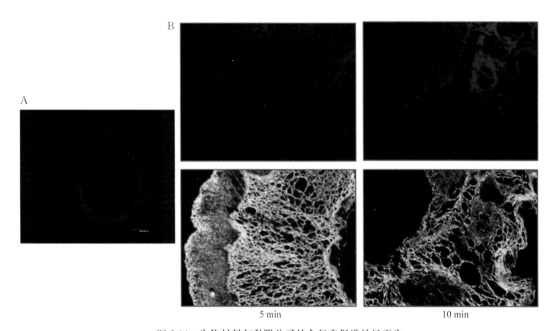

图 5-14　生物材料与黏附分子结合起来促进神经再生

罗丹明-BSA 结合神经导管的横截面(A);整个导管进行等离子体处理 5 分钟(B),
横断面部分显示等离子体处理不同时间的壳聚糖管的显微结构。上:荧光图像;下:相差图像

在另一项研究中,一种覆盖层的导管可以使轴突穿过脊髓的区域,并减少胶质瘢痕的形成(Cheng et al,2007)。行为分析评估 Basso-Beattie-Breshnahan 运动行为得分、感觉运动

组合行为得分、开场步行得分和跑步机分析表明,在植入椎板涂层的神经导管之后,老鼠表现出了行为改善和功能恢复的倾向;组织学和免疫细胞化学分析表明,植入的神经导管组能够在不引发炎症或凋亡的情况下,引导受损的轴突进行生长延伸,而不会引发炎症或凋亡。

其他细胞黏附分子,如 L1 表现出增强中枢神经系统的再生,聚乙醇酸(PGA)壳聚糖导管涂以重组 L1-Fc 有促进神经再生的潜在作用,引导轴突再生和促进髓鞘形成。

二、壳聚糖导管结合细胞进行中枢神经系统修复

神经干/祖细胞(NSPCs)、骨髓间质干细胞(BMSCs)和桡神经胶质细胞与壳聚糖一起用于 SCI 修复。结果表明,与直接的 NSPCs 注射相比,壳聚糖通道在植入后提高了存活率(图 5-15)。

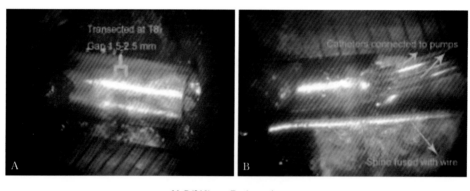

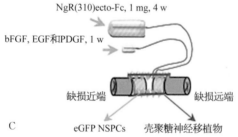

图 5-15　脊髓横断后壳聚糖植入手术

A,B. T7~T9 椎板切除术后,T8 全脊髓横断后当天植入 GFP NSPCs 接种的壳聚糖导管。脊柱融合了 T6~10(A)的金属丝,采用两种不同大小的渗透泵送 GFs 和 NgR(B);C.示意图表面植入种子通道、导管和泵的手术程序

成年绿色荧光蛋白转基因鼠前脑侧脑室分离提取的 NSPC,或源自大脑或脊髓的转基因绿色荧光蛋白老鼠 GFP 结合壳聚糖导管,用于修复脊髓横断损伤 NSPCs 的存活率很高,可以分化成星形胶质细胞和少突胶质细胞(图 5-16)。

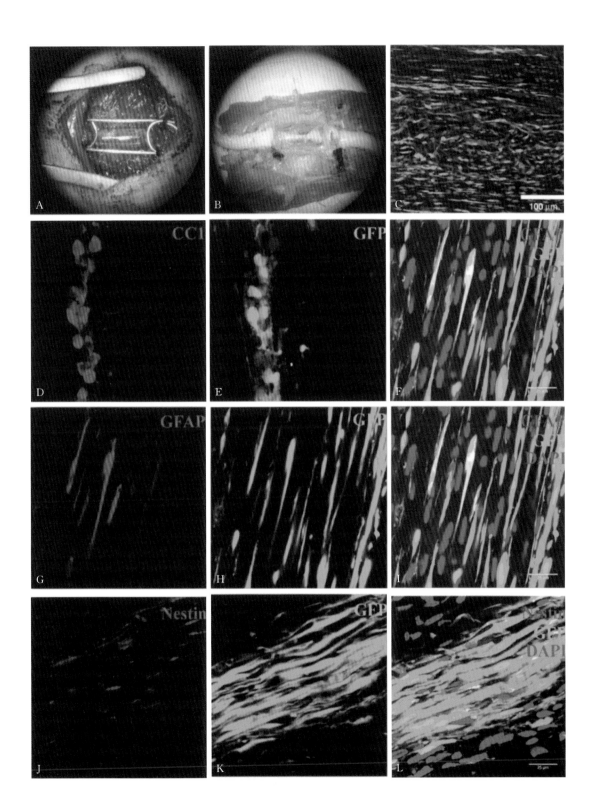

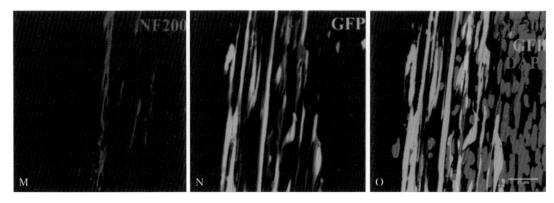

图 5-16   成年大鼠 NSPCs 在体内存活和分化成特定的细胞类型（A～O）

将 NSPCs 接种的壳聚糖管植入成年大鼠的完全横切脊髓损伤处。术后 5 周（A），在吻侧和尾侧残端之间形成的组织桥（B），
壳聚糖管上接种的 NSPCs 在体内 5 周存活良好（C）。存活的 NSPCs 主要表达少突胶质细胞在组织桥的内外围和中心（CC1；D～F）、
astroglial（GFAP；胃肠道）主要在组织桥和神经祖的外周（nestin；J～L）标记，但不表达神经元标记物（NF200；M～O）

此外，在壳聚糖导管中形成组织神经元，桥接横断的脐带残肢。NSPCs 在体内存活良好，再生组织桥内宿主神经的分化和维持，共同表明三维壳聚糖支架结合成年脊髓源性的 NSPCs 是一种很有前途的干细胞治疗策略，并且可以提高再生潜力恢复脊髓功能，虽然 SCI 后功能恢复仍然不是很理想。BMSCs 和胶质细胞结合壳聚糖支架，已经成功应用于 SCI 修复。

三、壳聚糖导管结合神经营养因子或神经保护分子修复中枢神经

壳聚糖导管联合神经营养因子或神经保护分子也可用于 SCI 修复。最近，用于患者降低胆固醇的药物阿托伐他汀，其神经保护作用正在成为很多研究的重点。有趣的是，含有阿托伐他汀钙的壳聚糖微球已经成功地改善 SCI 模型的功能恢复效果。此外，nogo-66 受体蛋白、碱性成纤维细胞生长因子（bFGF）、表皮细胞生长因子（EGFs）、血小板源生长因子等与 NSPCs 已成功应用于 SCI 修复。

总结

壳聚糖作为制备神经修复支架的最佳候选对象，在众多不同类型的生物材料中，壳聚糖仿生材料对神经元细胞和神经胶质细胞的培养显示了积极的影响，引起了基础科学和临床医学家越来越多的关注。

动物模型的实验结果和多项临床研究的第一批数据表明，基于甲壳素的支架是开发用于中枢神经系统和外周神经系统的神经修复的最好选择。

壳聚糖具有良好的生物相容性，可生物降解，同时可以通过改变其化学物理特性，得到

具有不同结构特征的支架（例如，生物降解时间或表面特性）。可以预见，基于甲壳素的神经再生设备进入临床就在不久的将来。

（杨宇民　赵亚红）

参 考 文 献

[1] Yiu G, He Z G. Glial inhibition of CNS axon regeneration [J]. Nature Reviews Neuroscience, 2006.7(8): 617–627.

[2] Yi S, Zhang H H, Gong L L, et al. Deep Sequencing and bioinformatic analysis of lesioned sciatic nerves after crush injury [J]. Plos One, 2015.10(12).

[3] Yang Z Y, Zhang A F, Duan H M, et al. NT3-chitosan elicits robust endogenous neurogenesis to enable functional recovery after spinal cord injury [J]. Proceedings of the National Academy of Sciences of the United States of America, 2015.112(43): 13354–13359.

[4] Sun T T, Li S S, Yang J, et al. Identification of a microRNA regulator for axon guidance in the olfactory bulb of adult mice [J]. Gene, 2014.547(2): 319–328.

[5] Shi J Y, Liu G S, Liu L F, et al. Glial Cell Line-Derived Neurotrophic Factor Gene Transfer Exerts Protective Effect on Axons in Sciatic Nerve Following Constriction-Induced Peripheral Nerve Injury [J]. Human Gene Therapy, 2011.22(6): 721–731.

[6] Kim D, Lee S, Lee S J. Toll-Like Receptors in Peripheral Nerve Injury and Neuropathic Pain. Toll-Like Receptors: Roles in Infection and Neuropathology [J], 2009.336: 169–186.

[7] Jiang J J, Liu C M, Zhang B Y, et al. MicroRNA–26a supports mammalian axon regeneration in vivo by suppressing GSK3 beta expression [J]. Cell Death & Disease, 2015.6.

[8] Gu Y. Zhu J B, Xue C B, et al. Chitosan/silk fibroin-based, Schwann cell-derived extracellular matrix-modified scaffolds for bridging rat sciatic nerve gaps [J]. Biomaterials, 2014.35(7): 2253–2263.

[9] Gu X S, Ding F, Williams D F. Neural tissue engineering options for peripheral nerve regeneration. Biomaterials, 2014.35(24): 6143–6156.

[10] Gokey N G, Srinivasan R, Lopez A C, et al. Developmental Regulation of MicroRNA Expression in Schwann Cells [J]. Molecular and Cellular Biology, 2012.32(2): 558–568.

[11] Dong Y F, Chen Z Z, Zhao Z, et al. Potential role of microRNA–7 in the anti-neuroinflammation effects of nicorandil in astrocytes induced by oxygen-glucose deprivation [J]. Journal of Neuroinflammation, 2016.13.

[12] Abematsu M, Tsujimura K, Yamano M, et al. Neurons derived from transplanted neural stem cells restore disrupted neuronal circuitry in a mouse model of spinal cord injury [J]. Journal of Clinical Investigation, 2010.120(9): 3255–3266.

[13] Caroni P, Schwab M E. Two membrane protein fractions from rat central myelin with inhibitory properties for neurite growth and fibroblast spreading [J]. J Cell Biol, 1988,106(4): 1281–1288.

[14] Ceballos D, Navarro X, Dubey N, et al. Magnetically aligned collagen gel filling a collagen nerve guide improves peripheral nerve regeneration [J]. Exp Neurol, 1999,158(2): 290–300.

[15] Ding F, Wu J, Yang Y, et al. Use of tissue-engineered nerve grafts consisting of a chitosan/poly(lactic-co-glycolic acid)-based scaffold included with bone marrow mesenchymal cells for bridging 50–mm dog sciatic nerve gaps [J]. Tissue Eng Part A, 2010,16(12): 3779–3790.

[16] Fitch M T, Doller C, Combs C K, et al. Cellular and molecular mechanisms of glial scarring and progressive cavitation: in vivo and in vitro analysis of inflammation-induced secondary injury after CNS trauma [J]. J Neurosci, 1999,19(19): 8182–8198.

[17] Gu J, Hu W, Deng A, et al. Surgical repair of a 30 mm long human median nerve defect in the distal forearm by implantation of a chitosan-PGA nerve guidance conduit [J]. J Tissue Eng Regen Med, 2012,6(2): 163–168.

[18] Gu X, Ding F, Yang Y, et al. Construction of tissue engineered nerve grafts and their application in peripheral nerve regeneration [J]. Prog Neurobiol, 2010,93(2): 204–230.

[19] Hashimoto T, Suzuki Y, Kitada M, et al. Peripheral nerve regeneration through alginate gel: analysis of early outgrowth and late increase in diameter of regenerating axons [J]. Exp Brain Res, 2002,146(3): 356–368.

[20] Huang J K, Phillips G R, Roth A D, et al. Glial membranes at the node of Ranvier prevent neurite outgrowth [J]. Science, 2005,310(5755): 1813–1817.

[21] Hunt D, Coffin R S, Anderson P N. The Nogo receptor, its ligands and axonal regeneration in the spinal cord; a review

[J]. J Neurocytol, 2002,31(2): 93 - 120.

[22] Ide C. Peripheral nerve regeneration [J]. Neurosci Res, 1996,25(2): 101 - 121.

[23] Liu C N, Chambers W W. Intraspinal sprouting of dorsal root axons: development of new collaterals and preterminals following partial denervation of the spinal cord in the cat [J]. AMA Arch Neurol Psychiatry, 1958,79(1): 46 - 61.

[24] Lundborg G, Rosen B, Dahlin L, et al. Tubular repair of the median or ulnar nerve in the human forearm: a 5-year follow-up [J]. J Hand Surg Br, 2004,29(2): 100 - 107.

[25] McLean J, Batt J, Doering L C, et al. Enhanced rate of nerve regeneration and directional errors after sciatic nerve injury in receptor protein tyrosine phosphatase sigma knock-out mice [J]. J Neurosci, 2002,22(13): 5481 - 5491.

[26] McGee A W, Strittmatter S M. The Nogo - 66 receptor: focusing myelin inhibition of axon regeneration [J]. Trends Neurosci, 2003,26(4): 193 - 198.

[27] Mi S, Miller R H, Lee X, et al. LINGO - 1 negatively regulates myelination by oligodendrocytes [J]. Nat Neurosci, 2005, 8(6): 745 - 751.

[28] Norris R W, Glasby M A, Gattuso J M, et al. Peripheral nerve repair in humans using muscle autografts. A new technique [J]. J Bone Joint Surg Br, 1988,70(4): 530 - 533.

[29] Profyris C, Cheema S S, Zang D, et al. Degenerative and regenerative mechanisms governing spinal cord injury [J]. Neurobiol Dis, 2004,15(3): 415 - 436.

[30] Silver J, Miller J H. Regeneration beyond the glial scar [J]. Nat Rev Neurosci, 2004,5(2): 146 - 156.

[31] Vourc'h P, Andres C. Oligodendrocyte myelin glycoprotein (OMgp): evolution, structure and function [J]. Brain Res Brain Res Rev, 2004,45(2): 115 - 124.

[32] Wang X, Hu W, Cao Y, et al. Dog sciatic nerve regeneration across a 30 - mm defect bridged by a chitosan/PGA artificial nerve graft [J]. Brain, 2005,128(Pt 8): 1897 - 1910.

[33] Weber R A, Breidenbach W C, Brown R E, et al. A randomized prospective study of polyglycolic acid conduits for digital nerve reconstruction in humans [J]. Plast Reconstr Surg, 2000,106(5): 1036 - 1045.

[34] Xue C, Hu N, Gu Y, et al. Joint use of a chitosan/PLGA scaffold and MSCs to bridge an extra large gap in dog sciatic nerve [J]. Neurorehabil Neural Repair, 2012,26(1): 96 - 106.

[35] Yuan Y, Shen H, Yao J, et al. The protective effects of Achyranthes bidentata polypeptides in an experimental model of mouse sciatic nerve crush injury [J]. Brain Res Bull, 2010,81(1): 25 - 32.

[36] Zhao Z, Wang Y, Peng J, et al. Repair of nerve defect with acellular nerve graft supplemented by bone marrow stromal cells in mice [J]. Microsurgery, 2011,31(5): 388 - 394.

[37] Gnavi S, Barwig C, Freier T, et al. The Use of Chitosan-Based Scaffolds to Enhance Regeneration in the Nervous System [J]. Int. Rev. Neurobiol, 2013,109.

第六章 · 壳聚糖基止血材料的临床应用

　　止血是临床诊疗的重要组成部分,有效的止血是急救和外科手术保障患者生命安全的重要过程;其次,有效的止血还可以减少创面和术区积血,有利于伤口愈合,减少感染等并发症。止血材料在急救和外科手术中大量应用,不同的止血材料止血机制不尽相同,适用范围也不相同。Pusateri 等定义理想的止血材料应能够迅速停止动脉和静脉大量流血,并且轻便、耐用,在不同温度和湿度下稳定,不会对患者和医疗工作者造成伤害。

　　壳聚糖是具有凝血、抑菌、促进伤口愈合、无免疫原性、无刺激性的多功能的材料,2001 年被美国食品药品管理局(FDA)确认属于 GRASA(通常公认为是安全的)物质。目前,壳聚糖的止血机制尚未完全清楚,大多数学者认为壳聚糖的止血作用源于壳聚糖带有一定量的电荷,能够促进红细胞聚集,而红细胞的聚集可以改变血流动力学,促进血液凝固。此外,壳聚糖具有很强的促进血小板黏附和聚集的作用,血小板的黏附和聚集是血液凝固的启动器,同时血小板的黏附与聚集过程中又释放各种代谢产物,这些代谢产物在血液凝结过程中起重要作用,血液的凝固又加速血小板的黏附与聚集,通过相互作用起到放大的作用,从而加速血液的凝结过程。

第一节 · 概述

一、壳聚糖基止血材料的分类

壳聚糖基止血材料包括Ⅱ类医疗器械和Ⅲ类医疗器械。根据国家食品药品监督管理总局(China Food and Drug Administration,CFDA)于 2017 年 9 月 4 日发布的《医疗器械分类目录》及 CFDA 网站查询,壳聚糖止血产品分类详见表 6-1。

表 6-1　壳聚糖止血产品分类

序号	一级产品类别	二级产品类别	产品描述	预期用途	品名举例	管理类别
1	14-08 可吸收外科敷料(材料)	01 可吸收外科止血材料	一般由有止血功能的可降解吸收材料制成,呈绵状、粉末状或敷贴状等形态。无菌提供,一次性使用	手术中植入体内,用于体内创伤面渗血区止血、急救止血和手术止血,或腔隙和创面的填充	复合微孔多聚糖止血粉、壳聚糖止血海绵、生物止血膜	Ⅲ
2	14-10 创面敷料	03 粉末敷料	为粉末状。所含成分不可被人体吸收。无菌提供	用于非慢性创面护理、止血,浅表创面使用,不用于体内	沸石粉状敷料、多孔石墨医用敷料、壳聚糖止血颗粒	Ⅱ
		12 含壳聚糖敷料	含有壳聚糖的固体敷料。无菌提供,一次性使用。所含成分不可被人体吸收	主要通过在创面表面形成保护层,起物理屏障作用。用于非慢性创面的覆盖和护理	含壳聚糖敷贴、含壳聚糖纤维敷料	Ⅱ

二、壳聚糖基止血材料的审查指南

壳聚糖基止血材料作为医疗器械应用于临床使用,需获得 CFDA 的注册证书。CFDA于 2016 年 1 月发布了《可吸收止血产品注册技术审查指导原则》,为体内可吸收止血产品的注册申报提供了依据,也为壳聚糖基止血材料的注册申报提供了重要的指导。以下摘取该指导原则中与临床相关的部分进行重点介绍。

(一)适用范围和禁忌证

应当明确产品所提供的治疗、诊断等符合《医疗器械监督管理条例》(国务院令第 650 号)

第七十六条定义的目的，并可描述其适用的医疗阶段（如常规止血方法无效时的止血等），说明预期与其组合使用的器械。应当结合产品的临床评价资料，明确说明该器械不适宜应用的某些手术类型（如：眼科手术、泌尿外科手术、神经外科手术除外）。

（二）与同类产品或前代产品的比较信息

申请者应综述同类/类似产品的国内外研究及临床使用现状与发展趋势。描述本次申报器械与已上市同类/类似器械的相似点和不同点，建议以列表方式表述，比较的项目建议包括产品名称、结构组成、止血原理、适用部位、预期用途、产品设计、原材料选择、生产工艺、灭菌方式、性能指标、有效期、已上市国家等。已上市器械应至少选择 2 个，应符合本指导原则的定义范畴，可包括本企业已上市同类/类似产品或其他企业已上市同类产品。

（三）研究资料

产品的研究资料应当从技术层面论述所申报产品的止血原理、生物吸收及降解特性、预期用途、设计、技术特征、原材料控制、生产工艺控制及验证、产品性能指标及制定依据、产品包装验证、产品灭菌验证、产品有效期验证等，应制订目录，并建议根据不同的专题分册提交。至少应包含如下内容但不局限于此。

1. 产品止血作用机制

提交能够有效证明或阐述该申报产品的止血作用原理的技术或证明性资料。申请者应详细阐明申报产品的止血机制，描述产品如何影响止血过程、产品在止血过程中的优势作用，确认该止血机制结合所申报产品应用是否科学合理。对支持该止血原理的国内外研究文献进行综述，并提交具体支持该止血原理的相关科学文献原文及中文翻译件。阐明是否已有应用相同止血原理的产品在境内外上市，并研究所申报产品是否会可能引起血栓形成、凝血障碍等与其使用相关的不良反应。

2. 产品可被人体吸收的作用机制

（1）生物降解研究：申请者应阐明产品的降解机制，提交支持降解机制的试验资料或文献资料。申请者应提交所申报产品的体外降解试验和体内降解试验研究结果。

体外降解研究建议模拟体内条件（例如：37 ℃的环境下，蛋白质水解），研究产品完全吸收降解所需时间及所有的降解产物。建议结合产品特性及临床应用建立合理的体外降解研究方法。建议参照已有的标准方法并与已上市的同类产品进行比较。体外降解研究建议观察指标包括：产品溶解性、降解周期、降解所需的条件及降解速度与降解条件之间的关系，降解的主要产物及含量、形态改变（崩解过程、是否有碎片掉落、碎片溶胀等）。

体内降解研究建议根据体内或预期使用方法、使用部位来研究产品的降解和吸收。建议申请者阐明影响产品降解的因素,如材料的植入量、植入形状、所选择的动物种类、植入部位、参与反应的生物因子等;研究所申报产品是否会引起异物反应、感染等不良反应。受试动物的种类选择、植入部位选择应当提供选择依据。

体内降解研究建议根据产品降解周期选取多个中间时间点进行观察,并根据该器械在临床使用时患者可能接触到的一次性最大用量(应当提供用量确定的依据),在动物体内植入时进行科学的换算,降解研究报告应说明组成材料、材料来源、研究设备、试验方案、试验步骤、支持性科学文献等。体内降解研究应根据初始植入物尺寸、植入物的量、植入物物理机械性能、残留植入物尺寸、植入部位组织学反应、镜下切片、局部炎症反应、周围组织长入或修复情况等观察指标,对器械的降解程度进行评价。

对体内、体外降解的相关性应进行评价。

(2)体内吸收、分布、代谢过程研究:应对所申报产品及其降解产物在体内的吸收、分布、代谢、排泄途径等进行研究,可考虑但并不局限于以下内容:产品及其降解产物的吸收途径、体内分布状态、代谢途径、代谢终产物。如提交文献资料,需提交合理的桥接性资料。

3. 原材料控制

(1)明确产品的起始物质,一一列明产品生产过程中由起始物质至终产品过程中所需全部材料的化学名称、商品名/材料代号、CAS号、化学结构式/分子式、分子量、分子量范围及分子量分布、纯度、使用量或组成比例、供应商名称、符合的标准等基本信息,建议以列表的形式提供。

产品有效成分的结构、分子量、分子量分布、含量均应用科学有效的方法进行表征,配方应有公认的确定性。

(2)说明原材料的选择依据、起始材料及来源,建议尽量选用已有相关人类临床应用史的原材料。原材料应具有稳定的供货渠道以保证产品质量,需提供原材料生产厂家的资质证明、外购协议及合格检验报告。应明确所用原材料的质控标准及生产过程中的检验指标和控制要求,提交原材料符合相应标准的全性能验证报告。

对于动物源性原材料,如:明胶、胶原等,需要提交涉及控制病毒和/或其他病原体感染以及免疫原性风险的有关技术文件。至少应包括动物的种类、地理来源、年龄、取材部位及取材部位的组织性质的具体描述。对于常规定点饲养的动物种类,需提供与动物定点饲养单位签订的长期供货协议及饲养单位的资质证明,如果涉及第三方,应提供所有相关方的有关供货协议及资质证明。对于常规定点屠宰的动物种类,需提供制造商与屠宰单位签订的合同及屠宰单位的资格证明;对所执行的检疫标准需进行描述,提交所取材动物的检疫/防疫证明性资料,一般包括动物检疫合格证、动物防疫合格证、对动物进行防疫接种的兽医卫生合格证等。要求申请者保存每一批动物可追溯性文件(该文件中至少应包括：该产品所用动物的地理来源、取材部位、动物的可追溯性标识、动物饲养、检疫、屠宰及加工方面的情况)进行承诺。

对于首次应用于医疗器械的新材料，还应提供该材料适合用于人体预期使用部位、预期使用方式的相关研究资料及新材料筛选时的安全性评价资料。

4. 产品性能指标

(1) 应当提供产品性能研究资料以及产品技术要求的研究和编制说明，产品技术要求的编制说明应说明产品性能指标及试验方法制订的依据，主要包括物理性能、化学性能等方面的要求及其制订依据。

(2) 申请者应明确与止血效能有关的直接技术指标，提交有关研究资料，阐明性能指标制订的必要性和科学性。

(3) 降解性能指标应制订具体，要求应明确说明降解周期及降解形式。

(4) 可吸收止血产品为植入器械，应对热原进行控制，致热反应采用家兔法。若申报企业正常出厂检验时以内毒素水平控制，申报企业应对内毒素检测方法进行验证，并与家兔法测定致热性进行关联性评估，以论证出厂检验项目以内毒素水平替代的科学性和可靠性。

(5) 特殊性能要求，如：杀菌或抑菌性能评价。

(6) 根据产品材料的不断发展，部分可吸收止血医疗器械产品可能宣称具有杀菌或抑菌性能(限于材料本身)，申请者应对此开展研究，对这类器械进行体外试验和体内试验，该试验可对产品的杀菌或抑菌作用机制、安全性、有效性(杀菌/抑菌谱)进行初步评价。由于不同产品的材料、组成、作用机制可能不同，申请者应依据不同产品的特点进行试验设计。

(7) 体外试验应当在模拟临床使用的状态下进行试验，如：试验中所使用的微生物的种类和数量应当与临床上所使用器械植入部位可能感染微生物的状态相似。制订试验方案过程中，应至少考虑以下内容：

1) 试验步骤。

2) 试验所选用微生物的种类、数量及该种类作为接种物的合理性解释。

3) 试验用微生物的准备(说明是否包含血浆)。

4) 微生物接种方法。

5) 对照组和/或对照产品的类型和选取依据。

6) 产品的使用步骤及时间。

7) 微生物培养步骤。

8) 试验样品量。

9) 结果判定标准(如需要)。

（8）体内试验应选取适宜的动物种类及伤口模型,其中伤口模型应涵盖所申报的产品适用范围。制订试验方案过程中,应至少考虑以下内容:

1）试验步骤。

2）对照组类型和/或对照产品的类型与选取依据。

3）动物的种类、数量及该种类作为受试动物的合理性解释。

4）伤口模型的描述及制备方法。

5）产品的使用步骤及时间。

6）观察指标及时间。

7）结果判定标准(如需要)。

（9）其他特殊性能:对于生产企业采用新材料制造的产品以及具有其他特殊性能的产品,企业应根据产品特点制订相应的物理、化学、生物性能要求,设计验证该项特殊性能的试验方法,阐明试验方法的来源或提供方法学验证资料。

5. 生物相容性评价研究

生物相容性评价研究应符合 GB/T 16886.1《医疗器械生物学评价第 1 部分:评价与试验》对相关用途、使用部位及接触时间的具体要求。产品接触时间是该产品对人体的最大累积作用时间。

建议根据 GB/T 16886.1,按照器械与人体的不同接触时间和接触方式来选择合适的生物学试验方法。符合《医疗器械生物学评价和审查指南》(国食药监械〔2007〕345 号)的应提交相关的证明文件。

生物相容性评价研究资料应当包括:

（1）生物相容性评价的依据和方法。

（2）产品所用材料的描述及与人体接触的性质。

（3）实施或豁免生物学试验的理由和论证。

（4）对于现有数据或试验结果的评价。

6. 生物安全性评价研究

对于含有同种异体材料、动物源性材料或生物活性物质等具有生物安全风险类产品,应当提供相关材料及生物活性物质的生物安全性研究资料。包括说明组织、细胞和材料的获取、加工、保存、测试和处理过程;阐述来源(包括捐献者筛选细节)。

若生产过程涉及动物源性成分,应对生产过程中灭活和去除病毒和/或传染性病原体工艺过程进行描述并提交有效性验证数据或相关资料。对清除(或降低)动物源性材料免疫原性工艺过程应进行描述,提交质量控制指标及验证性实验数据或相关资料,如原料为动物源性材料,建议增加对材料的免疫原性清除或降低效果进行具体的研究和论述，以确定工艺的有效性。

7. 产品灭菌

提交产品灭菌方法的选择依据及验证报告。器械的灭菌应通过 GB 18278、GB 18279 或 GB 18280 确认并进行常规控制，无菌保证水平(SAL)应保证达到 1×10^{-6}。灭菌过程的选择应至少考虑以下因素：产品与灭菌过程间的适应性；包装材料与灭菌过程的适应性、灭菌对产品安全有效性的影响。

8. 产品包装

产品包装验证可依据有关国内、国际标准(如 GB/T 19633、ISO 11607、ASTM D4169 等)提交产品的包装验证报告。包装材料的选择应至少考虑以下因素：包装材料的物理化学性能；包装材料的毒理学特性；包装材料与产品的适应性；包装材料与成型和密封过程的适应性；包装材料与灭菌过程的适应性；包装材料所能提供的物理、化学和微生物屏障保护；包装材料与使用者使用时的要求(如无菌开启)的适应性；包装材料与标签系统的适应性；包装材料与贮存运输过程的适合性。

9. 产品货架有效期

产品货架有效期是指产品在一定的温度、湿度、光线等条件的影响下，保持其物理、化学、生物学和微生物学性质的期限。有效期的研究应贯穿于产品研究与开发的全过程，在产品上市后还应继续进行有效期的研究。

货架有效期包括产品有效期和包装有效期。产品有效期验证可采用加速老化或实时老化的研究，实时老化的研究是唯一能够反映产品在规定储存条件下实际稳定性要求的方法，应遵循极限试验和过载试验原则，加速老化研究试验的具体要求可参考 ASTM F1980。

对于包装的有效期验证，建议申请者提交在选择恰当的材料和包装结构合格后的最终成品包装的初始完整性及维持完整性的检测结果。在进行加速老化试验研究时应注意：产品选择的环境条件的老化机制应与在实时正常使用环境老化条件下真实发生产品老化的机制一致。

该类产品首次注册申报时建议可以提交加速老化试验研究资料，重新注册则需要提交实时老化验证资料。对于在加速老化研究中可能导致产品变性而不适于选择加速老化试验方法研究其包装的有效期验证，可以以实时老化方法测定和验证。

10. 临床前动物研究

(1)临床前动物试验的目的主要是通过动物来考察产品的安全性，包括对免疫器官和其他毒性靶器官的影响、毒性的可逆性,以及与临床相关的参数,预测其在相关人群中使用时可能出现的不良反应,降低临床试验受试者和临床使用者承担的风险,并为临床试验方案的制订提供依据。

可吸收止血类医疗器械进行人体临床试验前应进行动物试验。

建议申请者建立与拟申报器械预期用途相对应的各个外科应用的动物模型。例如,预期用途为适用于普遍手术止血应用,建议动物试验应包括动脉、静脉以及各种组织和器官的毛细血管出血的情况。若申请者预期申报一个特定的动脉出血适应证,应设计试验研究以支持这项特定的适应证。对于应用于神经外科、眼科、泌尿外科止血的预期用途,应设计相应特定的动物试验。

(2)建议动物试验应至少评估以下指标

1)有效性指标:建议动物试验方案严格按照产品适用范围制订。有效性评价指标应包括有效止血时间、伤口愈合时间、产品降解吸收时间、吸收量与时间关系、残留物检测、与组织的黏附性等相关内容。

2)安全性指标:针对产品临床适应证、临床使用人群、临床使用方法开展相关的动物安全性试验研究。安全性指标一般包括动物的生理状态及不良事件,如动物外观体征、行为活动、体温、局部刺激性、腺体分泌、粪便性状、摄食量、体重、血液学和血液生化学指标(如白细胞分类及绝对和相对计数、白蛋白/球蛋白比例、相关酶类等)、大体解剖和组织病理学检查、与降解吸收有关的并发症,以及是否影响遗传、生殖、发育过程等。

申请者还应在动物试验过程中监测其他并发症,根据目前已确认的风险与已知的不良事件,应进行观察的并发症有:过敏、感染、血肿、凝血障碍、伤口愈合时间延长、伤口裂开、粘连形成等。企业应对动物试验中有关并发症进行完整的记录,分析原因并判定与器械的关联性,为产品风险分析和下一步的临床试验奠定理论基础。

为保证人类受试者的合法权益,只有在获得充分动物试验数据,且能证明产品对受试者无潜在安全性担忧时才可考虑进行临床试验。

(3)动物试验研究中拟申报器械一般应与一个已合法上市的类似组分和生产工艺的器械进行对比,对照组的选择、动物例数的选择应当具有统计学意义。应设立空白对照组,观察周期的确定应有一定的科学依据。

(4)申请者应提交详细的动物试验研究方案和研究报告。应至少包括但不局限于以下内容:

1)试验目的。

2)试验器材或试剂。

3)动物的种类、数量及该种类作为受试动物的合理性解释及选择依据。

4)试验方法(样品准备、动物准备、手术方法)、术前准备、目标器官、手术切口控制等。

5）对照组类型和/或对照产品的类型和选取依据。

6）伤口模型的种类及建立方法。

7）产品的使用步骤及时间。

8）观察方法、观察指标与观察周期。

9）数据统计学分析过程。

10）结果判定标准与试验结论。

11）有效性标准（如：止血时间等）。

12）安全性指标。

13）试验研究的结论。

（四）生产制造信息

1. 生产工艺及控制

提交产品的生产工艺管理控制文件，详细说明产品的生产工艺和步骤，列出工艺图表。提交产品生产工艺确定的依据、生产工艺过程中需要进行控制和测试的环节及相关证明性资料。确认关键工艺点及控制指标（如使产品具有可降解特性、控制产品纯度等）并阐明其对产品物理性能、化学性能、机械性能、生物性能的影响；对生产工艺的可控性、稳定性应进行确认。对生产加工过程中所使用的所有助剂（如交联剂等）均应说明起始浓度、去除措施、残留浓度、对残留量的控制标准、毒性信息，以及安全性分析验证报告。建议申报企业提供能够证明助剂或交联剂的添加量的证据支持或国内外文献资料或验证性资料。

由于制备具有可控降解特性的生物材料多需经过化学反应过程，有可能生成非单一预期产物，申请者需写明主要反应过程、反应试剂、反应条件、催化剂、生成物、中间产物、纯化过程等，提交非预期产物的质控标准、对人体安全性的评估资料等。

2. 生产场地

有多个研制、生产场地，应当概述每个研制、生产场地的实际情况。

（五）临床评价资料

按照《医疗器械临床评价技术指导原则》的相应规定提交临床评价资料。进口医疗器械应提供境外政府医疗器械主管部门批准该产品上市时的临床评价资料。

对需要进行临床试验的产品，应按照 NMPA 关于医疗器械临床试验的有关规定提交临床试验方案、临床试验报告、分中心小结、统计分析总报告及伦理委员会批件，同时，当监管部门认为必要时,申请者应能提供临床试验原始数据光盘(以 Excel、ACCESS 或 SAS 格式等)。临床试验时应注意如下几方面。

1. 关于探索性试验的考虑

可吸收止血产品的临床试验应分为探索性试验和确证性试验。探索性试验的设计应以保证受试者的安全为目的,强调以科学的严谨性为原则。对于全新的(首次应用于人体)可吸收止血产品,首先应进行探索性试验研究,以便根据逐渐积累的结果对后期的确证性试验设计提供相应的信息。探索性试验应有清晰和明确的研究目标。虽然探索性试验对有效性的确证有参考价值,但不能作为证明有效性的正式依据,需经过确证性试验证实医疗器械产品的有效性和安全性。

申请者/生产企业在设计临床试验方案前应对是否进行探索性试验做充分论证。产品材料在中国境内首次应用于可吸收止血产品,应进行探索性试验。

设计探索性试验方案时建议注意以下几点:

(1) 探索性试验可为单个或系列试验。

(2) 可在一个或两个临床试验单位进行,可不设立对照组。

(3) 受试人群的选择应是适应证目标人群中临床症状简单、耐受能力强、临床操作安全的人群。

(4) 首次应用于人体试验研究的探索性试验的样本量一般不应少于 30 例,初步观察产品的安全性和可行性。

(5) 探索性试验应以安全性评价为主要目的,同时也建议关注与有效性相关的指标,以便为确证性试验提供参考。

(6) 探索性试验中出现的任何不良事件应如实记录,对于严重不良事件应按照法规要求及时上报;同时临床试验人员应当及时做出临床判断,采取措施,保护受试者利益;必要时中止临床试验。

探索性试验结束后,申请者/生产企业应对数据进行统计分析后,进一步设计临床试验方案(确证性试验或重新开展探索性试验)。

2. 研究设计和研究假设

建议申请者采用对照、前瞻、随机性研究设计,将拟申报器械与已获准上市器械进行对比。对照器械应与拟申报器械采用类似的材料制成且具有相似的预期用途。

3. 比较的类型

如优效性检验、非劣效性检验、等效性检验,申请者应说明选择的依据。若以传统纱布按压作为对照,应选择优效性检验。

4. 临床适应证的选择

详细说明试验对象的选择范围、入选标准、排除标准和对照组的设置情况。

若拟申报产品的适应证为普遍应用,建议申请者评估产品在 3～4 个不同外科手术中的使用。若产品选择在妇产科进行临床试验,入组患者时应考虑患者是否有妊娠生育要求。结合入组患者的入组条件,临床试验时应对产品是否影响患者的妊娠生育进行评估,并结合评估情况在说明书中增加相应的警示信息。

若拟申报产品标示有专业外科(如眼科、神经外科、泌尿外科)的适应证,建议申请者进行更多的对应研究以评估产品的性能,应选择特定的临床适应证患者进行临床试验。

5. 评价指标

明确临床性能评价指标,评价的指标应合理并便于临床观察,评价指标应至少包括安全性(包括不良反应和禁忌证)指标和有效性指标(如:有效止血时间),对不良反应和禁忌证应有处理和预防措施,以减少患者的风险。

6. 样本量确定依据

试验例数应具有统计学意义,应足以确保所申报器械将能在临床使用条件下充分发挥作用。

样本量的大小应根据受试产品的具体特性、主要疗效(或安全性)评价指标及其估计值、显著性水平、研究把握度以及临床试验比较的类型来确定。应在临床试验方案中明确给出具体的样本量计算公式及其来源出处,说明计算过程中所采用的所有参数及其估计值。建议根据下列五个方面确定所需要的样本量,即:

(1) 拟采取的试验设计类型(常分为单组设计、配对设计、成组设计、单因素多水平设计、交叉设计、析因设计、重复测量设计等)。

(2) 拟采取的比较类型[常分为差异性检验(又分为单、双侧检验)、等效性检验、优效性检验和非劣效性检验]。

(3) 允许犯假阳性错误的概率 α(α 通常不超过 0.05)和犯假阴性错误的概率 β(β 通常不超过 0.2,$1-\beta$ 被称为检验效能)。

(4) 主要评价指标的性质[通常分为定量的、定性的(又分为二值的和多值有序的)]与有关的基础数据及有临床意义的界值。

(5) 应考虑 20% 以内的脱落率。对于非劣效和等效性试验,还应给出具有临床意义的非劣效界值和/或等效性界值,若为优效性试验,需要给出优效性界值。

如上所述,在可吸收止血产品的确证性试验阶段,应结合研究设计、主要指标、假设检验、预期疗效估计,按照统计学原则进行样本量计算,各参数的确定依据须在方案中予以具体说明。除此之外,为更好地评价可吸收止血产品的安全性,假设与产品相关的不良事件发生率处于较低水平时,是否能在临床试验阶段将其检出,成为充分验证产品性能、保障患者安全的关键。表 6-2 给出了不良反应发生率在不同水平时,特定的样本量所能够提供的检验能力(至少发现一例的可能性)。

表 6-2　不良反应发生率在不同水平时,特定样本量提供的检验能力

AE 率	N＝100		N＝150		N＝200	
	二项	泊松	二项	泊松	二项	泊松
0.001	9.5%	9.5%	13.9%	13.9%	18.1%	18.1%
0.002	18.1%	18.1%	25.9%	25.9%	33.0%	33.0%
0.005	39.4%	39.3%	52.9%	52.8%	63.3%	63.2%
0.008	55.2%	55.1%	70.0%	69.9%	79.9%	79.8%
0.01	63.4%	63.2%	77.9%	77.7%	86.6%	86.5%

注:如果以预期的事件发生率和期望达到的最小检出能力作为设计的基础,可考虑通过计算 $N＝Ln$(检出能力)/事件率。例:以80%的检出率发现至少1例发生率1%的 AE,$N＝161$。

对各临床试验中心的入选受试者进行分组时,应尽可能基于重要的非试验因素进行分层随机化,不同病种病例应平均分配。

7. 试验样品信息

应具体说明临床试验样品的详细信息:产品规格型号、批号、使用方法,对照品的详细信息(生产厂家、产品材料、止血原理、预期用途、使用方法、产品规格型号、批号、医疗器械注册证号等)。对照产品应尽量选择预期用途、物理性状一致的产品作为对照产品。

8. 临床试验的质量控制

为了全面、公正、客观、真实地评价参与临床试验的每一患者的有效性及安全性,建议在临床试验进行过程中,采用严格的质量控制措施。

(1)如采用随机对照设计:建议采用基于互联网(IWR)/电话(IVR)/传真等中央随机系统分配随机号,所有随机号不得二次使用。

(2)如采用单组目标值设计:建议连续入选所有符合入选/排除标准的患者,并采用基于互联网(IWR)/电话(IVR)/传真等计算机系统分配病例登记号,所有病例登记号不得二次使用。

上述措施主要是出于保证研究质量及患者的安全性的考虑,将所有入组患者的基本信息记录在中央计算机系统内,以备今后对数据进行跟踪、核查。

9. 统计分析方法

应在方案中明确写出将要采用的统计分析方法。所有统计分析均应在 ITT(意向性治疗)分析集进行,对于未能观察到安全性或有效性终点的受试者,必须进行灵敏度分析,并按照失败或者无效计算。

(1) 描述性分析:计数资料采用频数和百分比描述,计量资料采用均数、标准差、最大值、最小值、中位数、第 25 及第 75 分位数描述。

(2) 基线人口统计学分析:基线统计除按上述描述性分析外,对计数资料组间比较采用卡方检验或 Fisher 精确概率法,正态分布的计量资料组间比较采用成组 t 检验,非正态分布的计量资料组间比较采用 Wilcoxon 秩和 Wilcoxon Rank Sum 检验。

(3) 临床终点选择及分析:随机对照设计的试验,其主要终点有效率的组间比较,采用调整中心效应的 CMH(Cochran Mantel-Haenszel)卡方检验,需给出试验组与对照组有效率的差值及其 95% 可信区间,其余终点指标参照基线分析进行。临床研究中有效性评价的临床终点应为一定时间内是否达到止血作用或达到止血作用所需的时间(如:5 分钟止血时间)。

(4) 安全性评价:为评估器械的安全性,建议申请者提交使用该器械时观察到的所有不良事件和患者手术恢复期的全面评价,直到患者退出临床研究。

1) 实验室指标:报告实验室指标治疗前正常、治疗后异常的例数及所占比例,并进行组间比较。

2) 不良事件:报告不良事件发生例数及所占比例,并进行组间比较。同时,详细描述各组病例出现的全部不良事件的具体表现、程度及其与所使用的研究产品的关系。

10. 临床操作方式

建议具体说明试验中使用器械的具体方法和有效性的判定标准,包括出血创面的选择、压迫时间、去除时间等。

11. 患者随访

建议申请者对临床试验中纳入的患者进行随访,随访时限为拟申报器械被完全吸收的所需时间。此外,建议在器械的应用前和应用后评估机体血液系统的情况。随访应有客观依据。

（六）产品风险分析资料

按照 YY/T 0316《医疗器械 风险管理对医疗器械的应用》标准的要求,对产品生命周期全过程实施风险管理。企业在产品准备注册上市前,应对风险管理过程进行评审。评审应至少确保:风险管理计划已被适当地实施;综合剩余风险是可接受的;已有适当方法获得相关生产和生产后信息。评审结果应形成风险管理报告。风险管理资料应至少包括以下信息。

1. 可能影响产品安全性的特征问题清单

建议申请者参考 YY/T 0316 附录 C 的要求判定医疗器械与安全性有关特征的问题,但识别风险的来源并不局限于此。申请者应对该类产品进行充分的风险识别,风险识别的信息来源需要具体列出,可包括但不局限于以下途径:类似产品的投诉/抱怨数据、医学文献、实验室检测、动物试验数据、产品标签标识、专家观点等。对于风险识别信息的来源,企业应具体说明,并提交有关支持文件或文献。

2. 产品有关危害的清单

申请者应详细列出与产品有关的已知和可预见危害的清单,以及对每个危害如何造成损害的分析(包括可预见的事件序列、危害处境和可能发生的损害)。

申请者应指出拟申报产品所特有的任何额外风险,说明风险分析的方法。已识别的风险应至少包括但不局限于以下方面。

（1）原材料的生物学和化学危害

1）材料或材料来源变化。

2）纯度。

3）材料的生物相容性和可降解性能。

4）动物源性材料的来源、取材、加工、储运、使用环节。

（2）生产加工过程可能产生的危害

1）污染。

2）添加剂、助剂、辅剂的残留。

3）病毒灭活。

4）异种蛋白的去除。

5）工艺用水。

6）生产环境洁净度。

7）热原。

（3）产品使用风险因素

1）止血失败。

2）血肿。

3）血栓形成。

4）感染。

5）伤口裂开。

6）异物反应。

7）免疫反应。

8）粘连形成。

9）吸收降解不完全。

10）临床实际使用时与其他可能同时使用的物质（如：聚甲基丙烯酸甲酯）的相互影响。

11）自体血回输时抽吸入血液过滤器。

12）栓塞形成。

13）神经损伤或组织坏死。

（4）灭菌过程可能产生的危害：灭菌方式对产品不适宜，灭菌不完全、灭菌方法导致产品失效、灭菌不彻底等。

（5）不正确使用产生的危害：未按照说明书中操作方法操作，用量不正确、使用过期产品等。

（6）产品包装可能产生的危害：包装破损、标识不清等。

企业应对所识别的风险提出具体的降低风险的措施。降低所申报产品的风险应依据YY/T 0316要求依次从设计、保护、说明书等方面进行考虑。

申请者应在产品生命全周期中对风险进行管理控制，以使剩余风险在可接受范围内。申请者可通过产品设计控制、产品原材料选择、产品技术性能指标的制定、动物试验、临床试验、正确的标签标识、灭菌等多项措施以降低风险至可接受水平，但不局限于以上所述。

（七）产品技术要求

申请者应按照《医疗器械产品技术要求编写指导原则》中的规定，根据产品的技术特征和临床使用情况来确定产品安全有效、质量可控的技术要求与试验方法。产品技术指标应不低于相关的国家标准或行业标准，产品技术要求中的试验方法均应为已验证的方法。建议申请者根据所申报产品特点制订产品技术要求，对企业宣称的所有技术参数和功能，应在产品技术要求中予以规定。

产品技术要求中应明确适用范围，列明规格型号并阐明各规格型号之间的区别和划分依据,产品结构及其示意图,产品各组件的材料及所符合的标准,产品定性、定量、表征要求,止血性能(如：孔隙率、吸水率等)要求、产品性能指标及试验方法,产品灭菌方法、有效期,产品包装方法、标识、运输和储存要求等。引用标准应当为现行有效版本。

申请者应考虑在产品技术要求中增加对生产过程中添加剂的残留、非预期产物等进行控制。

应注意热原与细菌内毒素的要求不应混淆。

若为动物源性原材料,应明确规定动物种属、年龄、产地、取材组织部位,还应考虑在成品技术要求中制订杂蛋白、纯度、残留 DNA 等控制指标。

(八)产品的注册检测

注册检测资料应包括注册检测报告及相关的说明文件。注册检测报告应由 CFDA 认可的检测机构出具,产品应在检测机构承检范围内,分包项目优先委托具有受检目录的检测机构进行检测。此外还应注意如下几点。

1. 典型样品的选择

所检测型号产品应当是本注册单元内能够代表申报的其他型号产品安全性和有效性的典型产品。

2. 热原与细菌内毒素的要求不应混淆

可吸收止血剂为植入医疗器械产品,并预期与血液接触,故建议申请者应检测产品的致热原性。

(九)产品说明书、标签

产品说明书、标签和包装标识应符合《医疗器械说明书和标签管理规定》(总局令第 6 号)的要求,同时,还应满足以下要求：

(1)进口产品说明书中内容首先应忠实于原文,提交完整版的原文说明书中文翻译件。

(2)使用说明应详细说明所申报产品的技术特征及产品应用于患者时具体的操作步骤。

(3)可追溯性标签要求。

(4)警示信息建议至少包括以下内容

1)血液回收系统：可吸收止血器械的碎片可能会经过血液回收系统的过滤器,堵塞血液回收系统或患者的脉管系统。说明书中应警告可吸收止血器械不能与血液回收系统联合使用。

2)甲基丙烯酸甲酯黏接剂：已有文献报道,某些类型的可吸收性止血器械降低了用于假肢矫形器械固定的甲基丙烯酸甲酯黏接剂的强度。因此,建议说明书中应警告可吸收止血器械不能与这类产品联合使用。

(5)注意事项建议根据申报产品具体特性可考虑包括以下内容。

1)栓塞:在中-大血管附近使用可吸收止血器械,可能导致血管栓塞。这种栓塞伴随着严重的副作用,包括发热、十二指肠和胰腺梗死、下肢末端血管栓塞、肺动脉栓塞、脾脓肿、脾坏死、扑翼样震颤,甚至死亡。因此,建议说明书中提醒临床医师注意确保可吸收止血器械的碎片不要进入脉管系统。

2)器械膨胀:可吸收止血器械吸收液体,会产生不同程度的膨胀。这种液体吸收伴随着器械的膨胀。因此,建议标签提醒医生注意仅使用该器械达到止血作用的最低用量,一旦达到止血目的,小心地去除所用剩余的器械材料。

有时需要在狭窄体腔中使用可吸收止血器械。因此,建议标签提醒医生注意使用预期会膨胀的这类器械时应留有允许的空间大小。并建议指出在涉及脊髓和骨孔的手术操作中使用这类器械,一旦达到止血目的,立即去除器械。这有助于避免瘫痪、疼痛、神经损伤、邻近血管收缩及组织坏死。

3)过敏反应:建议标签提醒医生避免对器械中含有的任何动物或植物成分过敏的患者使用该器械。

(6)其他:应提交标签、单包装、零售包装的印刷版示意图。

三、壳聚糖基止血材料的质量控制及对血液系统的影响

(一)质量控制

为保证壳聚糖基止血材料的安全性和有效性,应对可能影响其安全性和有效性相关的指标进行控制。蛋白质残留、病毒是影响其安全性的主要指标;而分子量、脱乙酰度、外观形态等则对壳聚糖的理化性能和生物活性有显著影响,是影响其有效性的主要质量指标。

1. 蛋白质残留

壳聚糖中含有的杂质包括蛋白质、重金属、脂类、色素等。其中对壳聚糖基止血材料的安全性影响最为显著的是蛋白质,因为残留的蛋白质可能引起免疫反应。所以去除壳聚糖中残留的蛋白质对于控制壳聚糖基止血材料的安全性非常重要,这也是壳聚糖纯化的主要原因。壳聚糖中残留的蛋白质可能有不同的来源,并以不同的形式存在于壳聚糖中。一方面,甲壳动物中的蛋白质,如其肌肉组织中的虾原肌球蛋白等可能因脱蛋白不完全而在产品中有残留;另一方面,甲壳动物外壳中的蛋白质与甲壳素通过共价键相连接及静电作用、疏

水作用、氢键作用等非共价键形成甲壳素-蛋白质复合物。这些蛋白质与壳聚糖具有较强的相互作用,可能无法完全除去而残留在壳聚糖中。除此之外,壳聚糖结构中含有大量氨基和羟基,对蛋白质具有较强的吸附能力,在储藏和加工过程中也可能通过氢键、离子作用等吸附试剂、环境中的蛋白质。

2. 病毒

除了蛋白质残留,病毒是影响壳聚糖基止血材料安全性的另一个主要因素。近年来,动物组织原料病毒的携带风险以及对人体的潜在危害已引起极大关注。壳聚糖来源于甲壳类动物,在医药中应用时应避免虾蟹等所携带的病毒残留在壳聚糖中,或生产中受到病毒污染,影响产品的安全性。尤其是作为止血材料应用时,应充分消除病毒污染的风险。虽然已有报道认识到壳聚糖中可能存在病毒残留的风险,但对于动物来源的壳聚糖中病毒研究报道很少。杨倩等研究结果证实,以耐理化性非常高的、无包膜 DNA 的细小病毒(PPV)和中等耐受的、有包膜 DNA 的伪狂犬病毒(PRV)、有包膜 RNA 的鸭肝炎病毒(DHV‑I)以及低等耐受的、有包膜 RNA 的牛病毒性腹泻病毒(BVDV)为指示病毒,采用 50%组织培养感染剂量法(TCID50)测定染毒后及灭活后壳聚糖中 PPV、PRV、DHV‑I 和 BVDV 的滴度,研究了碱化和醇洗对壳聚糖中病毒灭活方法。结果表明,碱化和醇洗处理是壳聚糖有效灭活病毒的方法。

3. 脱乙酰度和分子量

从化学结构来讲,不溶于水的高分子量的壳聚糖才具有好的止血效果。脱乙酰过程对壳聚糖的降解速度、强度(tensile strength)和延伸性(elongation)、体外凝血时间、动态凝血时间和血小板黏附能力等都会产生显著影响,因此脱乙酰度是影响壳聚糖作为止血材料的重要质量指标之一。研究结果表明,随着壳聚糖脱乙酰度的下降,其凝血所需时间也在下降。低脱乙酰度的壳聚糖更容易使血液凝固。但是脱乙酰度越低,壳聚糖黏度越大,分子量越高,取代度越高,止血效果越好,但是越难降解。

(二)对血液系统的影响

虽然壳聚糖具有良好的生物相容性,但是壳聚糖基止血材料在止血过程中与血液接触,对血液系统可能会产生影响。

黄攀制备了 5 种不同取代度的 N‑羧甲基壳聚糖进行溶血试验,样品用生理盐水分别配成 2 mg/mL 浓度,A 组:取 0.3 mL 样品溶液与 0.7 mL 兔抗凝血混匀,放置 2 分钟。B 组:取 0.3 mL 生理盐水与 0.7 mL 兔抗凝血混匀,放置 2 分钟。试验组:取 A 组溶液 0.2 mL,加入 0.8 mL 生理盐水;阳性对照组:取 B 组溶液 0.2 mL,加入 0.8 mL 蒸馏水;阴性对照组:

取 B 组溶液 0.2 mL,加入 0.8 mL 生理盐水。1 000 r/min 离心 10 分钟,取上清液在 545 nm 处测定其吸光值,计算各样品的溶血率。溶血率<5% 者,判定为合格。试验结果显示 5 种 N-羧甲基壳聚糖的溶血率均<5%,符合要求。溶血实验结果表明取代度为 25%~75% 的 N-取代羧甲基壳聚糖均无明显的溶血现象。

付大伟从凝血功能、抗凝功能、纤溶功能以及血液流变四个方面研究了羧甲基壳聚糖经大鼠腹腔给药后,对大鼠血液系统的影响,评价了羧甲基壳聚糖的血液安全性。将取代度为 95.2% 的羧甲基壳聚糖植入大鼠腹腔,评价凝血功能凝血酶时间(TT)、凝血酶原时间(PT)、部分凝血活酶时间(APTT)、纤维蛋白原(FIB)以及血小板第四因子(PF4),来反映凝血系统的指标;抗凝功能以抗凝血酶-Ⅲ(ATⅢ)来反映抗凝系统;纤溶系统以纤维蛋白原降解产物(FDP)、D-二聚体(DD)以及纤溶酶原(PLG)反映;而血液流变学则由全血黏度和血浆黏度来反映。结果显示羧甲基壳聚糖经腹腔吸收到血液后,对大鼠的凝血功能、抗凝功能、纤溶功能和血液流变没有显著影响。由此,可以基本认定,羧甲基壳聚糖在生物体内降解吸收后对生物体的凝血功能、抗凝功能、纤溶功能、血流变学是安全的。

第二节 · 临床应用

一、体表创伤止血

(一)概述

创伤是指机械性致伤因素作用于人体所造成的组织结构完整性的破坏或功能障碍。在致伤因素的作用下,机体迅速产生各种局部和全身防御性反应,目的是维持机体自身内环境的稳定。局部反应和全身反应往往同时存在,但不同的损伤,机体的反应也不相同。如局部软组织轻微损伤,一般以局部反应为主,全身反应较轻或持续时间短;而严重的局部损伤,特别是战伤,局部组织损伤较重,且往往有坏死组织存在,此时,不仅局部反应重,全身反应也较明显且出血时间也长,两者还可相互加重以形成恶性循环。

止血是紧急医疗救治的一个重要步骤,也是创伤处理至关重要的环节,患者手术治疗、日常生活中出现突发性创伤时,均需进行快速止血,在恶劣的战争环境和复杂突发事件中的战、创伤急救治疗时,实现快速有效的止血尤为重要。Eastridge 等通过对 4 596 例战场死亡事件进行回顾性分析发现,87.3% 的死亡发生于院前急救过程,其中 75.7% 被认为是不可挽救性死亡,24.3% 为可挽救性死亡。在可挽救性死亡中,90.9% 与血管损伤有关。而周围主干血管损伤占全部血管损伤的 95％ 以上,胸腹部大血管损伤只占 2.5％～4％。Butler 等研究报道,在阿富汗战争和伊拉克战争的 1000 例尸检报告显示,可挽救性死亡中出血占 85％,其中无法常规压迫性出血占 69％。因此,止血在紧急医疗救治中有至关重要的作用。

目前的止血材料种类很多,但是,并非所有止血材料均适用于现场和院前急救,Pusateri 等认为理想的紧急医疗用止血材料应具备以下特点:①可直接用于出血创面并能在 2 分钟内控制大动脉和静脉出血;②使用前不需要混合或其他准备工作;③使用简便,即使是非医务人员也可熟练应用;④轻质耐用;⑤较宽温度范围内(－10～55 ℃)也能保持性质稳定,可以长期储存(至少 2 年有效期);⑥无组织伤害或感染危险;⑦价格经济,易于广泛装备。近年来,以壳聚糖及其衍生物作为主要止血材料的快速止血材料在止血领域应用日益广泛,开发出的产品经战场和临床使用证明,这种新型止血材料兼具快速止血和功能性止血等作用,止血效果显著。

(二) 临床应用情况

壳聚糖基快速止血材料因其良好的止血性能,自 2003 年被美国战术战伤救治委员会(Committee on Tactical Combat Casualty Care,CoTCCC)列入指南中,之后随着材料的不断改变而做了更新,CoTCCC 批准战场应用的产品汇总见表 6-3。

表 6-3　美军在战场列装应用的止血敷料

序号	产品名称	生产商	第几代	作用机制	产品外形	使用方法
1	HemCon 绷带	波兰 HemCon 医疗技术公司	第一代	交叉链接红细胞形成黏附屏障	薄片	用力压迫伤口处,直接按压 3 分钟
2	QuickClot 颗粒	美国 Z-Medica 公司	第一代	快速吸收周围水分,对凝集因子形成外部加热反应	沸石颗粒	撒入伤口深处,在沸石颗粒上直接加压标准纱布 3 分钟
3	QuickClot 纱布	美国 Z-Medica 公司	第二代	高岭土和血液立即解除,通过激活凝血因子Ⅶ促进凝血	高岭土纱布	创可贴、纱布卷、折叠敷料
4	Celox 纱布	英国 MedTrade 公司	第三代	交叉链接红细胞形成黏附屏障	壳聚糖纱布卷	包扎创口并直接按压 3 分钟
5	ChtiGauze Pro	波兰 HemCon 医疗技术公司	第三代	交叉链接红细胞形成黏附屏障	壳聚糖"Z"形纱布	包扎创口并直接按压 3 分钟
6	XStat	美国 RevMedx 公司	第三代	覆盖壳聚糖的纤维素海绵协助形成黏附屏障	充满小片状海绵的塑料注射器	通过注射器小口径的注射装置注入伤口内,可以用于狭窄伤口

下面简单介绍美国 HemCon 公司研发的 HemCon 系列产品、英国 MedTrade 公司生产的 Celox 系列产品和美国 RevMedx 公司生产的 XStat 产品。

1. HemCon 系列产品

2002 年 HemCon 被 FDA 批准上市,随后在美国伊拉克战争和阿富汗战争中发挥重要作用。该产品以冻干壳聚糖为基材,主要成分为:74%壳聚糖,9%水分,17%醋酸。将脱乙酰度为 81%、相对分子质量为 75 kDa 的壳聚糖溶于醋酸中,然后注入聚四氟乙烯涂层的铝板模具内,冷冻干燥后获得。HemCon 与血液接触后,利用正电荷的壳聚糖吸引红细胞,促使血液迅速凝固,使伤口形成结实的有黏附性的血块,有利于伤口的闭合固定和伤员转运。HemCon 柔韧性好,不粘连伤口,且具有抑菌抗感染作用。

据报道,在伊拉克和阿富汗战争中,在传统技术失败或传统技术可能失败的情况下,使用了超过 100 000 个 HemCon 产品。该报道汇总了 2 名美国陆军急诊医生收集并回顾的 64 例使用 HemCon 产品的病例。无不良反应及并发症发生。35 例(55%)应用于手或足,25 例(39%)应用于胸部(躯干)、腹股沟(包括 1 例阴茎伤口)、臀部和腹部,其余 4 例应用于面部及颈部伤口。静脉出血 33 例,动脉出血 7 例,不明原因 24 例。62 例成功止血或出血情况明显改善。2 例止血失败或出血情况未改善,这 2 例均为敷料被放置在伤口腔内,一例止血成功后,医生移除按压,因与手套形成了巨大血凝块,黏附于手套上,连同敷料一起被粘连移除;另外一例足部割伤止血失败。

在美国民用紧急医疗服务系统(Emergency Medical Services,EMS)进行的 34 个测试分析的报道中,静脉出血为 13 例,动脉出血为 12 例,剩余的 9 例为未知情况。53%的伤口为四肢、头部和颈部,脸部的伤口占了 38%,剩余的 3 处分别在胸部、腹部和腋下。研究过程中无不良反应或并发症发生。10 分钟止血成功率为 79%,3 分钟止血成功率为 74%。7 例止血失败的患者,6 例为产品使用错误,1 例失败原因不确定。

但是,随着 HemCon 临床应用数量增多以及研究的不断深入,对于 HemCon 的止血效果,不同的研究出现了完全相反的结果。Gustafson 等通过猪股动脉模型,HemCon 组进行对比研究,发现与纱布组做对照,纱布组 30 分钟的止血成功率为 21%,HemCon 组的止血成功率为 100%,纱布组止血失败的动物,使用 HemCon 止血后,均获得成功;4 小时止血成功率,纱布组为 7%,HemCon 组为 86%。而 Acheson 等研究表明,在猪股动脉模型中,使用 HemCon 的 15 只动物中,仅 1 只动物止血成功,且在 14 分钟再次出血,30 分钟大量出血。所有动物均死亡;虽然存活时间与纱布组相比较长,但差异无统计学意义。

2. Celox 系列产品

2007 年,Celox 被 FDA 批准上市,其为从虾壳中提取出的不同脱乙酰度和分子量的壳聚糖颗粒状混合物,脱乙酰度为70%～95%,分子量为10～1 000 kDa。其止血机制是通过带正电的Celox与带负电的红细胞之间的静电吸附,形成堵塞物,从而达到快速止血的目的,且再出血率为零。Celox可制成粉状或绷带,使用时与血液通过物理交联作用形成血凝块,堵塞伤口进行止血,通过物理过程起作用。该产品用于较大较深的创伤,还可用于动脉大出血,于2010年被美国CoTCCC列入美军急救包的标准内容物。

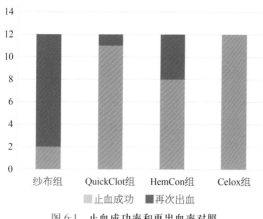

图6-1 止血成功率和再出血率对照

在猪股动脉模型中,比较纱布组、QuikClot(沸石颗粒)组、HemCon组和Celox组,止血成功率和再出血率见图6-1。受伤后3小时存活率,纱布组为50%,QuikClot组为92%,HemCon组为67%,Celox组为100%。

3. XStat

XStat是首个用于无法通过压迫止血的躯干和四肢结合部位出血的新型止血产品。XStat是一种海绵注射器,可以将不可吸收、可扩增的止血海绵用于身体结合部位不适用的出血控制。海绵与血接触后迅速膨胀,形成物理屏障,促进凝血块形成。不适用于胸部、腹部、腹膜后、腹股沟韧带伤的骶骨、锁骨上的组织等部位。

4. 国内使用情况

国内壳聚糖基止血材料为单纯使用壳聚糖制成,多个产品已经获得NMPA的注册批文,包括颗粒、海绵、凝胶,但止血效果有限,均不能应用于严重出血的创面。目前仅有进口产品MedTrade Products Limited公司生产的壳聚糖颗粒型止血材料Celox Haemostatic Granules可用于严重出血。

(三)临床应用注意事项

虽然大量的研究证明壳聚糖基止血材料作为快速止血材料表现出了良好的止血效果,但是在严重出血时,仍应以传统的止血方法作为首要止血法,在传统方法止血无效或无法应用时,再选用壳聚糖基止血材料。且应用时,至少按压3分钟,对于创口较深或出血量较大的伤口,适当增加按压时间。止血成功后,应密切观察伤口再出血情况,并尽快进行清创处理。对于颗粒型的止血材料,清创时一定要彻底,以免影响后期的创面愈合。

二、介入穿刺部位止血

（一）概述

1953 年,瑞典人 Seldinger 发明经皮穿刺动脉插管技术,该技术操作简单,对血管损伤轻微,能在同一部位反复多次穿刺。为了表彰 Seldinger 的贡献,将该项技术命名为 Seldinger 技术。作为血管内介入治疗的最基本方法,Seldinger 技术最初只用于疾病诊断,随着介入放射学技术的不断发展和诊治范围的迅速扩大,现在已广泛应用于各种介入性血管内治疗、各部位的腔道性器官或实质组织的介入处理,成为介入放射学最基本的技术和重要的组成部分。

大多数经皮血管内介入性诊断和治疗采取经股动脉穿刺血管内插管的途径进行,股动脉作为首选穿刺点的主要原因是：股动脉管径粗大,穿刺针容易刺中血管腔；股动脉位置表浅,容易触摸确定穿刺点；股动脉周围与神经相距较远,穿刺不易造成神经损伤；股动脉位置固定,后面紧贴趾骨,容易加压止血；股动脉穿刺点到全身各部位血管分支的距离均等,利于采用统一的导管进行介入操作。

除股动脉,桡动脉也是经皮穿刺动脉插管技术选择比较多的血管。1989 年,加拿大 Campeau 等首先报道了经桡动脉进行冠状动脉造影技术,随后陆续开展经桡动脉途径多种介入治疗,与经股动脉途径相比,经桡动脉途径有着相对较低的血管并发症发病率。桡动脉穿刺目前多用于冠状动脉造影或介入治疗,其他部位的介入治疗仍以股动脉为主。

穿刺和结束血管内操作后,由于血管穿刺的血管壁裂口较大,需要进行压迫止血。传统采用人工压迫的方法,尽管能使术后大部分患者获得较满意的止血效果,但它需要持续施压 10～20 分钟,患者穿刺侧肢体制动 24 小时。长时间制动可引起患者不适、住院时间延长、住院满意率下降等缺陷。

此外,虽然介入放射学是一种损伤轻微的医疗技术,但由于大部分血管内介入技术必须经过穿刺进入血管并在血管内进行各种操作,有些并发症不可避免,如与穿刺有关的局部血肿、穿刺部位出血、穿刺血管静脉瘘形成、穿刺部位感染、假性动脉瘤、疼痛等。

（二）临床应用

壳聚糖基止血材料用于介入穿刺部位的临床应用多年,且国内外均有较多产品上市,下面对几个大样本的临床研究进行简单介绍。

1. 股动脉介入穿刺口止血

宋莉等开展的多中心、随机、对照研究中,试验组使用壳聚糖基止血贴片止血,对照组为手动按压止血。共纳入 1 158 例行介入造影或治疗的患者，试验组和对照组各 579 例。两组止血成功率均为 100%，试验组压迫时间、90°坐位及下肢制动时间与对照相比，均有统计学意义的缩短，见图 6-2。术后，试验组无重度并发症发生，3.5% 患者出现轻度并发症，包括淤血（表现为穿刺点周围皮肤的斑片状颜色改变，未行特殊处理，2 周内吸收）、渗血（加压包扎后，仍持续有少量血液渗出，需经再次加压包扎后方可停止）、小血肿（直径＜5 cm 的非搏动性肿块），并发症的发生率与对照组相比无统计学意义。

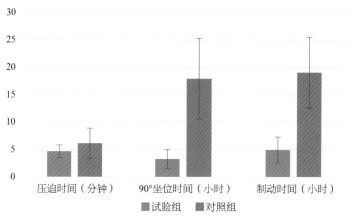

图 6-2　壳聚糖基止血贴和手动按压止血对照

黄慧芳等对手动压迫组、止血器组和壳聚糖止血贴组进行了比较，三组受试者入组的例数分别为 116 例、122 例和 124 例。止血时间和术侧肢体床上制动时间，止血器组和壳聚糖止血贴组均少于手动压迫组，且差异有统计学意义，见图 6-3。止血器组与壳聚糖止血贴组相比，止血时间止血器组有统计学意义的更短。制动时间壳聚糖止血贴组有统计学意义的

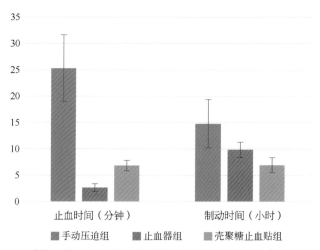

图 6-3　手动压迫组、止血器组、壳聚糖止血贴组止血时间和制动时间对照

更短。术后并发症如血肿、血管迷走反射和假性动脉瘤,壳聚糖止血贴组发生率最低,但是差异无统计学意义;皮肤破损,止血器组发生率最高,且与其他两组相比,差异有统计学意义。壳聚糖止血贴组,患者使用后舒适度最高,与其他两组相比,差异有统计学意义。三组并发症的发生情况见图6-4。

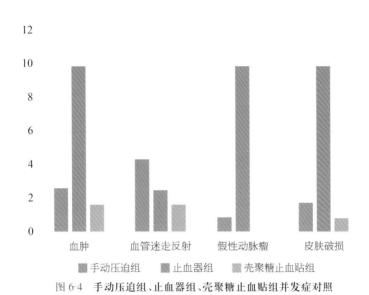

图6-4 手动压迫组、止血器组、壳聚糖止血贴组并发症对照

2. 桡动脉介入穿刺口止血

一项单中心、随机、对照研究,共纳入1 071例患者,与普通桡动脉止血板组相比,壳聚糖止血贴组压迫止血时间更短[(328 ± 58.0)分钟 $vs.(327.8\pm58.0)$分钟],且差异有统计学意义。出血、血肿、假性动脉瘤、前臂疼痛或不适、桡动脉内膜损伤及桡动脉闭塞等发生率,两组间比较,差异无统计学意义,但是总的血管并发症,壳聚糖止血贴组明显更低。尤其在术中应用大鞘管和术后应用大量抗凝剂方面,更具有优势。

另一对照研究,共纳入1 760例患者,试验组为壳聚糖止血贴组,对照组为弹力绷带组。壳聚糖止血贴组的止血时间明显少于对照组[(245.8 ± 36.7)分钟 $vs.(502.6\pm124.6)$分钟,$P<0.01$]。壳聚糖组桡动脉穿刺血管并发症发生率为6.0%,明显低于对照组19.1%,且差异有统计学意义。发生的并发症包括前臂血肿、桡动脉闭塞、持续性渗血、迟发型渗血、肌筋膜综合征和皮肤破溃。

方哲等设计的随机、对照研究,共纳入2 780例经冠状动脉造影或行介入治疗的患者,试验组为壳聚糖止血贴组,对照组为普通桡动脉止血板组。止血时间,试验组明显短于对照组[(281.4 ± 63.9)分钟 $vs.(335.2\pm60.4)$分钟],两组间比较,差异有统计学意义($P<0.01$)。出血、血肿、假性动脉瘤、前臂疼痛或不适、桡动脉内膜损伤、桡动脉闭塞等比较,两组间差异

无统计学意义，但血管总并发症，试验组明显低于对照组($P<0.01$)。

一项囊括了股动脉和桡动脉的研究表明，1 170 例行造影诊断，使用壳聚糖止血的患者，10 分钟内或者更短时间止血的患者 1 062 例，12～20 分钟止血的患者 108 例；有 336 例患者在 90 分钟内即下床活动，272 例患者 120 分钟下床活动，223 例患者 180 分钟下床活动，339 例患者 240 分钟下床活动；并发症的发病率为 0.17%。316 例行介入治疗的患者，266 例患者 10 分钟内止血成功，50 例患者 15～20 分钟止血成功；228 例患者 4 小时下床，4 例患者 6 小时下床，21 例患者由于止血效果不确定 6 小时后下床，3 例患者由于血肿 6 小时后下床；并发症发病率为 1.9%。

（三）临床应用注意事项

大量的文献报道及临床应用数据已经证实，壳聚糖基止血材料用于介入穿刺口的止血效果令人满意，可以减少术后并发症的发生率。但是在应用时，对于特殊人群，如肥胖患者、高血压、糖尿病患者，要适当增加按压时间，直至确认无活动性出血后，再进行加压包扎。对于术中肝素化的患者，应在肝素化作用消失后拔鞘，再进行止血。止血成功后，24 小时内密切观察患者的穿刺口，且患者应避免过度用力或激动从而引发血压急剧上升，这样可能导致术后发生血肿或穿刺部位再出血。

三、体内止血

（一）概述

出血是围手术期的常见问题之一，尤其对于多血管的实质性脏器，如肝外伤出血，常伴有大量失血导致的凝血功能障碍，大量失血还会导致多器官衰竭、昏迷等，并危及生命。外科止血是手术技术的核心之一，良好的止血技术是保证手术成功的关键。外科止血的目标是通过直接阻断出血部位血流或直接缝闭血管裂口，使血液不再从血管裂口或断端流出。

16 世纪，欧洲的外科医生进行手术时，通常使用烙铁止血的办法使创面局部结痂止血。到 19 世纪 80 年代，止血技术和手段有了初步进步。法国的帕雷医生发明了一种用丝线结扎血管的新方法——结扎法。这种用结扎血管来代替烧灼组织的结扎法，使外科的止血技术取得了重大的突破，对外科手术的发展起了重要的推动作用。1908 年，压迫止血因取得了良好的止血效果，成为术中止血直接有效的常用措施，近年来，止血技术已由过去单纯的器械止血措施发展为现代外科条件下的各种措施综合应用的专门技术体系，出现了很多用于术中减少出血的手术器械，如"超声刀"、高频电凝、"水刀"、红外线凝固止血器、氩气束、"激光刀"、"等离子刀"、微波止血器等器械和工具；止血材料也有了一定的发展，使外科手术止血更加有效。

（二）临床应用

目前获得 NMPA 批准的壳聚糖体内止血材料有 2 个，1 个为青岛博益特生物材料股份有限公司生产的壳聚糖基可吸收止血非织布，1 个为赛克赛斯生物科技股份有限公司生产的复合微孔多聚糖止血粉。

1. 壳聚糖基可吸收止血非织布

壳聚糖基可吸收止血非织布（以下简称止血非织布）于 2012 年获得 NMPA 的批准，由改性甲壳素（羧甲基壳聚糖）制成，形态为无纺布。用于外科手术中结扎或其他常规方法不适用或无效时，辅助用于控制毛细血管、静脉和小动脉的出血。

王梦炎等报道，止血非织布应用于肝脏部分切除术的患者，与常规关腹的患者相比，止血非织布组术后 1、2、3 天的引流量与对照组相比，均有统计学意义的更少，两组总引流量及拔管时间差异亦有统计学意义。

朱愉报道，在肝脏手术中，与速即纱做对照，两组患者均在 3 分钟内止血成功。使用止血非织布的患者中，6 例止血非织布与创面牢固黏附，不随按压的纱布脱落；1 例轻易随纱布脱落。术后无不良反应及血液检查异常。

2. 复合微孔多聚糖止血粉的临床应用情况

复合微孔多聚糖止血粉（以下简称止血粉）由淀粉多糖和羧甲基壳聚糖乳化交联共聚而成，是一种具有微孔结构的复合天然多糖，用于各种创伤和手术新鲜组织创面出血区止血。目前，产品应用的临床科室包括心胸外科、神经外科、骨科、血管外科、普通外科、泌尿外科、妇产科、耳鼻喉科、烧伤整形科等，临床应用效果良好。止血粉在腹膜后巨大肿瘤切除术、肝部分切除术、乳腺癌改良根治术和主动脉瘤切除术中的应用情况见图 6-5。

刘天盛等报道了止血粉用于髋关节置换术中止血，该研究为前瞻、随机、对照试验，试验组使用止血粉，对照组未使用止血粉。试验组术中失血量、术后 2 天引流量、输血率均明显低于对照组，且差异有统计学意义。术后未出现与止血粉相关的不良反应。

夏宏伟等报道了止血粉应用于食管癌切除术中，该研究为随机、对照试验，试验组为使用止血粉组，对照组为使用生物蛋白胶组。对照组 2 例患者使用生物蛋白胶后，仍出血，辅助压迫后，止血成功。试验组所有的患者均止血成功。术中出血量和创面渗血停止时间，试验组均少于对照组，且差异有统计学意义。

史学良等将止血粉应用于肺叶切除术，该研究为回顾性、对照研究，使用止血粉止血的患者为试验组，未使用止血粉止血的患者为对照组，试验组与对照组比较，止血时间和术中出血量明显少，且差异有统计学意义；患者术后胸腔引流量逐日减少，各时间点每天的引流

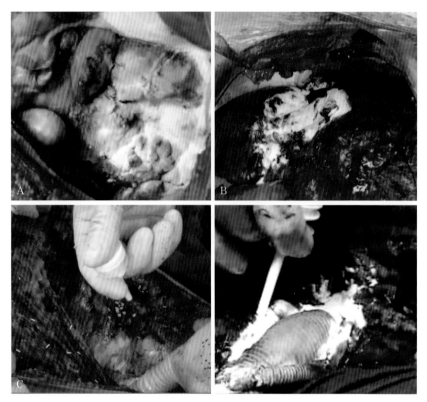

图 6-5　复合微孔多聚糖止血粉临床应用情况

A. 腹膜后巨大肿瘤切除术；B. 肝部分切除术；C. 乳腺癌改良根治术；D. 主动脉瘤切除术

量差异均有统计学意义。术后两组凝血功能各指标比较，差异无统计学意义。且试验组无再次出血的患者，对照组 2 例患者术后因出血行二次开胸手术。

彭云等报道了止血粉用于麦默通治疗乳腺多发良性肿瘤中的应用，该研究为对照试验，试验组为止血粉＋加压包扎止血，对照组为加压包扎止血。术后试验组血肿发生率、血肿轻重程度、血肿直径、疼痛程度和血肿消退时间明显低于对照组，且差异有统计学意义。

赵喜颖等将止血粉应用于非静脉曲张性消化道出血的内镜治疗中。35 例患者全部止血成功，且术后未发生再出血。

林燕凤等报道了行内镜逆行性胰胆管造影术（ERCP）后，出现乳头难治性出血单病例报道。患者 ERCP 术后第 5 天因出现血便和血象偏高，行内镜检查，见乳头开口胆道支架在位，乳头可见新鲜血液渗出，临床常规止血方法处理后，仍见出血未止，遂使用止血粉止血。止血成功，术后未再出血。

妇产科手术的常见并发症是术中出血或创面渗血，如子宫肌瘤剜除术、妇科肿瘤根治手术等，因此，快速有效的止血措施是妇产科手术成功的基本保证。目前，除传统的血管结扎、创面缝扎、纱布填塞等止血操作以及电刀、超声刀等能量器械止血外,生物止血材料的应用是其中的重要一部分。目前临床上常用可吸收的生物材料,壳聚糖就是其中的一种。临床上常用的壳聚糖敷料有：壳聚糖流体敷料、壳聚糖止血颗粒、壳聚糖粉末、壳聚糖水凝胶、壳聚糖止血护创敷料、壳聚糖纤维敷料等。

王莲莲等研究认为,良好的生物敷料可直接促进凝血过程,不仅可用于广泛渗血创面,且在一些常用的妇产科手术中能有效降低渗血率。通过评价不同生物止血敷料的材料学性能及应用于妇产科手术切口的生物相容性,发现在妇产科应用的选择上应考虑多方面因素,包括手术部位、出血部位、切口形态大小、不同渗血或出血情况、不同止血材料的自身性能及与机体的相容性等。而壳聚糖具有生物相容性、生物降解性及良好的成膜性、止血性、促进伤口愈合和抗菌功能。因此,在妇科手术的止血应用中具有一定的价值。

(三) 临床应用注意事项

壳聚糖基体内止血材料虽然止血效果良好,但是不能代替临床常规的止血措施,如结扎、电凝、按压等,其为外科手术中,常规控制方法不适用或者无效时的辅助止血方法,适用于开放式手术和腔镜手术。对于腔镜手术,壳聚糖基海绵可以裁剪成小块状后通过腔镜管道到达指定部位止血,而止血粉可以通过特殊的配合导管到达指定部位,实现止血的目的。产品应用后,对于出血量较大的部位应辅以按压,确认无出血或渗血后,冲洗掉剩余的产品。对于神经分布较密集的部位,尤其要注意产品使用的量和止血后冲洗掉剩余的产品,以免引起神经压迫,从而造成神经损伤。

第三节 · 展望

壳聚糖基止血材料的止血性能优势明显,但随着壳聚糖临床应用的不断推广,发现单纯使用壳聚糖的止血效果有限,特别对于广泛出血创面的止血效果不甚理想。因此通过对壳聚糖改性,与其他止血材料复合、与止血药物复合等方式来提高壳聚糖的止血性能会是今后的研究重点。

(闫永丽 赵成如)

参 考 文 献

[1] Pusateri A E, Holcomb J B, Kheirabadi B S, et al. Making sense of the preclinical literature on advanced hemostatic products [J]. Trauma, 2006,60(3): 674 - 682.

［2］国家食品药品监督管理总局(2016 第 7 号).可吸收止血产品技术指导原则[S].2016.

［3］Muzzarelli R A. Chitins and chitosans as immunoadjuvants and non-allergenic drug carriers ［J］. Mar Drugs, 2010,8(2)：292－312.

［4］Chaussard G, Domard A. New aspects of the extraction of chitin from squid pens ［J］. Biomacromolecules, 2004,5(2)：559－564.

［5］Kurita K. Chitin and chitosan：Functional biopolymers from marine crustaceans ［J］. Marine Biotechnology, 2006,8：203－226.

［6］夏文水.壳聚糖的生理活性及其在保健食品中的应用[J].中国食品学报,2003,3(1)：77－81.

［7］杨倩,宋战昀,张旭光,等.羧甲基壳聚糖病毒灭活/去除工艺验证[J].中国生物制品学杂志,2016,29(5)：533－537.

［8］李继平,杨冬雪.止血性壳聚糖的制备及其凝血效果的研究[J].辽宁化工,2007,36(5),289－291.

［9］Yang J, Tian F, Wang Z,et al.Effect of chitsan molecular weight and deacetylation degree on hemostasis ［J］. Mater Res B Appl Biomater, 2008,84(1)：131－137.

［10］黄攀,韩宝芹,刘万顺,等.N－羧甲基壳聚糖的制备及其生物相容性评价[J].功能材料,2009,7(40)：1198－1203.

［11］付大伟.羧甲基壳聚糖止血作用研究及其血液安全性评价[D].中国海洋大学,2011.

［12］陈孝平,汪建平.外科学[M].8 版.北京：人民卫生出版社,2013：129－130.

［13］Eastridge B J, Mabry R L, Seguin P,et al. Death on the battlefield (2001－2011)：Implications for the future of combat casualty care ［J］. Trauma & Acute Care Surgery, 2012,74(2)：431－437.

［14］Butler F K. Military history of increasing survival：the U. S. military experience with tourniquets and hemostatic dressings in the Afghanistan and Iraq conflicts ［J］. Special Operations Medicine, 2015,15(4)：149－152.

［15］Pusateri A E, Holcomb J B, Kheirabadi B S, et al. Making sense of the preclinical literature on advanced hemostatic products ［J］. Trauma, 2006,60(3)：674－682.

［16］李丽娟,邢克飞,刁天喜,等.美军止血材料研究进展[J].中国创伤杂志,2018,34(3)：242－245.

［17］郭苗苗,浦金辉,徐丹,等.壳聚糖基快速止血材料的研究进展[J].中国医院药学杂志,2012,32(1)：49－51.

［18］Wedmore I, McManus J G, Pusateri A E, et al. A special report on the chitosan-based hemostatic dressing：Experience in current combat operations ［J］. Trauma, 2006,60(3),655－658.

［19］Brown M A, Daya M. Experience with chitosan dressing in a civilian EMS system ［J］. Emergency Medicine, 2009,37(1)：1－7.

［20］Gustafson S B, Fulkerson P, Bildfell R, et al. Chitosan dressing provides hemostasis in swine femoral arterial injury model ［J］. Prehospital Emergency Care, 2007,11(2)：172－178.

［21］Acheson E M, Kheirabadi B S, Deguzman R, et al. Comparison of hemorrhage control agents applied to lethal extremity arterial hemorrhages in swine ［J］. Trauma, 2005,59(4)：865－875.

［22］Millner R W, Lockhart A S, Bird H, et al. A new hemostatic agent：initial life-saving experience with Celox (chitosan) in cardiothoracic surgery ［J］. Annuals of Thoracic Surgery, 2009,87(2)：13－14.

［23］赵瑞.壳聚糖改性及壳聚糖止血材料的止血作用和安全性研究[D].中国海洋大学,2015.

［24］Kozen B G, Kircher S J, Henao J, et al. An alternative hemostatic dressing：comparison of CELOX, HemCon, and QuikClot ［J］. Acad Emerg Med, 2008,15(1),74－81.

［25］Louvard Y, Lefevre T, Allain A, et al. Coronary angiography through the radial or the femoral approach：The CARAFE study ［J］. Catheter Cardiovasc Interv, 2001,52(2)：181－187.

［26］Morice M, Dumas P, Lefenre T, et al. Systematic use of transradial approach or suture of the femoral artery after angioplasty：Attempt at achieving zero access site complications ［J］. Catheter Cardiovasc Interv, 2000,51(4)：417－421.

［27］Mann T, Cowper P A, Peterson E D, et al. Transradial coronary stenting：comparison with femoral access closed with an arterial suture device ［J］. Catheter Cardiovasc Interv, 2000,49(2)：150－156.

［28］宋莉,佟小强,李槐,等.股动脉穿刺介入术后应用动脉止血贴压迫止血的多中心随机对照研究[J].实用放射学杂志,2012,28(6),926－939.

［29］黄慧芳,黄燕梅.经皮冠状动脉介入术后三种股动脉压迫止血方法的效果比较[J].中华现代护理杂志,2012,18(4)：451－453.

［30］方哲,周玉杰,刘宇扬,等.新型桡动脉止血器在林楚姑娘介入中的对比研究[J].心肺血管病杂志,2013,32(2)：165－168.

［31］杨锋,卢竟前,李瑞芸,等.含壳聚糖一次性桡动脉压迫止血器临床使用观察[J].中国心血管病研究,2015,13(2)：145－147.

［32］王建龙,周玉杰,刘宇扬,等.壳聚糖止血敷料用于经桡动脉冠状动脉介入治疗术后压迫止血的临床观察[J].中国心血管杂志,2011,16：440－442.

［33］Alter B R. Noninvasive hemostasis pad ［J］. Endovascular Today, 2003,4：1－3.

［34］王梦炎,罗灿军,方凌云,等.术益纱在肝部分切除术中的应用研究［J］.中国实用医刊,2014,41(14)：40－41.

［35］朱愉.壳聚糖止血非织布在外科止血中功效的研究［D］.上海交通大学,2009.

［36］刘天盛,王琪,王昊,等.复合微孔多聚糖可减少髋关节置换中的出血［J］.中国组织工程研究,2015,19：1872－1877.

［37］夏宏伟,方秦模,牛庆玲,等.复合微孔多聚糖止血粉在食管癌切除术中的应用［J］.临床心身疾病杂志,2014,20：89－90.

［38］史学良,杨志广,方秦模,等.复合微孔多聚糖止血粉用于肺叶切除术的止血效果评价［J］.中国药业,2016,13：63－65.

［39］彭云,倪军.逆行注射止血粉在麦默通治疗乳腺多发良性肿瘤中的应用［J］.中国现代医生,2017,55：47－49.

［40］赵喜颖,张北平,赵小青,等.复合微孔多聚糖止血粉在非静脉曲张性消化道出血内镜治疗中的应用［J］.实用医学杂志,2017,33：3927－3929.

［41］林燕凤,张北平,赵小青,等.复合微孔多聚糖止血粉治疗 ERCP 术后乳头难治性出血 1 例［J］.实用医学杂志,2015,24：4158.

第七章·海藻酸基栓塞剂的临床应用

  通过介入技术进行选择性血管栓塞已经成为治疗肿瘤和控制出血等领域的有效手段之一，并在临床得到越来越广泛的应用。规范和安全的介入操作技术已经被越来越多的医生所掌握，至关重要的栓塞剂或栓塞装置还在不断发展之中。一种好的栓塞剂或者装置既要有很高的有效性，又要有很高的安全性。对于一些临时性的栓塞，栓塞剂或装置还应该是可降解或者可吸收的。海藻酸基材料作为栓塞剂具有一些优越的性能，近年来得到越来越多的研发、探索和临床应用。

第一节 · 概述

一、栓塞剂临床使用现状和进展

栓塞是指将栓塞材料通过选择性导管导入血管内完成治疗性血管阻塞的过程。早在1930年,Bmok将肌肉块夹在银夹上,经颈动脉导入外伤性颈动脉海绵窦瘘阻塞病变。1960年,Luessenho和Spence使用合成材料 methylmethacrylate 球经颈动脉阻塞颅内动静脉畸形。现代血管栓塞的概念始于1953年Seldinger医生发明经皮经导管选择性栓塞术。1971年,Lang首次报道肾动脉栓塞术治疗肾癌。1972年,Rosch等报道1例选择性栓塞治疗十二指肠出血。1976年,Goldstein等报道肝动脉栓塞术治疗肝癌。20世纪70年代和80年代,选择性血管栓塞开始逐渐成为治疗各种血管相关病变的重要方法。90年代,亲水导管和导丝、可控导丝、微导管和各种栓塞材料的出现,导致栓塞材料在人体内各种血管中的释放更为精确,更为安全。现代血管造影设备、导管、导丝和经验逐渐成熟的导管技术是获得安全、有效栓塞的基础。

(一)栓塞的适应证

血管栓塞主要应用于当临床重要的、异常的治疗需要进行血管栓塞,或器官和组织异常需要进行血运阻断的时候。选择性血管栓塞技术的进展可以使各种栓塞物质被释放到需要的血管结构内,而对正常组织不产生损伤或仅产生相对小的损伤。在介入性放射学领域内,栓塞是最常见的挽救生命的重要治疗手段之一。是否进行栓塞治疗取决于靶器官内的病变和释放栓子到靶器官的能力,栓塞也有与操作有关的意外、栓塞导致靶器官严重缺血的潜在危险,但栓塞的治疗作用常常要胜过带来的潜在危险。常见的适应证包括:

(1)控制出血。

(2)晚期肿瘤症状的控制。

(3)术前肿瘤的血行阻断。

(4)动静脉畸形、静脉和动脉细的阻塞。

(5)器官消融。

(6)静脉曲张(食管和精索静脉)。

(7)血流的导向。

(8)其他适应证。

（二）栓塞技术

由于设备的不断发展和技术的不断改进，选择性栓塞技术应用于治疗各种血管性病变是一种越来越安全的介入治疗操作，但是仍应该重视栓塞治疗可能带来的潜在的危险性，栓塞技术需要现代化的血管造影设备，医生应经过严格系统的专业培训以及相当多的实际操作经验。

1. 一般要求

栓塞治疗应在标准建造的导管室内进行。应具备 C 形臂数字减影血管造影设备。高分辨影像增强器栓塞术前，责任医生必须熟悉患者的病史、各项临床检查和影像资料，应能解释患者做此项治疗的原因、临床意义和潜在的并发症。

2. 导管的选择

当进行栓塞时通常需要预先插入导管鞘，以利于多次的导管交换。特别是栓塞时栓子导致导管阻塞，导管鞘可以使被阻塞的导管撤除。有几种导管可以用于栓塞，包括标准血管造影导管、微导管以及特殊导管。

在诊断性血管造影后，血管造影导管可以直接前进到靶血管位置进行栓塞。亲水导管和导丝可以使导管头前进到末梢的血管。使用标准的血管造影导管进行栓塞常见于肾动脉、肝动脉、脾动脉和髂内动脉的栓塞。使用的栓子包括明胶海绵块、明胶海绵颗粒、明胶海绵粉、弹簧栓、乙醇等。

一般常见的微导管有 4 种：Tracker - 18、Tracker - 325、Micro - Ferret - 18 和 SP 导管。它们一般可以通过 5F 导管与之形成共轴导管系统。同时本身也能接受 0.018 in（0.457 mm）的导丝，以利微导管的推送力和旋转的控制力。这些导管各有特点。管腔允许直径 $300 \sim 800 \ \mu m$ 的颗粒通过。由于管径较细，可以前进到更为末梢的血管，使栓塞更为有效和安全。

特殊导管包括球囊阻塞导管，可以在注射栓塞剂时防止栓子逆流和控制血流速度以利于动静脉畸形的栓塞。可脱球囊导管用于进行海绵窦瘘的栓塞。

（三）栓塞材料

选择不适当的栓塞材料可以导致意外的栓塞、栓塞的结果不满意，甚至靶器官以外的组织坏死。选择的栓塞材料过大，栓子停留在病变的近侧，则导致持续的侧支循环血管供应病变，造成栓塞失败。选择的栓子过小，则导致栓子通过动静脉交通停留在肺动脉的血管床，造成肺栓塞。根据各种不同的病变类型，选择不同的栓子对提高栓塞的治疗效果和防止并发症非常重要。

理想的栓塞材料是能够容易地通过导管进行注射,并在所希望的水平有效阻塞血管而不通过毛细血管网。栓塞材料的正确选择应基于对其特性的熟悉、所需阻塞的水平、阻塞的时间和潜在的并发症。栓塞材料可分为暂时栓塞剂、永久栓塞剂以及介于两者之间的栓塞剂。根据其物理特性还可以分为固体栓塞剂和液体栓塞剂;根据其化学性能还可分为降解栓塞剂和不降解栓塞剂。栓塞材料详见表 7-1。

表 7-1　栓塞材料

颗粒栓塞材料	
1. 自体物质	自体血块、肌肉、脂肪、硬脊膜、筋膜碎片
2. 可吸收	明胶海绵、氧化纤维素、微胶原纤维、海藻酸钠、闭塞胶
3. 不吸收	聚乙烯醇、线段、硅酮球、金属或塑料小球
液体栓塞材料	
1. 可吸收	无水乙醇、硬化剂、热造影剂、热碘油
2. 不可吸收	己丁基-2-氰丙烯酸盐、硅酮、硫酸钡悬液
机械性栓子	螺圈、铂金弹簧栓子、不锈钢伞、丝刷、可脱栓子、可脱球囊
电凝	

1. 自体血块

自体血块(autologous blood clot)是短期栓塞材料,具有易得、易经导管注入、无抗原性等优点。缺点是不能预计闭塞血管时间,目前已较少应用。

2. 明胶海绵

明胶海绵(gelatin sponge)是常用的手术止血剂。由于其价廉和易得,是目前临床上常用的栓塞材料。将消毒过的明胶海绵薄层剪成适当大小的小块或小条状,然后悬浮在肝素盐水、造影剂或两者的混合液中。明胶海绵一旦同水接触很快软化,故易经导管注射。但其缺点是:明胶海绵易被组织吸收,闭塞血管时间短(一般为数周),同时可引起血管内膜炎性反应,栓塞效果也较差。

3. 聚乙烯醇微球

聚乙烯醇(polyvinyl alcohol,PVA)微球由聚醋酸乙烯水解而得,PVA 分子中存在两种化学结构:1,3-乙二醇结构(为主)和 1,2-乙二醇结构,其聚合度、分子量和黏度的关系见表 7-2。

表 7-2　聚乙烯醇(PVA)微球聚合度、分子量和黏度的关系

分子量等级	分子量(万)	4%水溶液 20 ℃下黏度(Pa·s)
超高聚合度	25～30	＞0.06
高聚合度	17～22	0.036～0.060
中聚合度	12～15	0.016～0.035
低聚合度	2.5～3.5	0.005～0.015

PVA 在体内不能降解,分子量不大时可通过新陈代谢排出。PVA 的重要控制指标有分子量(由黏度法测定)、醇解度、挥发物、灰分、pH 等。若要用于体内栓塞,应按 GB/T 16886 - 1 的要求进行生物学评价和试验,包括无菌、热原、细胞毒性、皮内刺激、全身急性毒性、全身亚慢性毒性、溶血、致敏、遗传毒性和植入试验,并且要求不能有小于 50 μm 粒径的微球。目前,美国多家公司都在国内销售 PVA 栓塞剂。PVA 栓塞剂的特点是根据栓塞血管的大小分成不同粒径的微球,栓塞效果较好,是常用的栓塞剂。目前的 PVA 栓塞剂干燥时成压缩状态,但与水或血液接触时会吸水而迅速膨胀,造成不易操作、易堵管,也不能用细导管投放。同时栓塞后可造成患者术中、术后疼痛,常常不能忍受,需要镇痛治疗。

4. 真丝线段

真丝线段(silk thread)即根据血管的粗细和栓塞目的将真丝制成不同长度的线段,易于制作,进行永久性栓塞。但其组织相容性差,易引起发热反应,一次注射过多易阻塞导管。国外的文献检索未见用于子宫肌瘤的栓塞治疗。

5. 碘油

碘油(iodine oil)常用于末梢栓塞,能较长时间滞留于瘤血管床内起到阻断血供作用。由于碘油易流动,栓塞效果较差,因此要多次栓塞。

6. 无水乙醇

无水乙醇(absolute ethanol)具有蛋白质凝固作用,使血细胞迅速凝集,对血管内皮细胞具有强烈破坏作用,达到永久栓塞。由于液体栓塞剂安全性较差,在子宫肌瘤栓塞治疗中极少用无水乙醇。

7. 海藻酸钠微球

详见本章第二节相关内容。

目前聚乙烯醇(PVA)微球和海藻酸钠微球(KMG)已在 SFDA 注册,并已在临床应用。

国内企业也正在研究国产化聚乙烯醇微球、明胶海绵和聚异丙基丙烯酰胺栓塞剂。

二、海藻酸钠微球的制备和特点

海藻酸钠是从天然植物海藻酸中提取的钠盐多聚糖,主要由 β-D-甘露糖和 α-L-古洛糖组成,不同藻类来源其两种糖的含量不同。海藻酸钠是线性大分子,分子量 5 万～20 万,水合力强,可溶于水形成黏稠胶体,在钙离子作用下可产生大分子链间交联固化,由于海藻酸钠生物相容性好,也无抗原性,因此已广泛用于医药产业,例如敷料、药物释放载体、免疫隔离微球、组织工程等。

在国内,北京圣医耀科技发展有限公司首先开发出 KMG,系自主知识产权产品,已取得了国家专利,并得到 SFDA 批准进入市场销售。该微球栓塞剂可用于肿瘤治疗(子宫肌瘤、肝癌、肺癌等介入栓塞)、消融(甲亢、脾亢脏器功能介入栓塞),以及脑和脊髓的神经介入栓塞、出血控制(肿瘤手术前止血、血管畸形导致的动脉出血、实质脏器出血等栓塞)。表 7-3 是 KMG 与 PVA 微球性能对比表。本产品的规格齐全,见表 7-4。

表 7-3　KMG 微球与国外同类产品各项指标的对比

产品名称	KMG	PVA 微球
国别	中国	美国
材料	生物衍生材料	化学合成材料
材料降解情况	可降解	不可降解
降解产物	甘露醇和古洛糖	/
降解周期	3～6 个月后无毒降解 2～3 周无毒降解	/ /
植入体内时间	3～6 个月无毒降解随尿排出 2～3 周无毒降解随尿排出	永久性植入人体
栓塞疗效	永久性栓塞疗效 暂时性栓塞	永久性栓塞
溶胀性	溶胀性-嵌顿在靶血管部位定位好,栓塞更确切	/
生物相容性	安全、无毒、无异物刺激	有轻微的反应(文献报道)
粒径	大小均匀的圆形或类圆球	不规则的微粒
药物载体	可作为药物载体,具有开发靶药的前景	无药物载体
使用技巧	不凝聚、不堵管、操作方便	易堵管
栓塞手术后	无痛或轻微疼痛	疼痛或较严重

表 7-4 KMG 型号、规格

型号	规格(μm)	内装量	型号	规格(μm)	内装量
KMG 型(普通型)	70～150	≥1.0	KMG - X 型(显影型)	特殊订做:	
	100～200	≥2.0		300～500	
	200～450	≥3.0		400～800	
	300～500			900～1 200 等	
	500～700				
	700～900				
	150～200				

该栓塞剂的优点是生物相容性好,栓塞后造成疼痛轻。KMG 微球颗粒表面带有一定负电荷,使颗粒之间相斥,在贮存和使用中不凝聚、不堵塞。KMG 微球进入血液后可迅速膨胀并嵌顿在靶血管的部位,使其靶向栓塞定位更好,不会因血管自身的张力和部分倒流血液的冲击而移位误栓非靶器官。该栓塞剂已用于肝癌、子宫肌瘤等的栓塞治疗,具有良好的末梢血管栓塞作用,有望广泛应用于良、恶性肿瘤栓塞治疗。

带药栓塞剂可使肿瘤血管闭锁,切断对肿瘤组织的血供与营养,使肿瘤细胞坏死,同时在栓塞部位逐步释放,使药物在肿瘤组织上保持较高的浓度和较长的时间,可提高抗肿瘤药物的疗效,降低其毒副作用,具有化疗与栓塞双重作用,可用于肝癌、肾癌、肺癌及脑膜瘤、颅内动静脉畸形、颌面部肿瘤、子宫内肿瘤等。这是目前研究开发的主要热点。北京圣医耀科技发展有限公司也正在开发带多柔比星、紫杉醇等药物的 KMG。

三、海藻酸钠微球血管栓塞剂动物试验

本节主要介绍海藻酸钠微球血管栓塞剂用于治疗原发性肝癌的动物试验。

(一) 资料与方法

1. 实验材料

(1) 健康家兔 16 只,雌雄不限,平均体重 2.6 kg,由徐州医学院动物实验中心提供。

(2) 主要实验器械及药品:22G 穿刺针、0.018 in(0.457 mm)超滑导丝、SP 微导管、美国通用电气(GE)公司 Advantx-Lcv/DLX 大型数字减影血管造影机(DSA)、Mark Vinjection System 高压自动注射器、60%泛影葡胺、青霉素、硫酸庆大霉素、10%硫喷妥钠、KMG(为本次实验中所用栓塞剂,粒径大小为 100～400 μm,由北京圣医耀科技发展有限公司生产)。

2. 实验方法

(1) 取 KMG 0.1 g,平铺于载玻片上,在光学显微镜下观察。

(2) 16 只健康家兔,每只家兔均经股动脉途径从肝动脉注入 KMG 行肝脏局部栓塞。

1) 称重、麻醉:将禁食、水 6 小时后的实验兔称重,用 10% 硫喷妥钠 30 mg/kg 麻醉(耳缘静脉注射),术中酌情追加。

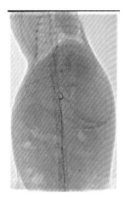

图 7-1　家兔行 TAE 术前肝动脉造影 1

2) 插管、造影:将实验兔仰卧固定于兔架上,以右侧后肢跟部内侧为手术野,常规备皮、消毒、铺巾,切开腹股沟区皮肤约 3 cm 长,分离皮下组织和肌肉,暴露并分离股动脉、股静脉、股神经,直视下用 22G 穿刺针穿刺股动脉前壁。插入 0.018 in 导丝,撤出穿刺针后,将 3F 导管在电视透视下沿导丝送至第 12 胸椎和第 1 腰椎椎体,水平撤出导丝,行腹腔动脉造影(2 m/s,总量 5 mL),根据造影情况将导管在导丝引导下超选至肝总动脉再次造影(0.5 mL/s,总量 2 mL),根据肝动脉的分支情况将导管超选至肝左或肝右动脉。家兔行 TAE 术前肝动脉造影见图 7-1。

3) 栓塞:确定靶血管后,经导管将 KMG 和造影剂混合物缓慢注入实验兔的肝脏内,推注同时在监视器上监视以防止栓塞剂反流。为防止 KMG 颗粒堵塞导管腔,在 KMG 注射完毕后用适量生理盐水冲洗导管,栓塞后 5 分钟退管至肝总动脉处复查造影(1 mL/s,总量 2 mL),观察肝脏的栓塞情况。

4) 结扎、缝合:实验结束后拔管、结扎右侧股动脉,消毒,逐层缝合,术后肌内注射青霉素 40 万 U、硫酸庆大霉素 8 万 U,待实验兔清醒后送返动物房饲养观察。动物的喂养、实验操作均由专人负责。

5) 实验家兔分别于肝动脉栓塞术后 1 天、1 周、2 周、4 周各处死 4 只。取出肝脏,以中性福尔马林液固定后取部分肝脏做 HE 染色。

3. 观察内容

(1) KMG 在光镜下的形态大小。

(2) 栓塞前后肝动脉造影表现。

(3) 栓塞前后家兔行为状态。

(4) 栓塞前后肝肾功能变化。

(5) 大体、光镜观察栓塞部分肝组织的病理组织学变化。

(二) 实验结果

1. 栓塞剂外形、直径

KMG 呈大致规则圆形,表面光整,直径在 $100 \sim 400~\mu m$ 之间(图 7-2)。

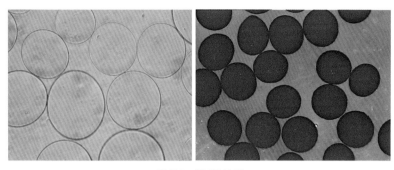

图 7-2　KMG 外形

2. 栓塞术前后肝动脉造影表现

家兔行 TAE 术前肝动脉造影如图 7-3,栓塞前与栓塞后复查造影(图 7-4)比较,主要表现为末梢小动脉阻断、减少。

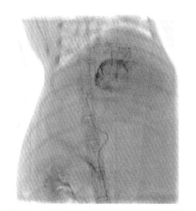
图 7-3　家兔行 TAE 术前肝动脉造影 2

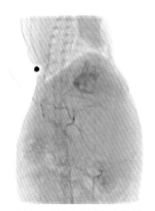
图 7-4　TAE 术后复查造影

3. 栓塞术后家兔行为状态

栓塞术后 1~2 天内所有实验家兔精神萎靡、食欲欠佳,3~5 天基本恢复正常并进食,未见任何毒性反应及急性中毒死亡现象。

4. 栓塞术后家兔肝肾功能

实验家兔门冬氨酸氨基转移酶(AST)、丙氨酸氨基转移酶(ALT)于术后 1~2 天内升高,3~4 天达高峰,平均为术前的 1.5 倍,然后开始下降,7 天左右恢复正常。其肾功能无显著异常变化。

5. 肝脏组织病理改变

栓塞术后 1 天、1 周的标本大体观察显示所栓肝脏轻度肿胀,表面可见局灶性苍白色病灶(图 7-5);栓塞后 2 周、4 周的标本大体形态趋于正常(图 7-6)。栓塞后 1 天、1 周的标本光镜下观察可见肝细胞呈空泡状变性改变(图 7-7),变性靠近汇管区,汇管区小动脉中可见 KMG 聚集,血管内皮增生呈丘状隆起,血管腔狭窄(图 7-8)。邻近未栓塞肝组织无明显异常;栓塞 2 周、4 周后栓塞部分肝脏汇管区小动脉中仍可见到 KMG,空泡状变性改变的肝细胞明显减少,并见少量中性粒细胞、淋巴细胞及巨噬细胞浸润,无肝脓肿形成。肝窦内未见到 KMG,但有 1 例在汇管区小静脉内可见到 KMG 存在(图 7-9)。

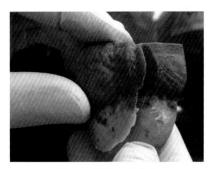

图 7-5　肝脏大体观察

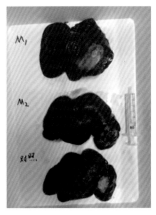

图 7-6　栓塞后标本大体观察

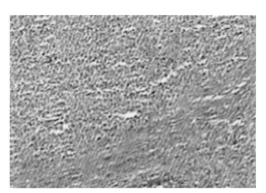

图 7-7　栓塞后标本光镜下观察肝细胞呈空泡状变性改变

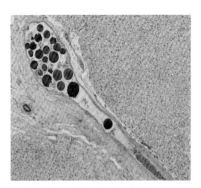

图 7-8　光镜下观察血管腔狭窄

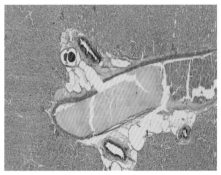

图 7-9　肝窦内未见 KMG,1 例汇管区小静脉内存在 KMG

四、海藻酸钠微球的使用原则和技巧

（一）使用原则

KMG 具有易注射、易控制、栓塞作用持久彻底、不易形成侧支循环、无选择性等特点。在肝肿瘤存在的情况下，由于肿瘤大部分血供丰富及虹吸作用的关系，微球有优先分布于肿瘤血管床的趋势。肝肿瘤比正常肝实质可多捕获高 3～4 倍的微球。

微球分可降解性和不可降解性。对可降解性微球，如降解时间太短，血管很快再通，抗肿瘤效果不理想。而用不降解性微球，肝内仍可出现侧支循环，因此用降解时间中等的微球进行重复性肝动脉栓塞或新生血管的栓塞很有必要，这样效果更持久。KMG 属于可降解性微球，有研究表明，KMG 在靶器官产生栓塞的时间可达 6 个月左右，之后逐渐以分子脱链的形式无毒降解消失，最终降解产物为无毒的不参加机体代谢的多糖-甘露糖和古洛糖，随尿液排出。

（二）使用技巧

超选择插管（段或亚段动脉）是 KMG 手术操作的基本原则，在进行插管时应注意：①微导管超选择至肿瘤供血动脉，同时防止阻塞血管，以保证微球在血流的冲刷下流向肿瘤内；②尽可能栓塞所有肿瘤供血动脉；③防止正常肝脏和邻近重要器官的异位栓塞。

具体手术方法如下：局部麻醉后，采用 Seldinger 技术经股动脉或上肢动脉穿刺，首先进行肝动脉造影，了解肝动脉解剖、肿瘤供血血管及门静脉情况。使用微导管超选至肿瘤供血动脉，确认位置无误后，以不超过 1 ml/min 的速率间断、缓慢地将 KMG 注入肿瘤供血动脉内（如果存在明显的动静脉分流，应先采用合适的栓塞材料封堵分流道后，再推注 KMG），推注过程中保持注射器内微球分布均匀，避免微球沉淀。根据肿瘤供血情况逐支栓塞，观察对比剂流速，待达到栓塞终点（国际通用的标准是 3～4 个心动周期造影剂不能排空认为是完全栓塞而不是血流停滞）时停止推注。停止 5 分钟后再次进行血管造影，若仍存在肿瘤染色，则继续进行栓塞，直至栓塞终点。对于巨块型或多叶病灶原发性肝癌，根据患者情况，可采用分次治疗策略（一般间隔 2～4 周）。栓塞完毕后，拔除导管及血管鞘，穿刺部位压迫或使用止血器止血，包扎伤口。股动脉穿刺患者仰卧，术侧下肢伸直、制动 6～12 小时。

为保证微球在溶剂中处于悬浮状态，采取合适的比例对 KGM 微球进行稀释。具体如表 7-5。

表 7-5　不同规格 KMG 稀释比例

KMG 规格(μm)	对比剂(mL)	生理盐水(mL)	比例
100～300	35	15	7∶3
150～450	35	15	7∶3
300～500	30	20	6∶4
500～700	25	25	5∶5

第二节 · 海藻酸钠微球临床应用

一、在原发性肝癌治疗中的应用

(一) 临床资料

1. 基本资料

原发性肝癌(PHC)患者 40 例,PHC 的诊断通过临床和实验室检查,以及各种影像学检查和局部穿刺活检证实。

PHC 患者的入选标准:①结节型或巨块型,单发病灶为主;②无静脉主干癌栓和胆道阻塞;③无肝外转移的证据,肝肾功能和血常规基本正常;④过去未做过 TACE(经肝动脉栓塞化疗);⑤白细胞$\geqslant 3.5 \times 10^9 / L$,血小板$\geqslant 5 \times 10^9 / L$,氨基转移酶$< 120$ U/L。此外,经血管造影显示无明确动、静脉分流。

将 PHC 患者根据肝功能 Child 分级相同的原则随机分成 2 组,每组 20 例。A 组:为对照组,男性 16 例,女性 4 例,平均年龄 56.8 岁,采用 MMC(丝裂霉素)10 mg/次、THP 20～40 mg/次、LP 10～20 ml/次。B 组:为 KMG 组,男性 18 例,女性 2 例,平均年龄 60.2 岁,前 3 种药物同 A 组,另外加用 KMG。KMG 为 1 g/瓶,用量为 1～2 g/次。两组病例的术前资料见表 7-6。

(1) 治疗方法:经皮股动脉穿刺插管,行肝动脉造影检查,明确诊断后,将导管超选择插入肿瘤的主要供血动脉内,对照组将 LP、THP、MMC 混合物缓慢注入。KMG 组给药方式分为两种:一种是先将 LP、THP、MMC 混合物缓慢注入,再将 1 g KMG 与造影剂混匀后缓慢注入,以便透视观察,防止微球反流造成异位栓塞;另一种是先注入化疗药物,再将 KMG 1～2 g 与碘油混合注入,最后复查造影,了解肿瘤血供的阻断程度。术后记录患者情

表 7-6 两组肝癌患者相关临床特征

因素	对照组		KMG组		P
	例数	％	例数	％	
合并肝硬化临床分期	13	65	11	55	＞0.05
Ⅰ期	2	10	3	55	
Ⅱ期	15	75	13	65	＞0.05
Ⅲ期	3	15	4	20	
病理类型					
结节型	14	70	15	75	＞0.05
巨快型	6	30	5	25	＞0.05

况,并给予保肝、降酶、止吐、镇痛等处理,并定期检查血常规、肝功能、AFP 值、肿瘤大小及腹水情况等。每例至少治疗 2 次,治疗间隔 1～2 个月。

(2) 疗效观察:参加临床病例图片图 7-10～7-21。CT:治疗前及首次治疗后 1 个月进行 CT 检查,观察肿瘤大小的改变,肿瘤的大小为其在 CT 上最大断面上的 2 个相互垂直的最大径的乘积。以肿瘤缩小＞50％为有效(PR);肿瘤缩小在 25％～50％之间为微效(MR);肿瘤缩小＜25％为无效(NC);肿瘤增大＞25％为进展(PD)。有效率按 PR 计算。

AFP 水平:比较治疗前及首次治疗后 1 个月 AFP 的变化。

毒副作用:观察治疗后一般临床症状、血常规及肝、肾功能检查。

近期生存率:观察治疗后 3 个月、6 个月、12 个月患者的生存率。

(3) 统计学处理方法:实验数据用均数±标准差$(\bar{x}\pm s)$表示。采用 t 检验 x^2 检验。应用 SPSS11.5 统计软件进行统计学处理。以 $P<0.05$ 为有统计学意义,$P<0.01$ 为有高度统计学意义。

2. 结果(疗效)

(1) 肿瘤大小的变化:40 例患者均有完整的治疗前后的 CT 资料。治疗后 2 组病例肿瘤大小呈缩小趋势,以 1～3 个月之间缩小明显;肿瘤缩小在 50％以上的 KMG 组有 9 例,对照组有 3 例。KMG 组在引起肿瘤坏死、缩小方面强于对照组($P<0.05$),用 x^2 检验 2 组差异有统计学意义(表 7-7)。

表 7-7 2 组 PHC 患者介入治疗前后肿瘤平均大小(cm²)变化

	对照组		KMG组	
	治疗前	治疗后	治疗前	治疗后
1	113.12	87.4	90.78	48.91
2	110.74	77.76	64.6	40.3

续　表

	对照组		KMG组	
	治疗前	治疗后	治疗前	治疗后
3	89.04	46.98	117.52	96.9
4	119.31	151.42	136.73	136.64
5	72.75	38.64	48.96	23.52
6	67.64	13.86	66.36	25.97
7	121.2	148.03	24.84	7.28
8	22.26	6.2	45.44	21.93
9	46.72	11.16	20.64	3.78
10	51.24	38.76	80.04	46.15
11	24.96	18.92	173.43	143.64
12	70.5	70.68	80.91	49.92
13	61.41	46.98	15.96	3.23
14	18.9	9.84	115.36	100.7
15	48.18	36.72	48.28	16.2
16	149.16	199.68	32.86	6.21
17	122.21	123.22	78.12	46.62
18	71.89	73.6	14.76	4.2
19	66.99	54.27	127.53	74.52
20	24.96	19.78	98.94	77.19

（2）血清 AFP 值的变化：AFP 水平高于正常（20 ng/mL）者对照组有 13 例；治疗后 2 例下降至正常水平；6 例下降在 50% 以上；4 例下降小于 50%；1 例没有下降，反而有升高。KMG 组有 14 例治疗后下降，其中 6 例下降至正常水平，8 例下降在 50% 以上（表 7-8）。治疗后 AFP 的下降率和降低程度 KMG 组较对照组好，用 x^2 检验两组间有统计学差异（$P < 0.05$）。

表 7-8　两组 PHC 患者介入治疗前后 AFP(g/mL)平均大小变化

	对照组		KMG组	
	治疗前	治疗后	治疗前	治疗后
1	2 514.3	1 025.9	946.8	236.4
2	1 536.4	468.3	5 679.4	1 286.4
3	862.4	352.1	384.3	17.4
4	4 123.2	3 220.4	2 463.8	894.3

	对照组		KMG 组	
	治疗前	治疗后	治疗前	治疗后
5	346.2	157.4	128.4	17.5
6	654.8	239.5	769.3	153.7
7	1 536.8	795.1	346.5	14.6
8	259.7	12.6	1 521.3	468.7
9	2 025.0	1 263.5	1 436.2	643.5
10	867.5	625.8	56.5	14.5
11	68.4	14.3	1 432.6	482.6
12	12 386.4	15 213.4	675.3	18.6
13	8 462.4	3 256.1	2 463.1	796.8
14			236.4	12.3

（3）近期生存率：2 组患者 3 个月、6 个月的生存率统计学上无差别，但 12 个月的生存率有统计学意义（$P < 0.05$）。KMG 组疗效优于对照组（表 7-9）。

表 7-9　两组肝癌患者生存率比较

组别	生存率		
	3 个月	6 个月	12 个月
KMG 组	18/20(90)	17/20(85)	16/20(80)
对照组	18/20(90)	14/20(70)	10/20(50)
P 值	>0.05	>0.05	<0.05

3. 讨论

随着介入放射学的发展，介入放射治疗在临床应用的范围不断扩大，栓塞治疗已成为介入治疗中的重要组成部分。国内有关栓塞治疗，特别是肿瘤栓塞治疗的临床应用报道甚多，但是国内有关栓塞剂的基础研究相对较少。由于栓塞在肝癌治疗中的应用较广泛并具有极其重要的价值，故选择肝动脉栓塞剂进行研究。肝动脉栓塞剂种类繁多，根据能够到达和闭塞靶血管的水平，栓塞剂分为末梢性栓塞剂和中央性栓塞剂。多年来国外学者在末梢性栓塞剂的研究方面做了大量工作，研制了多种栓塞物质，但是它们在显示有效性的同时，也表现出许多不足，即使是目前最常使用的碘化油也不是十分理想的血管栓塞剂。本书涉及研究使用的 KMG 系国产颗粒型栓塞剂。

（1）肝癌介入栓塞治疗的理论依据

1）肝癌的供血基础：正常肝脏接受肝动脉和门静脉双重血液供应，肝动脉供血约占25%，门静脉供血约占75%，但是肝癌血液供应的95%～99%来自肝动脉，栓塞肝动脉可减少肿瘤血流量的90%，而正常肝实质血流量仅减少30%～40%，这一特点为栓塞治疗提供了便利和理论基础。

2）栓塞部位的分类及栓塞部位与栓塞效果的关系：一般分为近端（中心性）和远端（末梢性）栓塞两种。中心性栓塞是指肝固有动脉或1级分支被栓塞，其优点是正常肝组织不易发生坏死；缺点是易产生侧支循环，肿瘤不易坏死。末梢性栓塞指2级分支以远的动脉被栓塞，其优点是易发生肿瘤坏死，效果较好。

3）栓塞剂类型与栓塞效果的关系：栓塞剂对靶血管的影响与其性质有关。栓塞剂按性质可分为固态栓塞剂和液态栓塞剂。一般固态栓塞剂进入靶血管后，在与其直径相同的血管停留下来，形成机械性栓塞，在此基础上栓子周围及被栓血管的远端和近端常可并发血栓形成，造成局部血流中断。其对血管壁的结构不产生破坏。栓塞后早期镜下观察血管壁的内皮、肌层和外层保持完整。栓子周围可见异物反应；液态栓塞剂多通过化学破坏作用损伤血管内皮，并使血液有形成分凝固破坏成泥状，从而淤塞毛细血管床，并引起小动脉继发血栓形成。栓塞后早期镜下即可见小动脉及毛细血管广泛血栓形成，血管内皮细胞肿胀、脱落。

有学者研究发现，将不同类型、大小、形态的栓塞剂混合在一起具有较好的栓塞效果，与水泥、沙子与石子混合在一起形成混凝土的道理一样。本研究中将 KMG 与碘油混合使用治疗肝癌同样取得了较好效果。

（2）KMG 的生物相容性：一种栓塞剂应用于人体，必须有良好的组织相容性，无致热原性和毒副作用。海藻酸钠是从海带或海藻中提取的一种多糖钠盐，相对分子质量为7万～15万。KMG 是以海藻酸钠为原料制成的微球血管栓塞剂，适合小动脉栓塞。本次研究证实，被 KMG 栓塞的血管管壁未出现显著的肉芽肿性脉管炎，其周围未发现巨噬细胞、淋巴细胞及慢性炎症细胞浸润，未产生严重的异物反应。并且实验动物术后无发热及中毒死亡的个体，说明此末梢血管栓塞剂 KMG 符合上述要求。与付颖丽等报道海藻酸钠的生物相容性较好的结果一致。

（3）KMG 的末梢栓塞作用：肝动脉的中央性栓塞因侧支循环形成较快，使阻塞部位以远的肝段血供重建而影响 TACE 的远期疗效。近年来，国内外学者在末梢栓塞剂方面做了大量的工作。Doppman 等的实验显示肝动脉的末梢栓塞能有效地防止侧支循环的形成，使肝动脉的血流阻断更完全和持久。Bengmark 等提出，防止肝内动脉循环的重建在治疗肝癌上可产生更好的效果。微球就是为适应肝动脉末梢栓塞而发展的末梢栓塞物质，当被注入肝动脉后，它可在小动脉水平停留数天至数周，使肝动脉血流减少80%～100%，肝肿瘤因缺血、缺氧而坏死。有实验证明,微球在阻断肿瘤血管上比阻断正常血管更有效,由肝癌的供血基础可知,血流在供应肿瘤动脉中的减少比正常组织的动脉中减少更显著。

本研究使用的 KMC 粒径在 $100\sim400\ \mu m$ 之间,具有塑形性,作为血管栓塞剂,KMG 主要栓塞末梢小动脉,塑形后栓塞彻底,维持时间较长,不易形成侧支循环,它可被降解吸收,允许重复栓塞治疗。即使堵塞在较大管径血管内的 KMG,在其自身降解过程及血流的冲击下,可产生"迁徙"而达到更细小的分支内,产生更均匀彻底的栓塞。动物实验结果有 1 例门静脉内找到 KMG,考虑为注射过程中压力过大造成。本研究结果发现,双重供的正常肝组织在肝动脉注入 KMG 后也出现变性改变,说明 KMG 的末梢栓塞作用极强。动物实验结果观察,虽然用 KMG 进行栓塞时造成家兔正常肝组织的变性改变,但这种改变是可以恢复的,其中肝功能的恢复在 1 周左右,肝细胞的变性恢复相对较慢。

韩国宏等研究表明,TACE 治疗原发性肝癌时,碘油经肝动脉注入后,由于富血供的肝癌的虹吸作用,碘油绝大部分进入肝癌组织。肝癌组织中少部分碘油为血流冲刷而消除,大部分则由于肿瘤血管的扭曲和不完整性及肿瘤细胞分泌的渗透增强因子的作用到达血管外间隙,其中多数又进入癌细胞内;碘油抗癌药物乳剂和 KMG 的化疗栓塞协同作用,即碘油进入肿瘤细胞内外、KMG 位于末梢小动脉,从而完全阻断肿瘤细胞的营养供血,使肿瘤坏死,同时碘油得以持续存留;相反,若化疗和栓塞作用未能使肿瘤坏死,肿瘤继续存活,肿瘤新生血管生成,碘油逐渐被消除。

本次临床研究发现,2 组患者 CT 随访中,KMG 组的碘油沉积更加致密,且存留时间较对照组长,分析原因为:本次研究所用栓塞剂 KMG 大小在 $100\sim400\ \mu m$,主要栓塞于末梢小动脉血管,膨胀后嵌顿于小动脉中,栓塞后不会产生潜在侧支循环血管两端的压力差,也就不易形成继发性的侧支循环,从而保证了栓塞效果,有效地阻断了肿瘤血供,导致靶器官缺血、缺氧,血管通透性增加。一方面,这有利于化学药物向组织中渗入,增强肝癌细胞对化疗药物的反应;另一方面,KMG 的栓塞作用减少了血流对药物的冲刷作用,延长了药物作用的持续时间,且受到化疗药物作用后的肿瘤细胞对缺血、缺氧更加敏感,使肿瘤组织进一步缺血、缺氧而坏死,以达到治疗的目的。

本研究结果表明:KMG 组行 TACE 治疗 PHC,肿瘤组织坏死明显,体积亦显著缩小,AFP 明显下降,且 KMG 组患者的栓塞后综合征即发热、恶心、呕吐、肝区疼痛等较对照组重,与对照组比较,两组差异有统计学意义。

PHC 的自然生存期一般为 $3\sim6$ 个月,全身化疗的 1 年生存率仅为 5.4%,平均生存期为六七个月,且全身不良反应大。本次研究结果显示,两组在 3 个月、6 个月的生存率无显著差异,1 年生存率 KMG 组为 80%,较对照组 50% 高,两组比较差异有统计学意义。说明 KMG 的栓塞的彻底性和持久性要较常规栓塞剂强,KMG 的应用可以加强常规化疗栓塞的效果,最大程度地杀伤肿瘤细胞,从而提高 TACE 的疗效。随着介入放射学的发展,采用 TACE 方法治疗的 PHC 患者的生存率和生存期有了明显延长。

从 KMG 的动物实验及初步临床应用结果看,KMG 具有良好的生物相容性及血管栓塞作用,无毒性作用,使用方便、安全。与碘油混合使用栓塞效果确切,其应用提高了原发性肝癌的 TACE 治疗效果,延长了患者的生存时间,提高了患者的生存质量。

4. 结论

(1) KMG 具有良好的生物相容性及血管栓塞作用,无毒性作用,使用方便、安全。

(2) KMG 主要栓塞末梢小动脉,栓塞牢靠,与碘油混合使用具有协同作用,维持时间较长,使肝动脉栓塞更加完全。

(3) KMG 的应用提高了 PHC 的 TACE 治疗效果。

(二) 中国医学科学院肿瘤医院临床研究资料

1. 基本资料

2003 年 3 月至 2005 年 3 月,中国医学科学院肿瘤医院采用北京圣医耀科技发展有限公司生产的 KMG 进行栓塞研究。全组共 98 例,其中男 71 例、女 27 例,年龄最大的 78 岁,最小的 36 岁,原发性肝癌 52 人,肝转移瘤 30 人,研究共用 KMG 栓塞 162 次。

2. 治疗方案

治疗采用灌注化疗加 KMG 栓塞的方式。其具体化疗方案为：THP 60 mg,MMC 20 mg,5 - FU 1 000 mg 以及 CF 1 000 mg。插管采用常规造影导管加 SP 导管的方法。栓塞后 1 个月复查,大多数病例肝动脉都不通,阻断血流较超液化碘油彻底,持续时间长。多数病例治疗后病灶明显缩小。栓塞反应包括腹痛(30/81,大多轻中度)、发热(40/81,38.5 ℃左右),一般术后 3 天出院。

3. 治疗体会

(1) KMG 栓塞更彻底。

(2) KMG 栓塞作用持续时间更持久。

(3) 对于中低血供病灶,KMG 更有其独特的作用。

(4) 肿瘤坏死明显,体积缩小快。

(5) 不易形成侧支循环。

4. 结论

KMG 为有效安全的栓塞剂,使用方便,疗效好,能克服碘油流失,增强栓塞血管的效应并提高治疗效果。建议在肿瘤的栓塞中推广使用。

二、在子宫肌瘤治疗中的应用

子宫肌瘤以月经过多和盆腔包块为主要临床表现,传统的子宫切除术使生育年龄的患者难以接受。近年来,国内外学者开始应用介入技术治疗子宫肌瘤,取得满意疗效。其具体术式为子宫动脉栓塞术(uterine arterial embolization,UAE)。在介入治疗时所应用的栓塞剂多种多样,以往在妇科比较常用的有明胶海绵颗粒、聚乙烯醇(PVA)等。笔者自 2002 年起应用 KMG 栓塞剂治疗子宫肌瘤,取得较好临床疗效,具体如下。

（一）资料与方法

1. 临床资料

我院自 2002 年 5 月至 2003 年 8 月选择 200 例子宫肌瘤的患者行 UAE 治疗。选择标准如下:①经 B 超或磁共振检查诊断明确的子宫肌瘤患者;②单发肌瘤直径在 4 cm 以上或多发肌瘤中最大者在 4 cm 以上者;③浆膜下子宫肌瘤带蒂者不在选择范围之内;④自愿接受 UAE 治疗;⑤无其他手术禁忌证,如穿刺部位的感染等。

患者年龄 22～53 岁,平均年龄 36.4±5.8 岁,其中 22～30 岁 23 例,31～40 岁 116 例,41～50 岁 57 例,50 岁以上 4 例。除 35 例未育外,其余均已婚已育;单发肌瘤 114 例,其中浆膜下肌瘤 18 例,肌壁间肌瘤 73 例,黏膜下肌瘤 23 例;多发性子宫肌瘤 86 例。月经过多 93 例,其中合并重度贫血 5 例,中度贫血 21 例,轻度贫血 67 例,血红蛋白 42～95 g/L,平均为 (82 ± 21)g/L。有压迫症状者 38 例,主要表现为尿频、下坠感、大便困难等。子宫体积为 $50.6\sim898.6$ cm^3,平均为 (339.2 ± 195.4)cm^3;肌瘤体积为 $54.0\sim341.2$ cm^3,平均为 (152.9 ± 73.6)cm^3。

2. 方法

(1) 术前准备:记录月经周期、月经量、持续时间,常规检查血常规、凝血功能、肝肾功能,B 超测量子宫及肌瘤体积;碘过敏试验,普鲁卡因过敏试验;腹股沟区备皮;术前 4 小时禁食;术前留置尿管;195 例患者术前应用患者自控镇痛(patient controlled analgesia,PCA)止痛,留置 24 小时。

（2）手术步骤：在一侧腹股沟韧带中点下 0.5 cm 股动脉搏动最强处以穿刺针刺入股动脉。穿刺成功后，将短导丝经穿刺针置入髂外动脉，拔出穿刺针。将血管扩张器及导管鞘沿短导丝导入髂外动脉，拔出血管扩张器及短导丝。将 4～5FCobra（眼镜蛇）导管插至左髂内动脉前干，以非离子造影剂碘普罗胺行盆腔动脉数字减影血管造影（digital subtraction angiography，DSA），显示子宫动脉开口及肌瘤显影情况；然后根据 DSA 影像学表现选择，在导丝的辅助下超选择插至子宫动脉，若插管困难可选用 3.0F 微导管。经造影证实插管成功后，应用适量的混有造影剂和抗生素［头孢他啶（复达欣）2.0 g］的 KMG 颗粒（直径 500～700 μm 或 700～900 μm）栓塞子宫动脉，再次造影证实栓塞完全。以成襻技术完成同侧子宫动脉插管，其余步骤同前；栓塞结束后，拔出导管、导管鞘，压迫穿刺点止血后包扎。

（3）术后处理：穿刺侧下肢绝对制动 6 小时，平卧 12 小时。注意双足背动脉搏动及下肢皮肤温度、色泽、触觉改变，注意穿刺部位有无渗血、血肿形成。术后加用抗生素；留置尿管 24 小时。

术后 3、6、12 个月复查血常规，B 超检查连续观察子宫及肌瘤体积的变化，观察月经的改变。

对月经的观察包括月经周期、经期及经量，其中经量的具体量化方法为：以术前月经期间患者所用的卫生巾数为基数（100%），详细记录术后每一个月经周期中所用同种卫生巾数，并与术前对比获得百分比。

（4）疗效评价标准：①UAE 治疗后，月经量明显减少，肌瘤体积缩小≥50%，为显效。②UAE 治疗后，月经量明显减少，但肌瘤体积缩小 20%～50%，为有效。③UAE 治疗后，月经量减少不明显，肌瘤体积缩小<20%，为无效。

子宫及其肌瘤的体积为$(ABC\pi/6)$cm^3，其中 A、B、C 分别为子宫或肌瘤的 3 个径线值，多发性子宫肌瘤的体积为各肌瘤体积之和。

3. 统计学方法

所有数据均以$\bar{\chi}\pm S$ 表示，计量资料采用 t 检验，计数资料采用 x^2 检验。

（二）结果

1. UAE 治疗前后临床症状的变化

（1）月经：UAE 治疗后 93 例子宫肌瘤月经过多患者月经量减少 26.3%～75.2%，平均为(52.1 ± 19.7)%，经期缩短，周期无明显改变（表 7-10）。

表 7-10 93 例患者 UAE 治疗前后月经周期和经期的比较($\overline{X} \pm S$)

时间	月经周期	经期	月经量
治疗前	29.3±4.6 天	10.9±3.1 天	100.0±0.0(%)
治疗后	30.7±5.2 天	5.9±2.8 天	52.1±19.7(%)
P 值	>0.05	<0.01	<0.01

(2) 贫血情况：术前血红蛋白平均为(82±21)g/L，术后 6 个月复查恢复至(123±26)g/L。

(3) 压迫症状：38 例患者的压迫症状：尿频、下坠感、大便困难得到改善，其中 22 例消失，9 例明显缓解，7 例部分缓解。

2. UAE 治疗前后子宫及其肌瘤体积的变化

UAE 治疗前后子宫及其肌瘤体积的具体变化见表 7-11。

表 7-11 子宫肌瘤患者 UAE 治疗前、后子宫及肌瘤体积的变化

	术前体积 (cm³)	UAE 术后 6 个月(200 例)		UAE 术后 12 个月(161 例)	
		体积(cm³)	缩小率(%)	体积(cm³)	缩小率(%)
宫体	339±195	153±33	55±6	126±25	63±8
肌瘤	153±74	34±10	78±11	26±9	83±12

UAE 治疗后子宫及肌瘤体积呈进行性缩小，术后 6 个月显效 167 例(167/200)，有效 32 例(30/200)，术后 12 个月显效 179 例(179/200)，有效 20 例(1/26)，无效 1 例。

3. UAE 治疗的不良反应

大部分出现不同程度的下腹痛。27 例患者出现腰骶部疼痛，给予消炎镇痛剂处理后，一般在 1 周内症状明显缓解，持续 3 周左右基本消失。19 例患者术后 2 周内有间歇性低热，体温波动在 37.5～38.0 ℃。4 例黏膜下子宫肌瘤患者分别于术后 5 天、7 天、15 天及 33 天肌瘤坏死，脱出宫颈外口，予以摘除，术后恢复良好。无其他严重并发症发生。

4. UAE 治疗后肌瘤的病理变化

4 例黏膜下子宫肌瘤的患者分别在 UAE 术后 5 天、7 天、15 天和 33 天因肌瘤脱出宫颈而予以摘除。连续病理切片发现 UAE 治疗后 5 天、7 天、15 天见肌瘤内的平滑肌细胞呈凝固性坏死，细胞间界限消失，细胞质呈均匀的伊红染色，细胞核部分崩解，部分消失，其间有正常平滑肌细胞。UAE 治疗后 33 天均见肌瘤内的平滑肌细胞绝大部分呈凝固性坏死。

5. 子宫肌瘤的 DSA 影像学表现

本资料中子宫肌瘤主要由双侧子宫动脉供血,形成 2 组大小不同的血管网,部分患者卵巢动脉也参与供血。子宫动脉从髂内动脉前干分出,造影显示子宫动脉呈螺旋状弯曲,肌瘤越大,动脉越粗,螺旋状弯曲越不明显,同时子宫动脉的走行也发生改变。在 DSA 造影的动脉期中,子宫动脉增粗弯曲,分出许多小枝在瘤体周围形成血管网,瘤体内毛细血管增生;DSA 造影的实质期勾画出整个肌瘤的大小及形状,栓塞后可见子宫动脉远端闭塞,瘤体显影消失。

(三) 讨论

1. UAE 治疗子宫肌瘤的机制

子宫动脉被栓塞导致子宫及肌瘤平滑肌细胞变性坏死,由于肌瘤细胞分裂程度相对较为活跃,对缺血、缺氧的耐受力较差,因此首先引起变性坏死,而且程度明显强于子宫体正常平滑肌细胞。本资料中栓塞后肌瘤缩小率明显高于宫体缩小率,病理检查大片肌瘤细胞变性坏死、细胞崩解而宫体仅浅肌层部分坏死。因此,笔者认为 UAE 治疗子宫肌瘤的机制是因栓塞肌瘤的供血动脉,引起肌瘤的缺血、缺氧和坏死吸收,导致肌瘤细胞总数的明显减少所致。与药物治疗仅能抑制肌瘤细胞的体积而不能减少细胞数目,常易导致停药后复发有明显的区别,因而其疗效更确切,且不易复发。

2. UAE 治疗子宫肌瘤的价值

1993 年,法国 Ravina 首先开始研究 UAE 对子宫肌瘤的治疗作用。1994 年,UAE 第 1 次作为手术治疗的辅助手段被引入子宫肌瘤的治疗中,目的是为减少子宫切除术中出血,却意外地发现 UAE 治疗后肌瘤明显缩小,引起各国医学家的广泛兴趣。1995 年,UAE 首次被认为是可以替代子宫切除的治疗方法。据国外资料统计,肌瘤缩小率在 20%～80%,子宫体积也相应缩小,月经过多症状及贫血程度明显改善,随访 48 个月未见复发病例。本资料获得相似的结论。

3. 子宫肌瘤介入治疗常用栓塞剂类型及其特点

栓塞在介入治疗操作过程中占重要地位,恰当的栓塞剂选择与介入治疗疗效息息相关,故此,寻找一种价格适宜而又优质、高效、易操作的栓塞剂成为目前的迫切需要。

而应用 UAE 治疗子宫肌瘤,在选择栓塞剂时必须注意几个问题:①使子宫肌瘤细胞尽可能地发生大面积变性坏死,而不出现严重并发症,如子宫透壁性坏死或全部坏死;②对于年轻患者必须考虑到后续治疗,尽量不使用永久性栓塞剂;③适合我国国情的物美价廉的栓塞剂。

明胶海绵颗粒取材方便、价廉,我们在既往的临床中已应用明胶海绵颗粒行子宫动脉栓塞治疗子宫肌瘤,取得较好的临床疗效。但明胶海绵存在颗粒较大(1～2 mm)且欠均匀,对部分血管分支较细小的子宫肌瘤栓塞力度不够,从而一定程度上影响疗效的缺点。另一种栓塞剂 PVA 在国外被广泛应用,属微球型栓塞剂,颗粒小(300～900 μm)且可选择,栓塞理想,疗效较好。但其缺点是在体内不可降解,永久栓塞;操作时膨胀速度快、易堵管;且价格昂贵,不利于在国内推广。KMG 是从天然植物海藻酸中提取的多聚糖钠盐,水和力强,可溶于水形成黏稠胶体,在钙离子作用下可产生大分子链间交联固化。

KMG 应用于子宫肌瘤的栓塞治疗具有以下优点:

(1)属种生物衍生材料,无异物刺激并具有良好的生物相容性。

(2)KMG 可根据临床需要加工成不同大小规格的圆形固态微球。本研究采用的是 500～700 μm 及 700～900 μm 两种规格,因颗粒过于细小容易栓塞过度,造成正常子宫肌层及子宫内膜的损伤;颗粒过大则栓塞力度不够,一定程度影响疗效。本研究通过应用 KMG 对 200 例子宫肌瘤行介入治疗,结果认为 500～900 μm 大小的 KMG 对子宫肌瘤的介入治疗是相对安全和有效的。

(3)KMG 具有良好的生物降解特性,在动物血管内磷酸缓冲液的环境下,钙离子渐渐析出,微球以分子脱链的形式在 3～6 个月降解消失,降解产物为甘露糖和古洛糖,不被人体吸收和产生化学作用,从而无毒地从肾脏排出。

(4)KMG 的溶胀特性:KMG 进入血液后可迅速溶胀,溶胀压强为 7.2±0.5 kPa,略大于微小动脉收缩压,溶胀比率为(38.3±5.2)%,略大于微小动脉舒张比率,使其嵌顿在靶血管的部位,靶向定位更好,栓塞更确切。

(5)与 PVA 相比,操作更为简便,不易堵管,有利于栓塞的顺利进行。

(6)子宫肌瘤多发于生育期妇女,是妇科常见病、多发病,发病率为 20%～25%。

因此,UAE 应用于子宫肌瘤的治疗无疑具有广阔前景,它既能改善子宫肌瘤的临床症状,又符合患者要求保留子宫的心理。本研究应用 KMG 对 200 例子宫肌瘤患者进行介入治疗,结果表明 KMG 是一种适用于子宫肌瘤介入治疗的安全、有效、易于操作的新型栓塞剂,可在临床中推广使用。

三、海藻酸钠微球治疗典型病例

所有病例为天津医科大学肿瘤医院资料。

【病例1】 袁××,原发性肝癌,肺转移(图 7-10～7-12)。

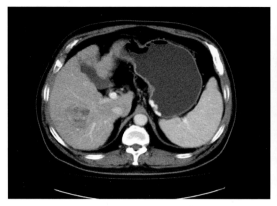

图 7-10　肝癌 KMG 栓塞术前

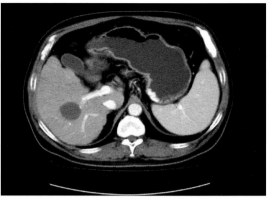

图 7-11　100～300 μm KMG 栓塞术后 1 个月，
病灶明显坏死，无强化

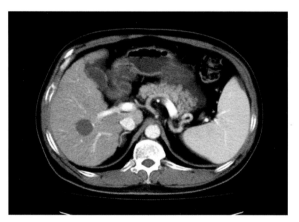

图 7-12　100～300 μm KMG 栓塞术后 6 个月，
病灶明显坏死，无强化，病灶缩小

【病例 2】· 王××，原发性肝癌，巨块型肝癌（图 7-13～7-15）。

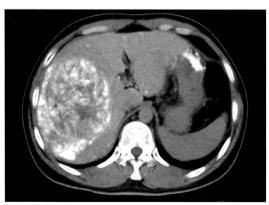

图 7-13　KMG 栓塞术前

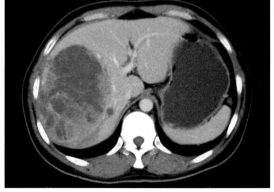

图 7-14　150～450 μm KMG 术后 1 个月，强化 CT
示病灶内大部分坏死

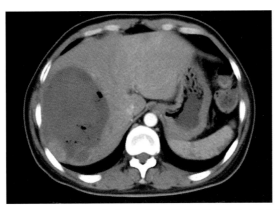

图 7-15　150～450 μm KMG 术后 3 个月，强化 CT 示病灶内完全坏死病例

【病例3】　赵××，原发性肝癌，乏血供（图 7-16～7-18）。

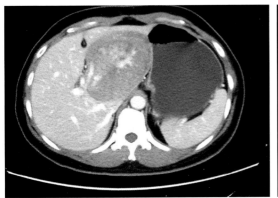

图 7-16　肝左叶肿物栓塞前，强化 CT 示乏血供

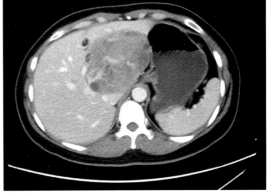

图 7-17　100～300 μm KMG 栓塞术后 1 个月，病灶内出现坏死

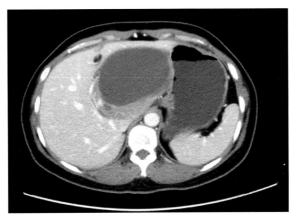

图 7-18　100～300 μm KMG 栓塞术后 6 个月，病灶内出现明显坏死

【病例4】 · 张××,原发性肝癌,中等血供(图7-19～7-21)。

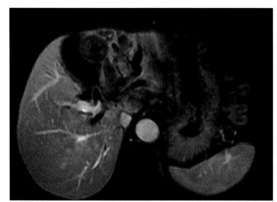

图 7-19 肝叶右肿物栓塞前,强化 MRI 示中等血供

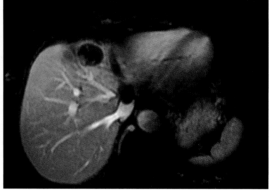

图 7-20 150～450 μm KMG 栓塞后 1 个月,
MRI 示明显坏死

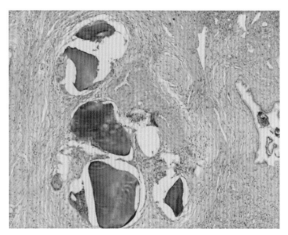

图 7-21 病理示 KMG 栓塞肿瘤供血动脉,病灶内肿瘤细胞坏死

第三节 · 海藻酸钠微球的特点

目前,国内外应用的经典栓塞剂超液化碘油为法国生产,存在对动脉阻断不够彻底等问题。因此,美国、欧盟国家已经把新型栓塞剂(微球或微颗粒)作为原发性富血供恶性肿瘤介入治疗的主要栓塞剂的发展方向,并开展了 Ⅱ/Ⅲ 期临床研究。天然可降解栓塞剂海藻酸钠微球取材于天然植物褐藻,溶于水形成黏稠胶体,在钙离子的作用下产生大分子链间交联固

化,因此可以根据临床需要制备不同大小的固态微球,微球表面带有一定的负电荷,使得微球之间互相排斥,进入血液后微球可迅速膨胀并嵌顿在靶血管部位。海藻酸钠属于可生物降解高分子材料,微球进入人体后,在血管内磷酸缓冲液的环境下,钙离子渐渐析出,微球以分子脱链的形式在 3 个月左右(长效周期降解)降解消失,且降解时不产生碎屑,在体内的最终降解产物为无毒、不参加机体代谢的多糖——甘露糖和古罗糖,经肾脏排出。

与之相比,国外用的化学合成材质制备的不可降解的同类产品,在工艺制备中必须用到辅料中的甲醛稀释液等有机溶剂,这些有固化成球形或微粒状的缺点,以致最终产品中仍存留对人体"有毒有害"的有机溶剂,只是控制残留量的多少而已。"化学合成材质和不可降解""有机溶剂残留量的控制""栓塞后血管功能被破坏(血管封闭掉)"等诸多问题,使临床医生面对良性病变的治疗显得顾虑重重。而 KMG 的"纯天然、可降解"以及"良好的生物相容性"等产品亮点,使得使用过 KMG 产品的医生对 KMG 产生了较强的安全感。KMG 的优势已被国内部分学者认知。因此,天然可降解栓塞剂与国内外上市的血管栓塞剂相比较,具有较为突出的优势,应用前景广阔。

第四节 · 海藻酸钠微球临床应用展望

到目前为止,几乎所有微球或载药微球与碘化油相比较的临床研究结果表明,微球在短期内肿瘤坏死率上具有优势,且副作用低,但微球的中远期疗效仍缺乏级别更高的循证医学证据,因此,传统 TACE 仍然是各大肝癌治疗指南中的首选治疗。应该指出,目前几乎所有的微球试验存在入组基线不均衡,研究方案不一致,样本数量过小等问题。多中心、大样本的随机对照临床试验正在开展,以便进一步评估微球与传统 TACE 的优越性,这几乎是所有介入专家的共识。但如何设计、组织实施、统计学专家参与等细节,实际上几乎所有临床研究中都没有详细介绍,这不能不说是较为遗憾的事情。

微球的出现,可以说是改变了 TACE 的内容与形式。但是,各国各地区社会、经济及多方面多层次的原因,造成发展应用不均衡。某种先进器械或技术的广泛应用,除了该器械或技术本身的技术特性外,需符合国情与具体实际,更需要介入领域专家的关注。因此,目前需要进行符合中国国情的、着眼于我国并最终服务于我国肝癌介入治疗的微球与传统碘化油疗效的临床研究。

(郭 志 于海鹏 王成丽)

参 考 文 献

[1] 杨宁.栓塞原则、技术和材料[C]//中华医学会第一次全国介入医学学术会议论文汇编.北京：中华医学会,2001.

[2] 吴恩惠,刘玉清,贺能树.介入性治疗学[M].北京：人民卫生出版社,1998.

[3] 谢宗贵,程永德.妇产科介入治疗学[M].山东：山东科学技术出版社,2002.

[4] 奚廷斐.新型栓塞材料研究进展[C]//全国妇产科介入治疗学术研讨会暨学习班论文汇编.广州：中华妇产科杂志编委会,2003.

第八章·海藻酸盐敷料的临床应用

　　伤口敷料的临床应用需求大,目前全球在使用或正在研发的敷料种类非常繁多。同时随着对伤口愈合研究逐渐深入,经典的棉纱布已逐渐显示其局限性。一种好的伤口敷料应该具备多种性能或者活性,如:透气活氧、止血、抑菌、利于伤口愈合的各种生物活性等。如何根据患者伤口具体情况来选择合适的敷料,是临床医务人员经常面临的难题。近年,随着湿性伤口愈合理论的逐渐推广,各种新型敷料应运而生。材料学者、研发企业和临床医生等群体都在不懈地进行各种探索,以期发现和生产出性能越来越好的伤口敷料。海藻酸盐敷料是从海藻中提炼出的柔软纤维所制成的新型湿性敷料,具有多种相关的生物活性、良好的生物组织适应性、血液适应性和生物可吸收性,且以其丰富的资源和独特的性能而成为生物医学研究的焦点。通过海藻酸盐基与其他材料的复合配方以及对海藻酸盐材料进行改性,可改善现有材料的性能,增强不同用途功能敷料的作用,因而有望在伤口敷料方面发挥优势,成为很有应用前景的一类产品。

第一节 · 海藻酸盐敷料性能与功效

一、概述

1881 年,英国化学家 Stanford 首先对棕色海藻中的提取物进行研究,发现该棕色提取物具有浓缩溶液、形成凝胶成膜的能力。第二次世界大战之后,海藻酸盐敷料产品最初作为伤口的止血工具,随着研究的深入,其逐渐被应用于伤口的愈合,到 20 世纪 80 年代已达到巅峰状态。自 1983 年第一例海藻酸盐敷料产品首次投入市场以来,其相关产品的安全性和有效性得到医务工作者和患者的充分证实。截至 2012 年,在英国临床上应用的海藻酸盐敷料已有 19 种。其良好的生物相容性和可降解特性、无毒副作用,以及优异的吸水性、凝胶性、易去除性和透氧性,被广泛应用于化学、生物、医药等领域。

海藻酸钙敷料主要由海藻酸钙纤维组成,是近年来开发的功能性敷料。海藻酸钙是一类从褐藻中提取出的天然线性多糖,已有多家研究证实海藻酸钙敷料可吸收大量伤口渗出液,在伤口表面形成一层网状凝胶,提供创面潮湿的愈合环境,是目前新型的医用敷料之一。与普通纱布、纱条、海绵敷料相比,海藻酸钙敷料有诸多优点,见表 8-1。其制备的海藻酸纤维以高吸湿性、整体易去除性、高透氧性、生物相容性、生物降解可吸收性以及环保的生产工艺等优异特性,在医疗行业作为医用纱布、敷料等得到广泛应用。同时海藻酸钙敷料的应用可有效减少创面修复时间,减少伤口感染,患者可在家换药,有效地缓解了伤口护理需求的缺口。

表 8-1　海藻酸钙敷料与普通纱布、纱条、海绵敷料比较

项目	普通纱布、纱条、海绵敷料	海藻酸钙敷料
吸水性	弱	强
浸润性	浸润健康组织	垂直吸收,避免浸渍
止血时间	长	短(2～3 分钟)
促进伤口愈合	一般	使创面湿润,促进愈合
抗感染	无	有
与创面粘连	有	无
换药二次损伤	取出后有继发出血,疼痛	无,移除无疼痛
安全降解	不确定	可降解,环保性能好
用量	多,更换频繁,费时且患者疼痛	少,顺应性好

二、海藻酸盐敷料的性能与功效

海藻酸钙敷料是当代湿性敷料的一种,其活性成分为海藻中具有高度亲水性、类似凝胶并能被生物降解的藻朊。藻朊可与氯化钙反应制成蚕丝状细纤维,其按一定顺序交织排列,加压后制成 2 mm 厚的海藻酸钙敷料。海藻酸钙敷料覆盖创面后与创面渗出液接触,通过离子交换将不溶性海藻酸钙变为可溶性海藻酸钠,同时释放出钙离子,故具有止血功能,用于术后创口填塞,起到良好的止血引流作用。且其吸收液体后随即膨胀成海藻酸钠凝胶,在创面上形成柔软、潮湿、类似凝胶的半固体物质,使伤口同外界隔绝,形成一个密闭的无大气氧化环境,从而加速新生微血管增生,对维持环境湿润、提高表皮细胞的再生能力、加快表皮细胞移动、促进创面愈合有重要意义。目前认为,海藻酸钙敷料有以下优于普通敷料的优越性。

(一)高吸水性

海藻酸钙敷料是由海藻纤维制成的非织造布敷料。该纤维是亲水性高分子聚合物,有非常强的吸水性,可以吸收超出自身重量 20 倍的渗液。吸水性常用吸收重量来表示,即一定面积的纸样,使其一面与水接触一定时间后所增加的重量,以 g/g 表示。在伤口敷料引流中,渗出液将会被吸入敷料中的纤维结构之间,富含 M 段海藻酸敷料的吸收能力达到 16.7 g/g,而富含 G 段海藻酸敷料也达到 14.2 g/g。其机制主要是当纱布和伤口渗出液接触时,海藻酸钙纤维与机体中的钠离子进行离子交换,不溶于水的海藻酸钙慢慢地转换成水溶的海藻酸钠,从而使大量的水分进入纤维的内部从而形成一种水凝胶体,给予了纱布极高的吸湿性、容易去除等优良性能。正因为有此能力,敷料在伤口上使用时间延长,更换次数和护理时间减少,护理费用降低。

(二)易去除性

传统伤口包扎中使用的纱布属于惰性敷料,无法调整创面湿度,无保湿作用,而干燥的创面易使敷料粘于伤口上的新鲜肉芽组织和神经末梢,更换敷料时,易损伤新生的上皮组织,增加患者的痛苦,影响了创面的愈合。因此易去除性是评价敷料的重要指标之一,海藻酸钙敷料即具有良好的易去除性,一方面来源于纤维自身的高吸水性,另一方面来源于非织布的结构特点。其机制主要是海藻酸钙纤维与渗出液接触后,纤维高度膨胀,海藻酸钙纤维中的钙离子与机体中的钠离子进行离子交换,不溶于水的海藻酸钙慢慢地转换成水溶性的海藻酸钠,使大量伤口中的水分进入纤维内部,从而形成一种水凝胶体,与伤口之间的粘连度降低,从而营造创面的湿润微环境;且经生理盐水作用后,敷料中纤维之间的缠结作用减低,导致敷料强度相对下降,给予了敷料良好的易去除性,且对新生伤口的娇嫩组织有保护作用,防止了揭去敷料时造成伤口的二次创伤。

(三) 高透氧性

海藻酸纤维吸湿后形成亲水性凝胶,与亲水基团结合的"自由水"成为氧气传递的通道,氧气通过吸附-扩散-解吸的原理从外界环境进入伤口内环境,有利于伤口愈合。而纤维的高G段是纤维的大分子骨架连接点,有很多微孔,氧气可直接通过,从而有效避免了伤口的缺氧状态,水凝胶的硬性部分(氧气可通过的微孔)也避免了伤口的缺氧状况。在具备高透氧性的同时具有保湿保温的效果,有助于伤口湿润微环境的维持,促进伤口的愈合。同时,水凝胶体为伤口提供了一个无黏性的层面,防止纤维物质与伤口产生摩擦,海藻纤维本身具有的高透氧性为伤口愈合提供了足够的氧气,并且为伤口提供了一个物理屏障,阻止细菌、病毒、微生物的侵入。而海藻酸纤维可以溶于生理盐水,去除敷料时,可以再将生理盐水作用于敷料上,不影响新生细胞的增长且减少患者的疼痛感。

(四) 凝胶阻塞性质

海藻酸钙敷料与伤口渗出液接触时,纤维吸湿后膨化,大量的渗出液滞留在处于凝胶状的纤维中。此外,单个纤维的膨化,减少了纤维之间的细孔,液体流通的通道截面积改变,可防止伤口渗出物质的散布,减少相应的浸渍作用。海藻酸钙敷料所具有的"凝胶阻塞"性质,限制了伤口渗出液的扩散。由于海藻纤维的成凝胶性能,此类敷料与伤口接触后,海藻纤维中的钙离子与伤口渗出液中的钠离子或钾离子发生离子交换,形成凝胶状物质,覆盖在伤口上,维持湿润的环境,促进伤口的愈合。水凝胶是由亲水性高分子聚合物和水交联形成的三维立体网状结构,其分子结构类似于机体内高分子组织结构,具有良好的生物相容性,常被作为进入人体的载体。水凝胶的理化特性主要依赖于交联的类型和交联的程度,另外与相对分子质量的大小和聚合物的化学组成有密切联系。目前认为只有G段海藻酸参与分子间与离子(钙离子等)交联形成水凝胶,因此海藻酸钙M/G比值、G段长度以及相对分子质量是敷料性能和形成凝胶的关键因素。增加G段长度和分子量可有效增加海藻酸凝胶的力学性能。

(五) 促凝血

伤口出血是导致创伤后早期死亡的重要原因之一。创面出血的早期控制可以提高重创患者手术成功率,降低休克的发病率和患者死亡率,被视为院前救治伤亡的有效策略和军事紧急医疗救治的关键环节。理想的医用敷料不应仅限于止血和保护创面,还应具有促进伤口愈合和抗菌的功效。海藻酸钙敷料是一种海洋生物高分子共聚材料,其主要成分海藻酸广泛存在于褐藻中,是一种由 β-D-mannuronic(M)和 α-L-gururonic(G)两种单体通过 α(1-

4)糖苷键无规则连接而成的天然多糖化合物。基于其良好的生物相容性、低毒、可降解吸收、价格低廉等优点,颇受外科医生的青睐。1944 年,Speakman 等研发出可用于制备敷料的多种海藻酸盐纤维。20 世纪 80 年代开始,国外陆续将海藻酸钙应用于创面愈合,减少伤口出血。在中国,海藻酸钙敷料近年来也被广泛应用于手术、外伤出血、鼻腔术后出血、穿刺部位的止血等。海藻酸钙敷料的主要促凝血机制是对枸橼酸钠抗凝血的作用。钙离子在凝血机制中被称为凝血因子Ⅳ,是多种因子的辅因子,可以同其他凝血因子一起逐级将凝血酶原转化成凝血酶,参与到内外源性凝血途径中的多个环节。海藻酸钙敷料是海藻酸钠溶解于水中后,通过无纺工艺,把海藻酸钠水溶液挤入含钙离子的凝固液中后得到海藻酸钙纤维,在凝固液中发生离子交换,把水溶性的海藻酸钠制成不溶于水的超细纤维敷料。该敷料中,钙离子与海藻酸结合不牢固,容易被钠离子置换。枸橼酸钠抗凝机制为枸橼酸根离子与血液中的钙离子反应生成枸橼酸钙,使血中钙离子减少,从而中断凝血过程,达到抗凝目的。从扫描电镜结果可以看出,海藻酸钙敷料可以使失去钙离子的枸橼酸钠抗凝血在短时间内形成致密的纤维蛋白网。纤维蛋白原转变为纤维蛋白,纤维蛋白交织成网,将血液的有形成分红细胞、白细胞、血小板包罗起来形成血凝块,是血液凝固的终末环节,也就是说,海藻酸钙敷料可以使枸橼酸钠抗凝血发生凝血;而失去了钙离子,纳吸棉和医用棉纱布不能使血液凝固。由此可以得出,海藻酸钙敷料所含的钙离子可与血液中的钠离子进行交换、释放入血,进而与其理化特性一起激活凝血瀑布,这是海藻酸钙敷料引起凝血的主要机制。

(六) 生物降解性

海藻酸钙纤维是从海藻织物中提取的天然多糖,在一定的时间内能被微生物降解成二氧化碳和水,具有良好的生物可降解性。海藻酸纤维中含有多种氨基酸,具有良好的生物相容性,同时在二价阳离子存在条件下可交联形成网状开放晶格的水凝胶,该水凝胶具有很好的亲水性,包埋在水凝胶中的细胞可进行以渗透扩散为主的营养和代谢物质交换,其酶解产物对人体无毒害作用。更换可降解海藻酸钙敷料时,一些残留于伤口上的纤维无需去除,少量的纤维可以被软组织缓慢吸收,大大减轻患者的痛苦。另外,其良好生物相容性使其在作为手术线时可不经二次拆线,减少了患者的痛苦。海藻酸钙形成的水凝胶溶化后,其平均相对分子质量较大,仍高于肾脏的滤孔,不能经肾脏排出体外。

(七) 生物相容性

尽管目前关于海藻酸钙的生物相容性研究已进行了大量体内和体外实验,但关于海藻酸钙成分的影响仍存在较大争议。其中主要是不同实验研究中海藻酸浓度存在差异。例如有报道称高含量的 M 段海藻酸具有免疫原性,且能诱导局部组织相对于高含量的 G 段海藻酸 10 倍的细胞因子产生。然而也有学者报道在海藻酸敷料周围未发现明显免疫应答反应，称材料周围发现的免疫应答反应有可能是海藻酸中的残留杂质引起。有学者将海藻酸敷料埋入大鼠皮下组织，通过组织学观察来评估该材料的组织相容性，分别于术后 1 天、7 天、28 天和 84 天取材，镜下见海藻酸在 3 个月观察期内出现明显降解，植入早期其周围炎症反应轻微，无明显异物反应，具有良好的生物相容性。因海藻酸主要来自天然海藻中，各类杂质包括重金属、内毒素、蛋白质以及多酚类化合物均可能存在于各类海藻酸钙混合物中。有实验报道，经过多步提纯过程生成的海藻酸钙植入动物皮下组织后并未引起局部组织的明显异物反应。同样高纯度的海藻酸注射入大鼠皮下组织，未发现明显炎症反应。

（八）低细胞毒性

通常敷料在使用过程中会与创面组织直接接触，如毒性物质会导致局部组织细胞的损伤和死亡，而且长期持续的毒性物质接触将会导致局部的炎症，影响敷料的治疗效果。为避免类似不良反应，该敷料在应用于人体之前，必须对其生物安全性进行评价。1998 年，有学者将成纤维细胞(L929)进行海藻酸的体外细胞毒性实验，发现海藻酸对成纤维细胞的增殖无明显影响，具有良好的细胞相容性。随后将海藻酸和棉纱布分别植入猪背部皮下组织，并于术后 18 天取材行组织学观察，结果与对照组相比，海藻酸组愈合时间较对照组缩短，植入部位周围组织的异物反应较对照组明显减轻。

（九）防辐射性

由于海藻酸钠分子链中存在着大量的羟基、羧基基团，能与多价金属离子形成配位化合物，因此，在制备海藻纤维的纺丝过程中，改变凝固浴中金属离子如 Cu^{2+}、Zn^{2+}、Ca^{2+}、Sr^{2+}、Ba^{2+} 等的种类就可以形成 G 单元螯合多价金属离子，形成稳定的络合物，使海藻纤维具有大量的金属离子形成的导电链，制成多粒子电磁屏蔽织物，起到电磁屏蔽和抗静电的作用。

随着静电纺技术的发展，纳米级别的海藻酸钠敷料也进入了人们研究范围。Bhattarai 将 PEO 和海藻酸钠高分子混合纺制出海藻酸钠/PEO 混合静电纺纤维；Nie 等将海藻酸钠高分子溶于丙三醇溶液中，通过静电纺制得纯海藻酸钠静电纺纤维；Jeong 等通过静电纺制得海藻酸钠/壳聚糖混合静电纺纤维；Jung-Jhih Chang 等制得海藻酸钠/壳聚糖皮芯层混合静电纺纤维，混合纤维在试验中其化学性能和稳定性能均比纯海藻酸钠静电纺纤维高很多。

（十）其他性能

（1）抑菌特性：有学者报道海藻酸具有一定的抑菌特性，其主要机制是通过引流的方式进行。具体为当渗出液被吸入敷料内后,海藻酸纤维膨胀,包含在渗出液中的细菌等微生物将会一起被吸入伤口中的引流液中,这将减少伤口细菌等微生物的吸收,有助于抑制细菌的扩散。

(2)缓解疼痛:海藻酸敷料可有助于缓解患者伤口创面的疼痛,其机制目前尚不明确,可能与海藻酸钙敷料在伤口表面建立湿润微环境、维持神经末梢的湿润等有关。

(3)良好的药物载体:有学者将海藻酸敷料作为载体,将基质细胞衍生因子-1(stromal cell-derived factor-1,SDF-1)释放于伤口创面,此方法不仅能发挥海藻酸钙敷料的独特优势,维持了伤口的湿润环境,而且还能将基质细胞衍生因子-1的功效发挥极致,综合各自优势,有效加速伤口的愈合时间,促进伤口的愈合率和减少瘢痕的形成。

(4)制备多功能敷料:海藻纤维和其他功能性纤维如壳聚糖纤维、银离子纤维等复合制成多功能敷料。褚省吾在海藻酸钙纤维上涂上粉末状羧甲基壳聚糖后与海藻酸钙纤维混合制成海藻酸钙纤维非织造敷料,用于快速止血、抗菌。杜予民将海藻酸钠溶液与阿克苏溶液共混制成海藻酸钠水溶性壳聚糖共混纤维,后通过非织造技术制成具有很好力学性能和吸水率及生理活性的抗菌敷料。Pandit和Knill等人也通过不同的方法制得海藻酸钠壳聚糖共混纤维后制成非织造敷料,该敷料既具备海藻纤维高吸水性特性,同时具有壳聚糖的抗菌性能,能满足临床上患者对敷料的功能要求。

第二节 · 基础研究及数据分析

一、体外实验

(一)细胞毒性实验

伤口敷料在使用过程中与创面组织直接接触,若有细胞毒性会导致局部组织细胞的损伤和死亡,而且长期持续的毒性物质接触将会导致局部炎症,影响敷料的治疗效果。为避免类似不良反应,伤口敷料在应用于人体之前,必须对其生物安全性进行评价,材料的安全性前提是具备良好生物相容性,其中细胞相容性是其重要组成部分之一。目前评估细胞相容性的选择越来越多地依据细胞毒性实验,也是生物材料安全性评价中第一阶段的筛选试验,是生物相容性重要组成部分,因其具有操作简便、迅速、高灵敏性等优点而被作为评价生物材料毒性的首选指标。具体是在离体状况下模拟生物体生长环境,检测材料或其浸提液对细胞生长及增殖的影响,相对于体内试验而言,体外实验因评价生物材料相容性简便、安全、敏感且节省费用和时间而受到公认。

四唑盐比色法是细胞毒性检测中最常用的方法,笔者通过 MTT 法来检测海藻酸钙敷料的细胞毒性,并初步评价该材料的细胞相容性及其作为伤口敷料的可能性,为今后海藻酸钙敷料在临床的应用提供一定依据。细胞毒性等级由细胞相对增殖率(relative growth rate,RGR)来判定,具体为:0 级和 1 级无细胞毒性;2 级为轻度细胞毒性;3 级和 4 级为中度细胞毒性;5 级为明显细胞毒性。详见表 8-2。

表 8-2 细胞增殖率与细胞毒性等级的对应关系

相对增殖率(%)	细胞毒性等级	相对增殖率(%)	细胞毒性等级
≥100	0 级	25~49	3 级
75~99	1 级	1~24	4 级
50~74	2 级	≤0	5 级

笔者进行了海藻酸钙敷料的体外细胞毒性实验研究,具体将浓度 0%、50% 和 100% 海藻酸钙敷料浸提液与 L-929 细胞共培养。材料浸提液的配制:称取 0.132 g 待测材料,加入 75% 乙醇浸没消毒 30 分钟,重复 3 次,PBS 清洗重复 3 次,层流通风干燥,紫外线照射 30 分钟,加入 10 mL DMEM 完全培养基,置于 37 ℃浸泡 72 小时,0.22 μm 滤膜过滤,获得质量浓度为 13.20 g/L 浸提液(相对浓度 100%)。另将以上浸提液继续加培养液调制成质量浓度为 6.60 g/L 浸提液(相对浓度 50%)备用,4 ℃保存。

MTT 实验步骤:

(1)取处于对数生长期的 L-929 细胞,经胰蛋白酶消化后,用单纯 DMEM 细胞培养液适当稀释制备成细胞浓度约为 1×10^4 个/mL 的细胞悬液备用。取 96 孔板并设置 0%、50% 和 100% 浓度组,分别取 100 μL 配好细胞悬液至 96 孔培养板,并接种 3 个同样的孔作为复孔,培养液做空白对照,37 ℃培养过夜。

(2)取出 96 孔板,吸净培养基,每孔加入 100 μL 材料浸提液,浓度分别为 50% 的材料浸提液培养基与浓度为 100% 的材料浸提液培养基,0% 浓度组为阴性对照(只加培养基),放入 CO_2 培养箱中继续培养。

(3)于 0 小时、12 小时、24 小时、48 小时加入按 1:10 体积比混合的 Cell Counting Kit-8(CCK-8)和无血清基本培养基 DMEM,每孔 100 μL 加入待测孔中,37 ℃、5% CO_2 孵育 1 小时;测定 450 nm 波长下的吸光度值(optical density,OD),并计算各组的 OD 均值和方差。

(4)计算每组细胞 RGR,并制作细胞生长曲线,RGR=实验组 OD 值/对照组平均 OD 值×100%,最后转化为相应的细胞毒性等级。

细胞接种后吸光度逐渐增大,且其增加趋势越来越明显,从整体上来说,50% 浓度浸提液的 OD 值略低于浓度为 0％的对照组,高于浓度为 100％的实验组。其详细结果见表 8-3。

表 8-3　MTT 法对各组浓度海藻酸钙敷料的细胞毒性实验的初检结果

浸提液浓度(％)	时间(小时)	每孔测定的 OD 值			均值	标准差
0	0	0.235	0.233	0.239	0.236	0.003 1
	12	0.312	0.316	0.310	0.313	0.003 1
	24	0.463	0.462	0.458	0.461	0.002 6
	48	0.655	0.653	0.654	0.654	0.001 0
50	0	0.233	0.239	0.236	0.236	0.003 0
	12	0.301	0.299	0.298	0.299	0.001 5
	24	0.430	0.432	0.433	0.432	0.001 5
	48	0.609	0.608	0.606	0.607	0.002 1
100	0	0.238	0.235	0.237	0.237	0.001 5
	12	0.285	0.283	0.287	0.285	0.002 0
	24	0.400	0.397	0.395	0.397	0.002 5
	48	0.570	0.554	0.558	0.561	0.008 3

以上初检实验结果中各浓度组结果经方差分析结果显示,12 小时后各浓度组 OD 值均存在差异,具有统计学意义。由此推断对细胞增殖无影响的浓度存在于 0％～50％。故进一步进行浓度分别为 0％、10％、20％、30％、40％和 50％海藻酸钙敷料浸提液与 L‐929 细胞共培养的精检实验,分别于培养 0 小时、12 小时、24 小时和 48 小时时测量其吸光度。其详细结果见表 8-4。

表 8-4　MTT 法对各组浓度海藻酸钙敷料的细胞毒性实验的精检结果

浸提液浓度(％)	0 小时	12 小时	24 小时	48 小时
0	0.245±0.003 2	0.310±0.003 8	0.451±0.002 0	0.757±0.003 2
10	0.246±0.002 0	0.311±0.004 5	0.449±0.004 9	0.753±0.004 0
20	0.244±0.002 5	0.309±0.003 6	0.450±0.003 0	0.721±0.001 5[*]
30	0.244±0.002 5	0.308±0.004 0	0.432±0.003 1[*]	0.637±0.003 8[*]
40	0.243±0.002 1	0.297±0.003 2[*]	0.394±0.004 5[*]	0.593±0.003 5[*]
50	0.246±0.002 5	0.280±0.002 1[*]	0.355±0.004 0[*]	0.571±0.003 1[*]

注:以 0％为对照组,* 为 $P < 0.05$。

根据以上各组 OD 值,绘制各组 OD 值柱状图,见图 8-1。

根据公式"RGR＝实验组 OD 值/对照组平均 OD 值×100％"计算各组 RGR 及毒性分级,其结果见表 8-5。0 小时时各组增殖率均接近 100％;12 小时时浓度为 50％浸提液的平均

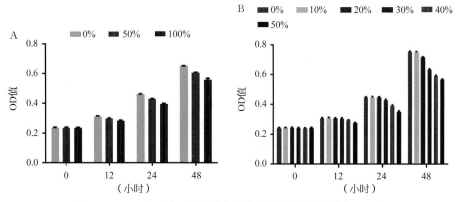

图 8-1 L-929 细胞在不同浓度的海藻酸钙敷料浸提液中的 OD 值

A. 为初检结果;B. 为精检结果

表 8-5 各组 RGR 及毒性分级

浓度(%)	RGR(%, $\bar{X}\pm s$)				毒性分级			
	0 小时	12 小时	24 小时	48 小时	0 小时	12 小时	24 小时	48 小时
0	99.9±1.32	99.9±1.01	100.0±0.59	100.0±0.20	1	1	0	0
50	100.0±1.30	95.6±0.51	93.7±0.35	93.0±0.21	0	1	1	1
100	100.3±0.61	91.1±0.65	86.2±0.56	85.8±1.31	0	1	1	1

注:24 小时和 48 小时时 100%浓度浸提液平均增殖率为 86.2%和 85.8%,其余均为 90%以上。其毒性分级结果显示:所有浓度组浸提液对成纤维细胞毒性为 0 级或 1 级。

增殖率约为 95.6%,浓度为 100%时其平均增殖率约 91.1%;24 小时时 50%和 100%浓度浸提液平均增殖率分别约为 93.7%和 86.2%;48 小时时两组略下降,分别约为 93.0%和 85.8%。0 小时时 50%和 100%浸提液,以及 24 小时和 48 小时时 0%浓度浸提液对成纤维细胞毒性为 0 级,其余各组及各时间点均为 1 级。

初检实验结果中各浓度组结果经方差分析结果显示,12 小时后各浓度组 OD 值均存在差异,具有统计学意义。由此推断对细胞增殖无影响的浓度存在于 0%～50%之间。故进一步进行浓度分别为 0%、10%、20%、30%、40%和 50%海藻酸钙敷料浸提液与 L-929 细胞共培养 48 小时后,分别于培养 0 小时、12 小时、24 小时和 48 小时时测量其吸光度。其详细结果见表 8-6。

表 8-6 MTT 法对各组浓度海藻酸钙敷料的细胞毒性实验的检测结果和毒性分级

浓度(%)	OD 值				毒性分级			
	0 小时	12 小时	24 小时	48 小时	0 小时	12 小时	24 小时	48 小时
0	0.245±0.003 2	0.310±0.003 8	0.451±0.002 0	0.757±0.003 2	1	1	0	1
10	0.246±0.002 0	0.311±0.004 5	0.449±0.004 9	0.753±0.004 0	0	0	1	1

续　表

浓度(%)	OD值				毒性分级			
	0 小时	12 小时	24 小时	48 小时	0 小时	12 小时	24 小时	48 小时
20	0.246±0.002 5	0.309±0.003 6	0.450±0.003 0	0.721±0.001 5*	0	1	1	1
30	0.244±0.002 5	0.308±0.004 0	0.432±0.003 1*	0.637±0.003 8*	1	1	1	1
40	0.243±0.002 1	0.297±0.003 2*	0.394±0.004 5*	0.593±0.003 5*	1	1	1	1
50	0.246±0.002 5	0.280±0.002 1*	0.355±0.004 0*	0.571±0.003 1*	0	1	1	1

注：以 0% 为对照组，* 为 P<0.05。精检结果表明，24 小时时，相对浓度低于 20% 的海藻酸盐敷料浸提液对成纤维细胞的生长无影响，浓度高于 30% 的浸提液对成纤维细胞的生长开始产生影响。48 小时时其浓度低于 10% 的材料浸提液对成纤维细胞的生长无任何影响，浓度高于 20% 的材料浸提液对成纤维细胞的生长开始产生影响。

根据初检和精检 RGR 结果绘制其生长曲线如图 8-2。

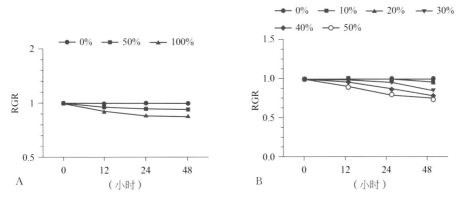

图 8-2　L-929 细胞在含不同浓度海藻酸钙培养基中的细胞生长曲线
A. 初检实验细胞生长曲线；B. 精检实验细胞生长曲线

目前评估细胞相容性的选择越来越多地依据细胞毒性实验，细胞毒性实验也是生物材料安全性评价中第一阶段的筛选试验，是生物相容性的重要组成部分，因其具有操作简便、迅速、高灵敏性等优点而被作为评价生物材料毒性的首选指标。具体是在离体状况下模拟生物体生长环境，检测材料或其浸提液对细胞生长及增殖的影响，相对于体内试验而言，体外实验已经成为评价生物材料相容性的一种简便、安全、敏感且节省费用和时间的方法，并受到公认。

本实验初检结果发现各组细胞接种后 OD 值逐渐增大，均出现较高相对细胞增殖率，且其增加趋势越来越明显，表明增殖的细胞数量在不断增加，未出现明显的细胞抑制作用。同时 50% 浓度浸提液的 OD 值略低于浓度为 0% 的对照组，高于浓度为 100% 的实验组。随后计算出的相对 RGR，除了 24 小时和 48 小时时 100% 浓度浸提液平均增殖率为 86.2% 和 85.8%，其余均为 90% 以上。其毒性分级结果显示：0 小时时 50% 和 100% 浸提液以及 24

小时和 48 小时时 0％浓度浸提液对成纤维细胞毒性为 0 级,其余组细胞增殖率均保持在 80％以上,细胞毒性分级均为 1 级,因此认为海藻酸钙敷料无毒性。精检 MTT 试验结果表明 24 小时内,相对浸提液浓度低于 20％海藻酸钙敷料浸提液对成纤维细胞的生长无影响,浓度高于 30％的浸提液对成纤维细胞的生长有影响。48 小时时其浓度低于 10％材料浸提液对成纤维细胞的生长无影响,浓度高于 20％的材料浸提液对成纤维细胞的生长有影响。总体上各浓度对细胞增殖均无明显影响,对细胞无毒性作用,具有良好细胞相容性。

(二) 细胞凋亡实验

细胞凋亡即细胞程序性死亡,是由基因控制的细胞自主性死亡现象,其形态学方面的变化主要包括 DNA 断裂、染色质浓缩、细胞皱缩和凋亡小体的形成等,最后被邻近的上皮细胞和巨噬细胞等吞噬。在分子水平,细胞的凋亡是细胞内发生的一系列有序连锁反应。在其凋亡过程中,会激活部分 DNA 内切酶,这些 DNA 内切酶会切断核小体间的基因组 DNA。基因组 DNA 断裂时,暴露的 $3'-OH$ 可以在末端脱氧核苷酸转移酶(terminal deoxynucleotidyl transferase,TdT)的催化下连接荧光素(FITC)标记的 dUTP(fluorescein-dUTP),从而可以通过荧光显微镜或流式细胞仪进行检测,这就是 TUNEL 法检测细胞凋亡的原理。该技术具有高灵敏度、可辨别凋亡细胞类型、了解凋亡细胞内相关基因和蛋白质信息等主要优点。自 1992 年 Gavriel 等提出 TUNEL 法以来,TUNEL 染色法作为一种检测细胞凋亡的免疫组化技术已被广泛应用于各单位基础研究。

笔者将成纤维细胞(L-929 细胞)与海藻酸钙材料共培养 72 小时作为实验组,另设空白培养液作为对照组,采用 TUNEL 法对细胞死亡类型进行检测,并在正置荧光显微镜下观察细胞凋亡情况,并计算凋亡率。培养液和细胞准备 PBS 溶液:600 mL 的 ddH$_2$O 中溶解 8 g NaCl、0.2 g KCl、1.44 g Na$_2$HPO$_4$ 和 0.24 g KH$_2$PO$_4$,用 HCl 调节溶液 pH 至 7.4,定容至 1 L,滤器过滤后高压灭菌,室温保存。细胞培养:L929 纤维细胞在含 10％小牛血清的 DMEM 培养液中于 37 ℃下、5％ CO$_2$ 的饱和湿度孵育箱中培养约 3 天,当细胞密度达到 70％～80％时传代。弃去培养瓶中的培养液,并加 0.25％胰酶中和残余的培养液后弃胰酶,最后加少量胰酶消化 2～3 分钟,待用。检测材料的准备:将海藻酸钙敷料制作成适当大小 (50 mm×10 mm×2 mm)的长方体试件。95％乙醇脱脂 10 分钟,超声振荡器清洗 10 分钟,蒸馏水清洗 3 遍,烘干后 121 ℃高压蒸汽灭菌 20 分钟。

实验方法:调整 L929 细胞数量为 $3×10^5$ 个/mL,取 6 mL 接种于培养皿中,培养 24 小时后弃原培养液,并将材料覆盖于培养皿底部作为实验组;另设空白培养液作为对照组。分别于培养 0 小时、12 小时、24 小时和 48 小时时进行 Tunel 染色进行凋亡观察。将细胞样本弃去培养基,PBS 洗 3 遍,加入 4％多聚甲醛固定 20 分钟;加 50 μL Tunel 反应混合液于标本上,加盖玻片或封口膜在暗湿盒中反应,37 ℃反应 1 小时;PBS 洗 3 分钟×3 次制成 Tunel 反应混合液;加 50 μL POD(Peroxidase)于标本上,加盖玻片或封口膜在暗湿盒中反应,37 ℃反应 30 分钟;PBS 洗 3 分钟×3 次;DAB(diaminobcnzidinc)染色 3～10 分钟,PBS 冲洗,苏木精复染,0.1%盐酸酒精分化,显微镜下观察,控制染色程度;最后以抗荧光猝灭封片液封片。通过显微镜采集两组不同时间点细胞培养结果,统计各组不同时间点凋亡细胞数并计算其凋亡率。具体按每张切片在 200 倍视野下随机取 5 个视野,计数每个视野中凋亡成纤维细胞数和成纤维细胞总数,其每个视野中凋亡率(%)=(凋亡成纤维细胞数/成纤维细胞总数)×100%。

镜下观察,整体上背景清晰,所有正常未凋亡成纤维细胞核均呈蓝色荧光,凋亡细胞核呈绿色发光,两者重叠后,凋亡细胞核呈蓝绿色荧光,而正常成纤维细胞核仍为蓝色荧光,差别明显。结果显示两组成纤维细胞随培养时间的延长,其细胞数目呈现持续增高趋势,被染上绿色和蓝绿色的细胞核呈典型的凋亡细胞的形态学改变,细胞间距增大,成纤维细胞变小、变圆、核固缩。海藻酸钙敷料与成纤维细胞共培养 0 小时、12 小时、24 小时和 48 小时时均无明显细胞凋亡的发生,且与对照组相比各培养时间点均无明显细胞凋亡发生,说明该海藻酸钙敷料未诱导细胞的凋亡,具有良好的生物相容性(图 8-3)。

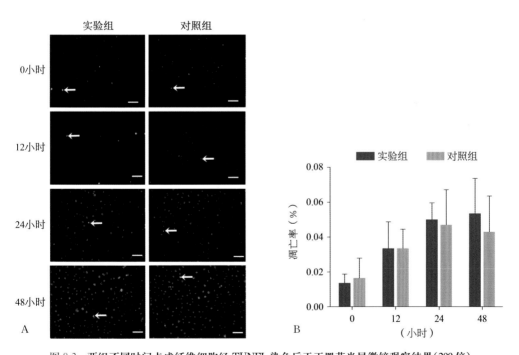

图 8-3 两组不同时间点成纤维细胞经 TUNEL 染色后于正置荧光显微镜观察结果(200 倍)

A. 两组成纤维细胞培养 0 小时、12 小时、24 小时和 48 小时时细胞凋亡情况,白色箭头所指细胞为凋亡细胞;
B. 两组成纤维细胞不同时间点细胞凋亡结果柱形图

二、体内实验

（一）海藻酸钙敷料对伤口面积愈合率的影响

为了探讨海藻酸钙对大鼠伤口愈合率的影响。笔者通过制作大鼠背部皮肤缺损模型，在伤口局部应用海藻酸钙敷料作为实验组，经典棉纱布作为对照组。雄性 SD 大鼠 48 只，体重 250±10 g，SPF 级，购买于中国科学院上海实验动物中心，随机分为实验组（24 只）和对照组（24 只），每组再随机分为 3 天、7 天和 14 天组，每组 8 只。海藻酸钙敷料（含钙量：5.0%～10.0%）。大鼠以 3% 戊巴比妥钠 50 mg/kg 腹腔注射麻醉，背部剃毛，75% 乙醇消毒，用直径为 2 cm 的圆形模块在鼠背做圆形标记后，无菌手术剪在鼠背剪一直径为 20 mm 圆孔，其面积约为 320 mm²（去除皮肤全层，包括真皮层），止血后，形成大鼠皮肤缺损模型。实验组大鼠以海藻酸钙敷料包扎；对照组则以经典棉纱布包扎（干性愈合），单笼喂养，术后每日伤口换药。

创面面积及愈合率于术后 0 天、3 天、7 天和 14 天进行创面拍照，使用 Image-ProPlus (IPP) Plus Version4.5.1 图像分析软件测量面积，计算创面愈合率。愈合率＝（原始创面面积－未愈合创面面积）/原始创面面积×100%。并于术后 3 天、7 天和 14 天切取整个伤口及周围皮肤，修剪组织块，浸泡于 10% 甲醛溶液中固定，石蜡包埋，切片，行 HE 染色，于北航图形分析系统下行肉芽组织血管面积分析。显微镜下每张切片随机选取 5 个视野（400 倍），测定血管横断面面积与镜下肉芽组织面积的比值；镜下测定肉芽组织面积和长度，计算肉芽组织平均厚度。肉芽组织平均厚度（μm）＝肉芽组织平均面积（μm^2）/肉芽组织平均长度（μm）。另对同一部位切片行 Masson 染色，随机选取 5 个显微镜视野（400 倍），以蓝色胶原蛋白沉积为阳性信号，用 Image Proplus 彩色病理图像分析软件测定创面胶原蛋白面积和视野内创面的总面积，计算胶原含量：胶原含量＝胶原面积/创面总面积×100%。

造模当天各组大鼠伤口面积无差异，在术后 3 天时，实验组大鼠伤口面积较对照组明显减小，7 天时这种差异更加明显（图 8-4）。其结果经方差分析后发现，在术后各时间点，实验组与对照组伤口面积愈合率均存在明显差异（$P<0.05$），初步说明海藻酸钙促进伤口的愈合。

（二）伤口的组织学观察

术后第 3 天，HE 染色观察，实验组创面可见大量中性粒细胞，可见伤口新生肉芽组织水肿，肉芽组织厚度为 1 540.0±118.5 μm，并伴有新生血管的形成，其新生肉芽组织血管面积比为 11.8%±0.73%；对照组伤口亦可见大量中性粒细胞的浸润，且巨噬细胞和成纤维细胞

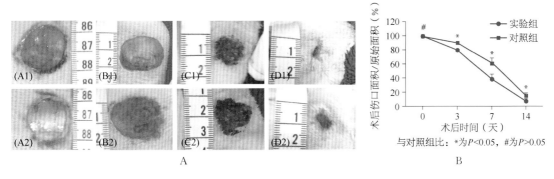

图 8-4　海藻酸钙对伤口愈合率的影响对照

A. 术后 0 天、3 天、7 天和 14 天时两组大鼠伤口面积变化。A1：实验组术后 0 天；B1：实验组术后 3 天；
C1：实验组术后 7 天；D1：实验组术后 14 天；A2 对照组术后 0 天；B2：对照组术后 3 天；C2：对照组术后 7 天；
D2：对照组术后 14 天。B. 两组大鼠伤口面积随时间延长进行性降低,且术后不同时间点实验组均低于对照组

数量较少,肉芽组织厚度为 1 504.6±131.8 μm,新生肉芽组织血管面积比为 11.3％±0.67％。
7 天时实验组创面中心粒细胞较前减少,肉芽组织水肿较前好转,结构致密,肉芽组织厚度为
933.8±69.1 μm,伴有毛细血管增生和成纤维细胞数量增多,细胞排列整齐,其新生肉芽组
织血管面积比为 15.9％±0.96％;对照组成纤维细胞数量较前增多,新生肉芽组织结构疏
松,其排列结构紊乱,肉芽组织厚度为 806.0±98.4 μm,新生肉芽组织血管面积比为 14.6％±
0.52％。14 天时实验组伤口无明显急性炎症反应表现,新生肉芽组织已基本修复完成,趋于
正常组织结构,肉芽组织厚度为 764.0±107.8 μm,其新生肉芽组织血管面积比为 8.0％±
0.99％;对照组伤口仍有炎细胞浸润,少数可见皮下脓腔形成,肉芽组织厚度为 544.0±
89.9 μm,其新生肉芽组织血管面积比为 5.7％±0.86％(图 8-5)。结果说明在创面愈合过程
中海藻酸钙具有良好生物相容性,且可有效加速创面肉芽组织形成等进程,有效促进了伤口
的愈合进程。

(三) 增加伤口胶原蛋白含量

胶原纤维是真皮的主要组成部分之一,在伤口愈合过程中占有极其重要的作用,Masson
染色是目前较为常见的胶原染色之一。笔者通过 Masson 染色来观察术后不同时期伤口胶
原纤维的形成,结果发现使用海藻酸钙敷料 7 天时伤口即出现较高含量胶原,结构稀疏,成熟
度较低;14 天时胶原排列致密整齐,成熟度较高。而对照组 7 天时仍未见明显胶原蛋白形
成,14 天时其含量较前增多,且结构稀疏,成熟度较低。说明海藻酸钙在伤口愈合早期过程
中可提高局部组织胶原蛋白的含量,在促进伤口的愈合过程中发挥着重要作用(图 8-6)。同
时发现海藻酸钙敷料可明显提高伤口组织中Ⅰ/Ⅲ型胶原蛋白比率(图 8-7)。术后 3 天,实验
组Ⅰ型胶原蛋白含量较对照组提高(0.66±0.25 $vs.$ 0.42±0.09, $P<0.05$);术后 7 天时为

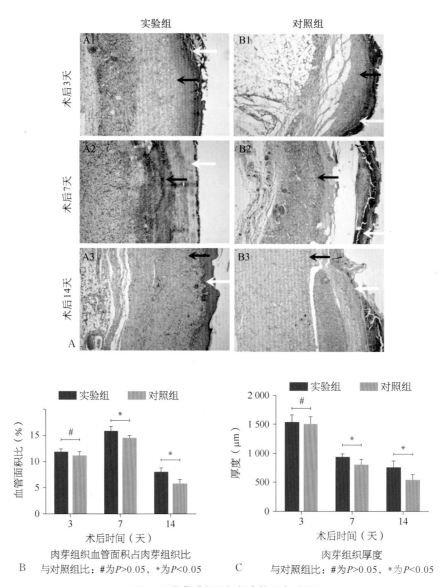

图 8-5　海藻酸钙组织相容性研究对照

A. 术后 3 天、7 天和 14 天时两组大鼠伤口 HE 染色改变。A1：实验组术后 3 天；A2：实验组术后 7 天；A3：实验组术后 14 天；
B1：对照组术后 3 天；B2：对照组术后 7 天；B3：对照组术后 14 天。黑色箭头：新生肉芽组织；白色箭头：新生表皮。
B. 术后各期两组肉芽组织血管面积占肉芽组织比。C. 为术后各期两组肉芽组织厚度

0.84 ± 0.17 *vs.* 0.62 ± 0.10，$P < 0.05$，术后 14 天为 1.09 ± 0.14 *vs.* 0.78 ± 0.16，$P < 0.05$。
本实验通过 Masson 染色来观察术后不同时期伤口胶原纤维的形成，结果发现，实验组 7 天
时创面即出现较高含量胶原，结构稀疏，成熟度较低；14 天时胶原排列致密整齐，成熟度较
高。而对照组 7 天时未见明显胶原蛋白形成，14 天时其含量较前增多，且结构稀疏，成熟度
较低。同时能提高伤口组织中 Ⅰ/Ⅲ 型胶原蛋白比率，说明海藻酸钙在创面愈合早期可提高

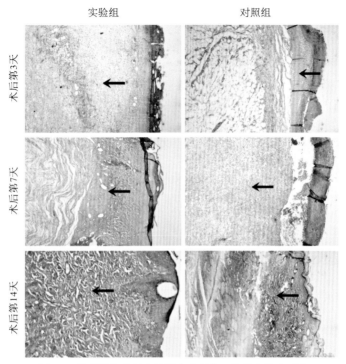

图 8-6　海藻酸钙敷料在糖尿病大鼠伤口使用 3 天、7 天和
14 天时大鼠伤口胶原蛋白的含量情况

局部组织胶原蛋白的含量，促进创面愈合。

（四）免疫组化法检测海藻酸钙对伤口 TGF‐β、VEGF 和 IL‐6 的影响

制备本实验主要是对使用海藻酸钙的伤口，对其不同时期的 TGF‐β、VEGF 和 IL‐6 含量进行检测，进而探讨其作用机制。选取 SD 大鼠 48 只，雄性，SPF 级，体重 250±10 g（中国科学院上海实验动物中心提供）。在实验过程中所有操作均参照国家科学技术部 2006 年版《关于善待试验动物的指导性意见》。大鼠随机分为 6 组（实验 3 天组、7 天组和 14 天组以及对照 3 天组、7 天组和 14 天组），每组 8 只。海藻酸钙敷料（含钙量为 5.0%～10.0%）。实验时经 3% 戊巴比妥钠以 50 mg/kg 体重腹腔注射麻醉后，术野处背部剃毛，75% 乙醇消毒，于大鼠背部用无菌手术剪制备一直径为 20 mm 皮肤缺损，面积约为 320 mm^2，止血后，形成大鼠皮肤缺损模型。术后每日实验组大鼠创面以海藻酸钙敷料换药；对照组则以经典棉纱布换药。依靠肉眼观察确定，以伤口痂皮完全脱落，创面被新生上皮所覆盖时间记为伤口愈合时间，是评价伤口愈合的传统指标之一。于术后 3 天、7 天和 14 天切取大鼠整个伤口以及周围皮肤，立即浸泡于 10% 中性福尔马林溶液中进行固定，石蜡包埋切片，先经 HE 染色来

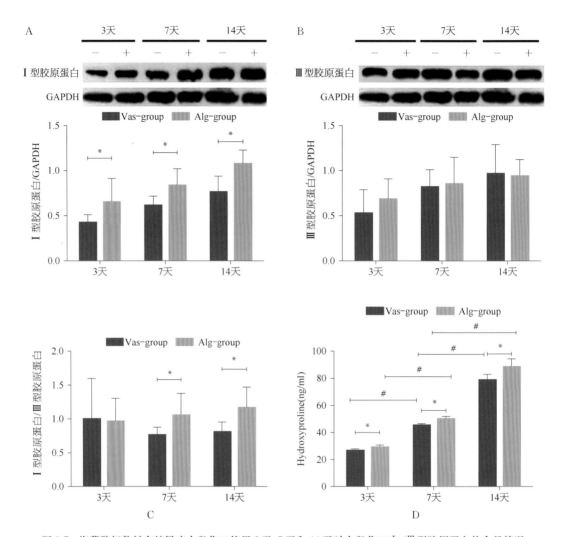

图 8-7　海藻酸钙敷料在糖尿病大鼠伤口使用 3 天、7 天和 14 天时大鼠伤口 Ⅰ/Ⅲ 型胶原蛋白的含量情况

观察创面愈合过程中的组织学改变。后通过免疫组化染色来检测 VEGF、TGF - β 和 IL - 6 等含量水平,观察创面的愈合情况,同一时间点的实验组和对照组各随机选取 10 个视野,对各项相关细胞中的检测指标进行阳性面积统计。具体结果如下。

1. TGF - β

TGF - β 是一类由血小板、巨噬细胞和成纤维细胞等产生的基础抗炎细胞因子,其在创面中含量与胶原的合成、伤口愈合后组织张力大小及瘢痕的密度有一定联系。TGF - β 促进伤口细胞增殖与分化,促进细胞外基质的合成,也是多种免疫细胞自分泌或旁分泌的调节因子。本实验中发现随伤口愈合时间延长,两组 TGF - β 阳性表达均明显呈逐渐升高趋势,但相同时间点两组间阳性面积表达率无明显差异,说明术后各时期海藻酸钙未提高创面局部组织 TGF-β 含量水平(图 8-8、表 8-7)。从本实验结果来看,其伤口加速愈合与伤口局部组织 TGF-β 含量无明显联系。

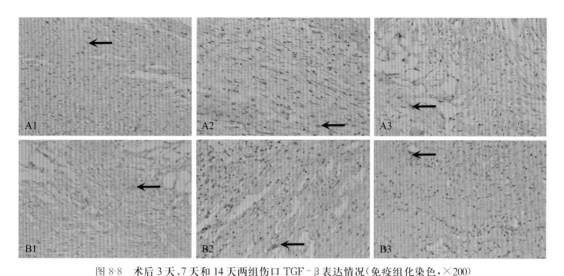

图 8-8　术后 3 天、7 天和 14 天两组伤口 TGF-β 表达情况(免疫组化染色,×200)

A1:实验组术后 3 天;A2:实验组术后 7 天;A3:实验组术后 14 天;B1:对照组术后 3 天;B2:对照组术后 7 天;
B3:对照组术后 14 天。黑色箭头:阳性表达细胞。由图可知两组 TGF-β 阳性表达均明显呈逐渐升高趋势,
但相同时间点两组间阳性面积表达率无明显差异

2. VEGF

创面的顺利愈合需充足血供的支持,各种促进新生血管形成的相关物质中,VEGF 在促进新生血管形成中发挥着极其重要的作用。VEGF 是一种糖基化分泌性多肽,其可在分子水平调节新生血管的形成,主要包括:内皮细胞增生、细胞移动和趋化作用、产生蛋白酶。本实验结果表明:随伤口愈合时间延长,两组 VEGF 阳性表达均明显呈逐渐升高趋势,但相同时间点两组间阳性面积表达率无明显差异,说明海藻酸钙未提高创面局部组织 VEGF 含量水平(图 8-9、表 8-7)。故海藻酸钙并未通过提升创面局部组织的 VEGF 含量来促进伤口愈合。

3. IL-6

术后第 3 天、7 天和 14 天免疫组化结果显示:术后不同时间点实验组 IL-6 阳性表达均低于对照组,以第 7 天最为明显。且术后第 3 和 7 天时两组间阳性面积表达率存在明显差异,术后第 14 天时则无明显差异。说明与对照组相比,在伤口愈合早期,海藻酸钙引起创面炎症反应较轻(图 8-10、表 8-7)。

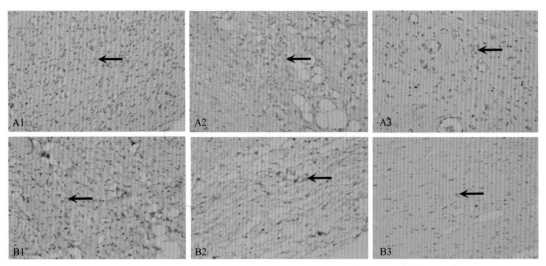

图 8-9　术后 3 天、7 天和 14 天两组伤口 VEGF 表达情况（免疫组化染色，×200）

A1：实验组术后 3 天；A2：实验组术后 7 天；A3：实验组术后 14 天；B1：对照组术后 3 天；B2：对照组术后 7 天；
B3：对照组术后 14 天。黑色箭头：阳性表达细胞。由图可知两组 VEGF 阳性表达均明显呈逐渐升高趋势，
但相同时间点两组间阳性面积表达率无明显差异

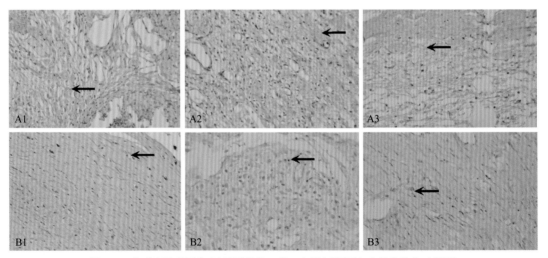

图 8-10　术后 3 天、7 天和 14 天两组伤口 IL-6 表达情况（免疫组化染色，×200）

A1：实验组术后 3 天；A2：实验组术后 7 天；A3：实验组术后 14 天；B1：对照组术后 3 天；B2：对照组术后 7 天；
B3：对照组术后 14 天。黑色箭头：阳性表达细胞。可见术后不同时间点实验组 IL-6 阳性表达均低于对照组，
以第 7 天最为明显

两组大鼠创面术后 3 天、7 天和 14 天时 VEGF、TGF-β 和 IL-6 图像平均阳性面积值见表 8-7。术后 3 天、7 天和 14 天时实验组 VEGF 和 TGF-β 的表达均较对照组无明显差异（$P>0.05$）；术后 3 天和 7 天时实验组 IL-6 的表达低于对照组（$P<0.01$），但术后 14 天时 IL-6 因子两组间无显著性差异。

表 8-7 两组术后不同时间点 VEGF、TGF-β 和 IL-6 阳性面积表达率($\overline{x} \pm s$)

术后天数（天）	组别 VEGF		TGF-β		IL-6	
	实验组	对照组	实验组	对照组	实验组	对照组
3	633.8±17.3	621.0±14.6	591.0±28.8	613.8±24.5	627.4±11.6*	656.2±13.0
7	704.8±23.7	727.8±22.1	699.2±11.3	685.0±29.4	617.8±11.0*	670.2±14.6
14	721.0±18.5	728.4±32.3	714.0±16.6	694.8±11.9	633.2±14.9	653.0±16.7

注：与对照组比较，* 为 $P<0.01$。

根据术后 3 天、7 天和 14 天时两组伤口组织 VEGF、TGF-β 和 IL-6 图像平均阳性面积值绘制其曲线图(图 8-11)。从图中可知，VEGF 和 TGF-β 成进行性上升趋势，其两组间含量水平无明显差异；IL-6 呈相对平缓趋势，且在整个观察期内，实验组 IL-6 含量均低于对照组。

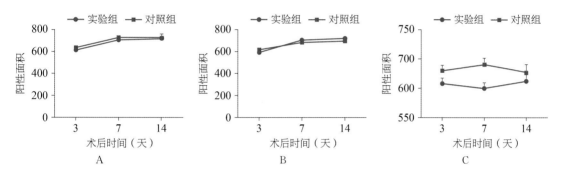

图 8-11 术后 3 天、7 天和 14 天时两组 VEGF、TGF-β 和 IL-6 图像阳性面积值曲线图

A. VEGF 图像阳性面积值曲线图；B. TGF-β 图像阳性面积值曲线图；C. IL-6 图像阳性面积值曲线图

TGF-β 是一类由血小板、巨噬细胞和成纤维细胞等产生的基础抗炎细胞因子，其在创面中的含量与胶原的合成、伤口愈合后组织张力大小及瘢痕的密度有一定联系。TGF-β 促进伤口细胞增殖与分化，促进细胞外基质的合成，也是多种免疫细胞自分泌或旁分泌的调节因子。本实验中发现随伤口愈合时间延长，两组 TGF-β 阳性表达均明显呈逐渐升高趋势，但相同时间点两组间阳性面积表达率无明显差异，说明术后各时期海藻酸钙未提高创面局部组织 TGF-β 含量水平。从本实验结果来看，其伤口加速愈合与伤口局部组织 TGF-β 含量无明显联系。

另外创面的顺利愈合需充足血供的支持，VEGF 在促进新生血管形成中发挥着极其重要的作用。VEGF 是一种糖基化分泌性多肽，其可在分子水平调节新生血管的形成，主要包括：内皮细胞增生、细胞移动和趋化作用、产生蛋白酶。本实验结果表明：随伤口愈合时间延长，两组 VEGF 阳性表达均明显呈逐渐升高趋势，但相同时间点两组间阳性面积表达率无明显差异,说明海藻酸钙未提高创面局部组织 VEGF 含量水平。故海藻酸钙并未通过提升创面局部组织的 VEGF 含量来促进伤口愈合。

综上所述,海藻酸钙具有炎症轻、加速创面肉芽组织形成、促进伤口愈合的优势。免疫组化结果提示在伤口创面的加速愈合与创面局部组织,VEGF 和 TGF - β 的含量无明显关系,但实验组 IL - 6 含量低于对照组,其低含量的 IL - 6 可能减轻局部伤口创面炎症反应,使伤口的愈合由炎症期迅速转为增殖期,缩短伤口的愈合时间。然而在创面愈合过程中还有许多其他各类因子发挥作用,它们之间的相互作用机制目前仍不明确,需大量的实验研究。

(五) 降低创面 MMP - 9 含量并提高胶原蛋白水平

MMP - 9 是基质金属蛋白酶超家族中相对分子量最大的酶,可降解细胞外基质成分,主要是 Ⅰ、Ⅲ、Ⅳ、Ⅴ 型胶原蛋白和明胶等,影响组织的修复。然而糖尿病是影响伤口愈合的主要慢性疾病之一,在糖尿病中,这些有序愈合过程被破坏。据报道,糖尿病大鼠伤口皮肤MMP - 9 的表达高于正常鼠的 4 倍,影响伤口的愈合效果。且糖尿病慢性伤口活检和伤口渗出液表现为高浓度的炎症因子和 MMP - 9 以及低浓度的生长因子,而可愈性伤口则显示低浓度的炎症因子和 MMP - 9 以及高浓度的生长因子。推测预想糖尿病伤口向可愈性伤口转化,必须矫正炎性因子与 MMP - 9 和生长因子的相互作用。

海藻酸钙具有良好的可降解性、凝胶特性、生物相容性以及低细胞毒性,且具有加速糖尿病伤口愈合的效果。虽然目前该敷料在临床应用多年,但在其促进糖尿病伤口愈合过程中的机制是否涉及皮肤组织 MMP - 9 的变化尚不明确。本实验就着重研究海藻酸钙敷料对糖尿病大鼠创面附近皮肤 MMP - 9 表达的影响,以探讨其促进糖尿病伤口修复的机制。

(1) 糖尿病模型建立:无特定病原体(SPF)级雄性 SD 大鼠 40 只,体重 217 ± 14 g,购自中国科学院上海实验动物中心。大鼠适应性喂养 1 周后,禁食不禁水 12 小时,于一次性腹腔注射链脲佐菌素(STZ)(0.1 mol/L、pH $= 4.2$)65 mg/kg,72 小时后,禁食不禁水空腹测定大鼠血糖,血糖 >16.7 mmol/L 大鼠为糖尿病模型大鼠,且参考大鼠体重质量和血糖水平,筛选出造模成功的大鼠 36 只,根据随机数字表法分为两组备用。在实验过程中所有操作及步骤均按照国家科学技术部《关于善待试验动物的指导性意见》(2006 年版)。根据尾静脉空腹血糖和体重结果,筛选造模成功的糖尿病大鼠 36 只,其体重 248 ± 21 g。根据随机数字表将其随机分为实验组($n = 18$ 只)和对照组($n = 18$ 只)。所有大鼠均以 3% 戊巴比妥钠(50 mg/kg)进行腹腔注射麻醉,背部剃毛后,利用 75% 乙醇消毒。造模前用直径为 20 mm 圆形模块在鼠背做一圆形标记,随后利用无菌手术剪沿着圆形标记剪一直径为 20 mm 的圆形伤口(面积约 320 mm²)。止血后,即为糖尿病大鼠皮肤伤口模型。实验组糖尿病大鼠以海藻酸钙敷料(含钙量 $5.0\% \sim 10.0\%$)包扎,购自山东颐诺生物科技有限公司;对照组则采用经典棉纱布包扎换药,每日伤口换药 1 次,连续观察 2 周。术后第 3 天、7 天和 14 天时,分别随机处死两组中6只大鼠,取创面及周围皮肤组织,分两部分固定和冻存,固定部分组织行苏木素伊红(HE)和Masson染色。冻存组织行MMP-9 mRNA和蛋白表达水平测定。

（2）观察指标

1）Masson染色：随机选取5个100倍显微镜视野,以胶原蛋白(蓝色)沉积为阳性信号,利用Image Proplus病理图像分析软件处理系统测定视野下胶原蛋白和视野总面积,胶原含量＝胶原面积/创面总面积×100％。

2）Western blot检测伤口皮肤MMP-9蛋白含量：提取各组伤口皮肤的总蛋白,通过二辛丁酸法进行蛋白质定量,于100℃下变性10分钟,分别取50 μg行聚丙烯酰胺凝胶电泳(PAGE),100 V恒压转膜70分钟后,TBST缓冲液洗膜3次,5％脱脂奶粉封闭;洗膜3次后,加兔抗小鼠多克隆MMP-9一抗,4℃过夜,加羊抗兔IgG二抗,室温孵育1小时,电化学发光法(ECL)显色试剂盒显色后,通过FlourChem V 2.0软件分析每组蛋白电泳带的灰度值,来检测伤口皮肤MMP-9蛋白含量。

3）实时荧光定量聚合酶链反应(PCR)检测伤口皮肤MMP-9mRNA水平：将存放于-80℃的各组伤口组织取出,采用Trizol法分别提取各组总RNA,用分光光度计定量。使用mRNA纯化试剂盒对总RNA进行纯化,纯化后再重新定量。MMP-9和内标3-磷酸甘油醛脱氢酶(GAPDH)的mRNA表达检测：每个标本分别取RNA 2 μg,按照反转录试剂盒步骤,再将RNA反转录为cDNA。利用引物设计软件Primer Premier 3.0设计MMP-9及内参照GAPDH的PCR引物,引物序列来源为上海英俊生物技术公司合成,其引物序列见表8-8。通过本PCR来检测伤口皮肤MMP-9mRNA的表达量。

表8-8　实时荧光定量聚合酶链反应(PCR)引物序列及其产物大小

基因	引物序列(5'→3')	产物(bp)
MMP-9 mRNA	上游 TCTCTACTGGGCATTAGGG 下游 GTGTCCGAGGAAGATACTTG	236
GAPDH mRNA	上游 GTCGGTGTGAACGGATTTG 下游 TCCCATTCTCAGCCTTGAC	181

术后第3天,Masson染色示两组大鼠伤口均可见胶原蛋白形成,对照组少于实验组,差异无统计学意义($12.4\% \pm 5.3\%$ vs. $20.3\% \pm 7.5\%$,$t=1.490$,$P=0.210$)。术后第7天时,对照组胶原蛋白较前未见明显增加,实验组伤口胶原蛋白含量较前增多,结构稀疏,两组差异具有统计学意义($15.1\% \pm 4.8\%$ vs. $51.2\% \pm 4.7\%$,$t=9.308$,$P=0.001$)。术后14天时,对照组伤口胶原蛋白含量较前略增多,成熟度低,结构稀疏,实验组胶原蛋白结构致密,成熟度较高,分别为$28.2\% \pm 5.1\%$ vs. $60.7\% \pm 4.6\%$,$t=8.196$,$P=0.001$)（图8-12）。

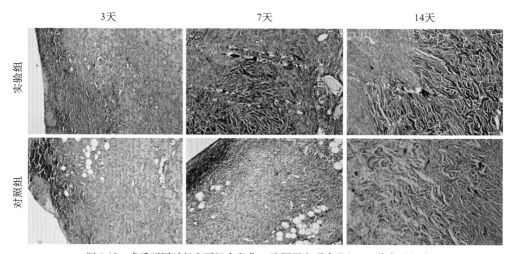

图 8-12　术后不同时间点两组大鼠伤口胶原蛋白观察（Masson 染色，×40）

术后第 3 天，两组大鼠伤口均可见胶原蛋白的形成，但对照组明显少于实验组；术后第 7 天时，
对照组胶原蛋白较前未见明显增加，实验组伤口胶原蛋白含量较前增多，结构稀疏；术后 14 天时，
对照组伤口胶原蛋白含量较前略多，成熟度低，结构稀疏，实验组胶原蛋白结构致密，成熟度较高

三、伤口组织中 MMP - 9 蛋白检测结果

两组伤口组织 Western blotting 检测结果见图 8-13 所示，各组均可检测到 MMP - 9 蛋白，随着伤口愈合时间的延长，其蛋白水平呈逐步下降趋势。进一步软件分析其吸光度比值提示，术后第 3 天时，实验组 MMP - 9 蛋白水平明显低于对照组（0.315 ± 0.017 vs. 0.410 ± 0.014，$t = 10.595$，$P = 0.002$）；术后第 7 天和 14 天时，分别为 0.291 ± 0.019 vs. 0.399 ± 0.017，$t = 10.400$，$P = 0.002$，以及 0.105 ± 0.010 vs. 0.172 ± 0.009，$t = 12.359$，$P = 0.001$。

同时在伤口愈合过程中，两组 MMP - 9 mRNA 表达均呈进行性降低趋势，且术后第 3 天时，实验组 MMP - 9 mRNA 水平明显低于对照组（0.028 ± 0.003 vs. 0.037 ± 0.004，$t = 3.118$，$P = 0.036$）；术后第 7 天和 14 天时，分别为 0.026 ± 0.003 vs. 0.033 ± 0.003，$t = 2.858$，$P = 0.046$，以及 0.021 ± 0.003 vs. 0.030 ± 0.002，$t = 7.003$，$P = 0.012$，差异均具有统计学意义。

MMP - 9 作用底物较为广泛，主要包括Ⅰ、Ⅲ、Ⅳ、Ⅴ型胶原蛋白和明胶等，而胶原蛋白是细胞外基质中最基本的结构，为细胞和组织提供支持和张力，因此在伤口愈合过程中，低水平的 MMP - 9 可促进伤口的愈合。本实验首次揭示了海藻酸钙敷料对糖尿病大鼠创面的 MMP - 9 水平的影响。术后第 8～14 天时实验组大鼠伤口愈合率明显高于对照组，初步说明海藻酸钙敷料可促进糖尿病大鼠伤口的愈合，其主要原因可能与海藻酸钙敷料能降低实

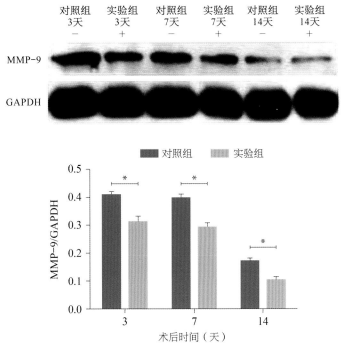

图 8-13 两组创面组织中 MMP-9 蛋白 Western blot 检测结果

术后第 3 天、7 天和 14 天时,实验组 MMP-9 蛋白水平明显低于对照组,
且呈进行性降低趋势。与对照组比:＊为 $P<0.05$

验组大鼠创面的 MMP-9 含量,减少伤口胶原蛋白的降解有关。随后 Masson 染色结果证实海藻酸钙敷料提高术后不同时间点胶原蛋白的含量。另外在糖尿病伤口中,高水平的 MMP-9 不仅降解胶原蛋白,而且还可抑制新生血管的形成,延缓伤口的愈合。本研究结果与 Coskun 等在非糖尿病动物上的研究结果一致,其将海藻酸钠敷料应用于非糖尿病伤口,发现伤口愈合速度明显快于对照组,认为海藻酸钠敷料加速创伤修复,促进伤口愈合。正常皮肤中 MMP-9 mRNA 水平极少,损伤时其含量明显升高,24 小时即可达到高峰,随后逐渐下降,当创面完全再上皮化后,MMP-9 即回归正常水平,尤其是在糖尿病伤口中,其 MMP-9 水平亦明显高于非糖尿病伤口。在本实验中,实验组伤口的 MMP-9 mRNA 和蛋白水平均明显低于对照组,这提示海藻酸钙敷料在转录和翻译水平抑制了 MMP-9 的合成。相关结果也出现在 Yao 等研究报道中,所不同的是,其将载有 TGF-β3 的海藻酸钙水凝胶应用于人的皮肤伤口,发现实验组 MMP-9 含量降低,同时 I 型胶原蛋白水平升高,认为载有 TGF-β3 的海藻酸钙水凝胶可降低伤口的 MMP-9 含量,并增加 I 型胶原合成,从而促进伤口愈合。但其研究的效果究竟是由海藻酸盐敷料引起,还是 TGF-β3 发挥了作用,尚不清楚。本研究直接用海藻酸盐敷料处理糖尿病伤口而未有其他因素的干扰,证实了其抑制 MMP-9 表达的效应,提示 MMP-9 的抑制是来自海藻酸盐敷料本身的作用。当然,MMP-9 受抑制后其

胶原合成及下游蛋白分子途径受到什么影响,尚需进一步深入研究探讨。

那么,海藻酸钙敷料为何能降低糖尿病伤口的 MMP‐9 含量? 根据现有的文献,我们推测 MMP 能促进伤口肿瘤坏死因子以及白介素等炎性介质的释放,加速各类炎性细胞向伤口的趋化,吞噬、清除细胞及碎片等;同时这些炎性细胞均可再次释放 MMP‐9,呈恶性循环趋势。有报道称,各类炎性细胞如白介素可刺激成纤维细胞内胶原蛋白基因的转录和翻译,胶原蛋白基因上游区域有多种不同的正性和负性的调控序列,可被白介素、肿瘤坏死因子和转化生长因子等上调以及 α 干扰素等下调。MMP‐9 基因从转录、剪接、翻译和翻译后修饰等各个环节发生异常,均可导致胶原蛋白合成水平的改变。本实验发现海藻酸钙敷料降低术后 MMP‐9 mRNA 水平,推测其主要对 MMP‐9 的转录水平进行调控。这与海藻酸钙敷料能降低伤口炎症反应有关,本实验组织学检查发现海藻酸钙敷料可减轻术后不同时期糖尿病伤口炎症反应。各类炎症细胞向伤口趋化的减少,可降低其在伤口组织中的含量,减少 MMP‐9 的释放。另外 MMP‐9 水平应维持在一定水平,含量太低亦延迟伤口的愈合,Kyriakides 等发现 MMP‐9 敲除小鼠的伤口愈合降低,伤口修复延缓。同时 MMP‐9 活性受基质金属蛋白酶的组织抑制剂(tissue inhibitor of metalloproteinase,TIMP1)的影响,其在正常伤口愈合过程中保持有一定的水平,糖尿病伤口中 TIMP‐1 水平的降低会导致 MMP‐9 活性的增加,致使 MMP‐9/TIMP‐1 比率升高,延缓伤口的正常愈合,其在糖尿病伤口中的具体相互调节机制有待于日后进一步研究发现。

最后在伤口愈合过程中,海藻酸盐敷料何时应用、应用多少量及疗程的差异,可能也会对其效果造成影响。从本研究的结果分析,在伤口出现第 1 天开始应用,其抑制 MMP‐9 的作用在第 3 天以后即开始发挥,一直持续至伤后 2 周,此后由于对照组的 MMP‐9 表达也随着伤口愈合的进程自然下降,所以可能 2 周是比较合适的疗程。

综上所述,海藻酸钙敷料对糖尿病创面的良性影响,可能是通过抑制伤口 MMP‐9 mRNA 及蛋白质含量,以减少胶原蛋白的降解而实现的。

第三节 · 海藻酸钙敷料的临床应用案例分析

海藻酸钙敷料在各类外科伤口的适应证主要体现在以下三个方面：①在创面提供一个潮湿的愈合环境;②吸收伤口渗出液;③促进止血。同时海藻酸钙敷料能缓解伤口的疼痛,并能吸收伤口的蛋白酶。在延迟愈合或者不典型的感染伤口具有较高水平的蛋白酶,影响细胞的增殖和生长因子的产生,海藻酸钙敷料能有效降低这些伤口蛋白酶,加速伤口愈合过程。首先,一起来了解伤口的种类。

一、伤口的种类

伤口是正常皮肤（组织）在外界致伤因子（外力、外科手术、热、电流、化学物质、低温）以及机体内在因素（局部血液供应障碍等）作用下所致的损害，常伴有皮肤完整性的破坏以及一定量正常组织的丢失，同时伴有功能受损。最轻度的创伤仅限于皮肤表皮层，可通过上皮再生愈合，稍重者有皮肤和皮下组织断裂，并出现伤口，严重的创伤可并存肌肉、肌腱、神经的断裂以及骨折。

（一）伤口类型

对伤口大小、深度、感染和水肿等情况类型的划分是正确治疗伤口的前提，目前对伤口类型的划分种类较多，常见的伤口分类如下。

1. 依据伤口损伤时间及细菌污染程度分类

根据伤口损伤时间及细菌污染程度，可将伤口分为清洁、污染、感染和溃疡性伤口四类：①清洁伤口指未受细菌感染，可达Ⅰ期愈合的伤口；②污染伤口是指沾染了异物或细菌而未发生感染的伤口，早期处理得当，可达Ⅰ期愈合；③感染伤口指伴有细菌等微生物感染的伤口，包括继发性感染的手术切口，损伤后时间较长，发生感染化脓的伤口，须外科干预充分引流伤口分泌物，清除坏死组织，加强换药处理，减轻感染，促进伤口肉芽生长，为Ⅱ期愈合；④溃疡创面无明显感染，但经久不愈，需积极手术处理和换药后愈合。

2. 创面 RYB(red, yellow, black)分类

1988 年，Cuzzell 将Ⅱ期或延迟愈合的开放创面分为红、黄、黑和混合型四类。红色创面涵盖了创面愈合的任何阶段，包括炎症期、增生期和重塑期；黄色创面包括颜色从黄色到白色以及灰色，主要是黄色的脂肪、白色或灰色的肌腱，主要是感染创面或含有纤维蛋白的腐痂，无愈合倾向；黑色创面主要是全层皮肤坏死形成的干且厚的焦痂，颜色范围主要包括黑、棕及棕褐色，此阶段伤口同样难以愈合，需要采用各种积极手段清除坏死组织，保护创面至愈合。该分类方法的优点是按创面愈合过程中的时期进行治疗。另外此概念的提出使创伤愈合的临床工作可操作性更强，得到大量临床医务人员的认同。

3. 其他分类

伤口是皮肤连续性破坏的损伤，按愈合时间长短分为急性和慢性伤口；按伤口解剖学深度可分为浅伤、半层伤和全层伤。按伤因不同可分为烧伤、烫伤、冷伤、挤压伤、刃器伤、火器

伤、冲击伤、放射伤及多种因素所致的复合伤等。

（二）伤口的评估

对伤口大小、深度、感染和水肿等情况的判定是治疗伤口的基础，但多年以来，对伤口病情的评估仍停留在大体评价与病理检查等方面。目前常见的伤口评估方面如下。

1. 伤口大小的评估

伤口可分为规则伤口和不规则伤口。规则伤口中，线性伤口的大小以长度计算；规则伤口按面积测量。不规则伤口应根据伤口的特殊情况分别测出不同的长和宽，分别记录或采用方格计数法测定。伤口深度的测量应以伤口最深的底部垂直于皮肤表面的深度。潜行深度指无法用肉眼辨别的深部被破坏的组织，通常将无菌消毒棉签垂直于创面放入伤口的最深处，测量棉签头与皮肤表面齐平点的距离即为潜行深度。

2. 伤口部位的评估

伤口部位对整个伤口情况的评估同样也有重要意义，应考虑伤口在固定部位还是伸展部位。尤其对于在关节处和皮肤皱褶处等部位不宜固定的伤口处，应考虑敷料的弹性和可裁剪性，因此事先做好伤口的评估，对现有敷料进行适当的裁剪，以便更好地保护伤口。

3. 渗出量的评估

临床上对于伤口渗出量的估计主要凭主观感受，随意性较大。应根据伤口渗出量的多少和不同种类敷料的吸收性来做出正确的选择。

4. 伤口污染以及周围皮肤组织状态评估

①清洁伤口：指未受细菌感染。②污染伤口：指被异物或细菌污染尚未发生感染的伤口；③感染伤口：指伤口内有腐肉和脓液，甚至伴有恶臭，并合并伤口周围的红、肿、热、痛。同时，还要了解伤口周围皮肤组织的弹性、有无肿胀等。对伤口污染程度和其周围皮肤组织状态做出正确的评估，是处理伤口的重要一步。

5. 伤口程度分类

国际造口治疗协会及美国国家压疮学会共同制订了伤口程度分类方法，适用于各类伤口，其具体分类及伤口评价见表8-9。

表 8-9　伤口程度分类表

分类 / 分期	国际造口治疗协会及美国国家压疮学会的分类	伤口颜色
第一期	皮肤完整,出现以指压不会变白的红斑印	—
第二期	表皮或(及)真皮的部分损失,尚未穿透真皮层,伤口底部呈潮湿粉红状,没有坏死组织,表层有破皮、水疱或小浅坑。由于真皮内的神经末梢接收器暴露在空气中,故患者会感到疼痛	红色伤口
第三期	表皮及真皮全部损伤,皮肤完整性和连续性受到破坏,伤口穿入皮下组织,但没有穿透筋膜,尚未至肌肉层。出现中度深凹,可能有坏死组织、死腔、渗出液或感染。皮肤内分布的神经已经受到损伤,故患者不会感到疼痛	黄色伤口
第四期	皮肤的完整性和连续性遭到彻底破坏,伤口穿透皮下脂肪至筋膜、肌肉,甚至损伤到骨头。可能有坏死组织、潜行深洞、瘘管、渗出液或感染	黑色伤口

(三)伤口敷料选择

根据伤口程度的不同,常采取不同的处理方法,选用不同类型的敷料。

1. 第一期的伤口

第一期伤口的皮肤是完整,完整性和连续性未受到损伤,存在的问题主要是压力或外伤造成的局部暂时性血液循环障碍、组织缺氧,皮肤出现红、肿、热、麻木或有触痛。此期伤口治疗的主要目的是促进血液循环,解除发红症状,保护上皮组织,防止皮肤破溃。此阶段可使用水胶体类粘贴敷料,该敷料对气体有半通透作用,可以在伤口上产生一个密闭的、局部有氧的微环境,促使创面下的皮肤、组织、毛细血管形成。水胶体敷料表面光滑,对皮肤的摩擦损害较小,且其粘连性低,在去除时不会对伤口产生再次伤害。

2. 第二期的伤口

第二期伤口的主要问题是表皮层及真皮层的部分缺损及暴露在空气中的神经末梢所带来的疼痛感。此时期仍可选用水胶体类敷料。由于水胶体医用敷料所形成的湿润的愈合环境能辅助上皮细胞从伤口的边缘向创面迁移,加快伤口的上皮化。而暴露在外的神经末梢处于湿润环境中时,可以减轻伤口的疼痛。

3. 第三期的伤口

第三期伤口的主要问题是皮肤完整性的破损、组织的缺损、伤口的感染及较多的伤口渗出液。此时期可选用水凝胶系列敷料来进行自体清创,其作用机制是在湿润环境中依靠伤口自身渗出液中的胶原蛋白降解酶来分解坏死物质。但水凝胶类敷料的渗液吸收能力较差,因此要同时选用渗液吸收能力强的医用敷料如海藻酸钙类敷料来吸收渗液,有效控制液体渗出,从而延长换药时间,并减少感染的发生。海藻酸钙敷料中因含有大量的钙离子,与伤口的渗液中的离子进行交换后形成胶状物质,可以起到轻微的止血作用。待坏死组织清除干净,感染问题控制后,可选用水胶体类敷料促进肉芽及上皮组织生长。

4. 第四期的伤口

第四期伤口的主要问题是严重的感染、大范围组织的缺损及坏死组织的结痂,可选用抗菌性敷料或负压创面治疗即 SWCT 进行处理和治疗。银离子是一种有效的抗菌物质,可以选用含有银离子的聚氨酯泡沫敷料、海藻酸钙敷料、亲水性凝胶敷料等抗菌敷料。当敷料接触伤口渗出液时,敷料中的银离子会被渗出液中的钠离子置换而释放到伤口上。银离子会阻碍细菌细胞壁蛋白质的合成,阻止细胞核 DNA 的分裂及破坏细菌的呼吸能量链的合成,最终使细菌的细胞壁破裂而死亡,从而达到抑菌作用。根据伤口的具体情况选择需要吸收渗液的银离子敷料或者能自溶清创的银离子敷料,来达到使四期伤口向三期伤口转化的目的。

伤口的处理和敷料的选择必须经过完整的初步评估、方案制订、处理、再评估、方案修改等一系列循环往复的过程。没有任何一种敷料适用于所有伤口或者伤口的所有时期,所以必须根据伤口的实际情况、伤口愈合的阶段及患者的整体情况等方面来选择高效的合适的敷料。

(四) 医用敷料在伤口愈合中的作用

医用敷料是用于各类创口表面进行临时覆盖的医用材料。18 世纪以前,人们主要凭个人经验处理伤口。18 世纪末主要应用暴露疗法或薄层透气敷料遮挡的干燥愈合理论处理伤口。目前,伤口的处理需用敷料来加速伤口止血、保护创面、防止细菌感染等,创造适宜的伤口愈合环境(图 8-14)。随着老年群体多发的糖尿病足、难愈性溃疡和压疮等慢性伤口护理

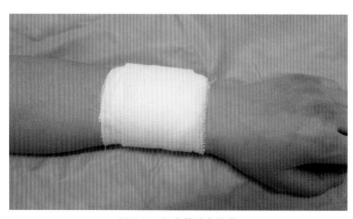

图 8-14　经典棉纱布换药

需求缺口的进一步增加,以及创伤愈合的进一步研究,伤口护理产品呈现越来越大的市场需求,医用敷料市场仍具有较强增长动力。

理想的创伤敷料应具备以下功能:①能与创面紧贴和具有良好的亲和性,并能均匀、紧密贴服于创面上;②能防止体液和水分的丢失;③抵御细菌等入侵,防止感染,去除或控制伤口产生臭味;④能吸收创面的渗出液,且不会造成敷料与创面之间的积液;⑤缓解疼痛;⑥保持、促进肉芽和上皮组织正常生长,促使创面愈合,不留瘢痕;⑦柔软,不变形并具有一定的机械强度;⑧透气、保湿,生物相容性好。

值得注意的是,对任何特定的伤口而言,伤口愈合的不同阶段,创面对敷料的要求也不同。黑色干燥型的创面,坏死组织阻止氧气进入伤口和二氧化碳从伤口上挥发,治疗过程必须使坏死组织从伤口上分离出去,对敷料的主要要求是能向伤口提供水分或保持伤口表面的潮湿。对于溃疡、烧伤和压疮等类型伤口,愈合之前的先决条件是去除伤口上的腐痂,所以这类伤口上的敷料必须具备很强的吸湿性,并能提供伤口很好的保护作用。伤口愈合的最后一个阶段是伤口的表皮化,此时伤口已基本愈合,其表面开始被一层新的表皮细胞所覆盖,已不再产生渗出液,此时新形成的表皮很容易被损伤,所以这类敷料既要保护伤口,又不可过分与伤口粘在一起,起到物理性的保护作用,并同时允许气体的交换。感染性伤口一般产生很多的渗出液和异味,其敷料要求具有吸收渗出液体、控制气味和细菌繁殖的作用。

二、传统敷料与伤口修复和组织再生

传统认为尽量维持创面的干燥是伤口愈合的基础,因此对伤口的处理一般通过棉质纱布的使用来维持创面的干燥,但该纱布属于惰性敷料,无法调整创面湿度,无保湿作用,而干燥的创面易使敷料粘于伤口上的新鲜肉芽组织和神经末梢,更换敷料时,易损伤新生的上皮组织,增加患者的痛苦,影响创面的愈合。其与组织粘连的主要原因是敷料吸附大量渗液并干燥,粘连创面局部组织,更换敷料时可引起患者的疼痛,使新生上皮脱落。总的来说传统敷料主要提供保护作用,通过吸收伤口渗出液来保持局部干燥和预防病菌的侵入。目前,传统医用敷料成本低,原料来源广泛,质地柔软,有较强吸收能力,可防止创面渗出液的集聚,对创面具有一定的保护作用,目前仍占整个医用敷料市场的 50% 以上,是最具有影响力、临床应用时间最长和市场占有率最大的敷料。但目前对于医用敷料的分类尚没有明确的定义和方法。传统敷料主要分成棉质纱布、植物类敷料和凡士林纱布等。

(一) 棉质纱布

棉质纱布是一种传统的敷料,因其对创面的愈合过程中检测细胞生长无明显的作用,故又称

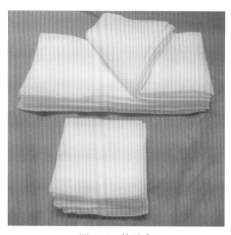

图 8-15　棉纱布

为惰性敷料(图 8-15)。由于棉纱布制作简单,价格便宜,并具备一定的保护创面和吸收创面渗出液能力,目前在临床上应用十分广泛。但敷料表面粗糙、干燥,易摩擦创面造成二次损伤,而且新生肉芽组织易长入敷料的网眼中,更换敷料时引起疼痛并损伤创面。

(二)植物类敷料

植物类敷料以植物纤维、植物蛋白、淀粉为原料,经脱脂加工而成。除了经典棉纱布以外,还包括改进型棉质敷料(防粘连敷料、抑菌敷料等)、海藻酸盐纤维敷料、大豆蛋白水凝胶敷料和淀粉止血颗粒等。这些敷料具有吸水性、防止粘连、止血和抑菌等特点,至今仍在各类伤口护理中广泛使用。这类敷料主要通过浸渍、涂层和化学或物理改性等方法来提升性能。

(三)动物类敷料

动物类敷料主要用于烧伤和皮肤移植的治疗。覆盖创面最理想的方法是自体皮的移植,但超大面积烧伤的患者常有自体皮源的不足。有学者研究用动物异种皮来取代自体皮移植,其中应用鼠、兔、猫等动物的结果令人失望,猪皮的移植取得了成功。猪皮与人体皮在显微镜下其结构不太一样,但在黏附性、胶原含量和编织结构等方面却很相似,能较好地贴附于伤口表面,减少体内水分的蒸发和控制感染的作用,并且由于异种覆盖物会激发免疫排斥机制,有利于创面的灭菌,但猪皮力学性能差,容易分层,影响后期自体皮移植。近来,有报道将鱼皮取代猪皮来进行烧伤的治疗,鱼皮主要由表皮和真皮层构成,无皮下脂肪和结缔组织,也无哺乳动物的毛囊和汗腺,而毛囊和汗腺又是细菌通道,因此鱼皮覆盖伤口能达到更严密的封闭作用。

(四)凡士林纱布

凡士林是石蜡渣油、优质蜡膏掺和润滑油料,采用蜡油稠化技术路线,主要由渣油蜡膏和润滑油料混合而成,必要时添加少量聚烯烃等调节产品的拉伸性和其他使用性能,是重要的医药、日用化工、精细化工原料以及精密仪器的润滑剂(图 8-16)。其生产主要包括酸-白土法、三氯化铝法和加氢法三种工艺。从生产

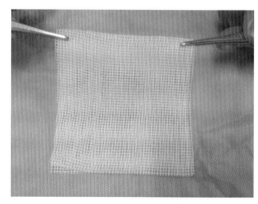

图 8-16　医用凡士林纱布

技术和产品质量上比较,加氢精制是目前凡士林生产的最先进的技术,通过加氢法来生产凡士林纱布,其特点是效率高、质量好、成本低、能耗小和无三废污染等。凡士林纱布是一种传统的干性敷料,制作简单,能在一定程度上保护创面,具有一定的吸湿性和透气性。但其成分对创面具有一定的刺激作用。凡士林吸收性差,对于创面渗出液较多的患者来说不易接受。

三、湿性伤口愈合疗法的研究进展

伤口的愈合是机体组织对损伤刺激的生理反应,一般由止血期、炎症期、增生期和重塑期所组成。长期以来对伤口的处理都遵循干性愈合理论,即尽量维持创面的干燥,然而随着对伤口愈合机制的进一步研究,干性愈合理论越来越展现出其局限性,湿性愈合理论则表现出对伤口愈合的相对合理性(图 8-17)。

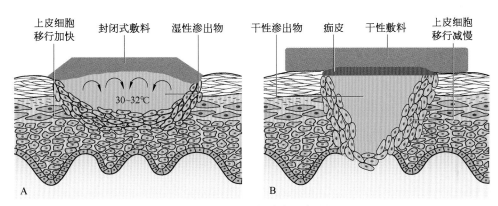

图 8-17 湿性与干性愈合环境对比

A. 湿性愈合环境;B. 干性愈合环境

(一)干性愈合理论

18 世纪以前,伤口的护理主要依靠经验,多使用自然物品(包括蜂蜜、蜘蛛网、植物提取物、苔藓等)用于创面止血、吸收渗出液,有促进伤口愈合的作用。19 世纪,微生物学家巴斯德(Pasteur)使用干性敷料覆盖伤口,保持伤口干燥,避免细菌感染,成为主要的伤口护理方法,开创了干性愈合的先河。该愈合理论认为伤口的愈合需要干燥的愈合环境,需要氧气的加入以供细胞生长的各种生化反应所需,从而促进伤口的结痂,最终达到伤口的愈合,因而透气的敷料才能使伤口获得足够氧气。然而在实际的临床试验中发现干性愈合环境并不能促进伤口的愈合,美国霍普金斯大学的学者也报道指出,以干燥方式来护理伤口一直是伤口处理的一个误区。认为干性愈合环境不仅容易使伤口脱水、结痂,不利于上皮细胞的爬行,从而使生物活性物质丢失,不能有效隔绝细菌的侵入,无法保持伤口的温度与湿度,造成愈合速度缓慢。

(二)湿性愈合理论

1958年,有学者发现水疱完整的创面比水疱破裂的创面愈合速度快。1963年,英国人Winter首先通过动物实验发现伤口表面处于潮湿的环境下比在干燥的环境下愈合快1倍。潮湿环境加快了表皮细胞从健康的皮肤向伤口的移动,从而加快了伤口的愈合速度。随后提出了伤口湿性愈合学说,并发表了具有突破性的研究,指出水疱如果不予刺破,其能促进上皮细胞的移动,有利于伤口的愈合。人体实验也发现密封湿润伤口使表皮再生速度提高约40%,证实湿性愈合的科学性。后续越来越多的学者均试验证明了潮湿的环境能迅速缩小创面,加快肉芽组织的形成,加速伤口的再上皮化,更能促进伤口的愈合,因为湿性环境在伤口愈合过程中能提供细胞适宜的生长环境。2000年8月,美国FDA在行业指南中特别强调,保持创面湿润环境是标准的伤口处理方法。在过去的40多年中,大量实验研究证实,运用湿性愈合理论来处理慢性伤口可缓解疼痛和避免干痂的形成,大大缩短伤口愈合的时间,减少护理人工工作量,显著提高临床经济效益。湿性环境愈合理论的临床应用在我国医疗界尚存争议,有人认为封闭伤口会使伤口化脓,更易感染,因此坚持暴露疗法和干燥疗法。但也有人提出湿性疗法较干燥疗法能更快地促进伤口愈合。当前更多人采用折中的办法:半暴露疗法。当然,不同的伤口应遵循不同的伤口处理原则,采取不同的处理方式。

(三)海藻酸盐敷料种类

海藻酸是由β-1,4-D-甘露糖醛酸和α-1,4-L-古罗糖醛酸组成的二元线性聚合物,海藻酸纤维可用于制备新型敷料,其能在创面形成凝胶,建立有利于伤口愈合的湿润微环境。但单纯的海藻酸敷料促进伤口愈合能力有限,为了使其功能多样性,往往加入其他促进伤口愈合的活性高分子单位,将海藻酸与其结合起来,增加促进伤口愈合能力,目前临床上常用的主要包括海藻酸钠、海藻酸钙、海藻酸银等多种敷料。现将临床上主要应用的海藻酸盐敷料总结如下。

1. 海藻酸钠敷料

海藻酸钠是一种天然多糖,是由海藻中直接提取的天然多糖碳水化合物,其钠盐是应用较多的海藻酸盐,其相对分子质量为$7 \times 10^4 \sim 15 \times 10^4$。单纯的海藻酸钠是白色或淡黄色粉末,几乎无臭无味,能溶于水。1881年,由英国化学家Stanford首先从褐色海藻中的海藻酸盐提取物进行科学研究。因发现海藻酸钠具有亲水性强等特性,吸收水分后很容易与一些二价阳离子结合形成厚实的水凝胶,此特性有利于伤口创面的护理,故而被制备成伤口敷料,应用于各类伤口。

2. 海藻酸钙敷料

海藻酸钙敷料主要为海藻酸和钙离子的混合物,也是一种类似纤维素的不能溶解的多糖,其原料是从海藻酸中提取的玫瑰糖醛酸和甘露糖醛酸。其含量比是 2:1,该种比例的玫瑰糖醛酸呈细带锯齿状的链条,其分子链上有大量的羟基和羧基,在制作敷料时用氯化钙溶液作为交联剂,可形成交联的海藻酸钙聚合物,含水量高。引入钙离子,使敷料具有良好生物相容性、低细胞毒性、相对较低价格。单纯的海藻酸钙是白色至浅黄色、无臭无味、溶于水而不溶于有机溶剂的粉末状固体,具有亲水悬浮胶体性质,因而具备制取纤维的条件。海藻酸钙纤维中的钙离子同血液中的钠离子进行离子交换反应,促进钙离子进入伤口表面,激活凝血途径,加速伤口的止血。吸收伤口的渗出液后膨胀,并逐渐转换成一种浓厚的水凝胶覆盖于创面上,这种结构使其有效吸收伤口的渗出液,同时将其锁定在凝胶内,避免了渗出液渗漏以及浸渍伤口皮肤的风险,并形成一种湿润微环境,有效促进伤口愈合。

3. 海藻酸银敷料

海藻酸银敷料具有迅速杀菌作用,同时能快速吸收并处理伤口渗出液,形成凝胶,保持伤口湿润,发挥自溶清创作用,促进肉芽组织的生长,建立湿性伤口愈合环境,加速伤口的愈合。详见第四节。

4. 含壳聚糖海藻酸敷料

壳聚糖是从虾蟹壳等提取的一种天然多糖,能被生物体降解并完全吸收,壳聚糖生物相容性好,并具有抑制细菌活性、促进凝血、高吸水性、免疫调节和可降解等优异功能。已有实验证明壳聚糖可抑制修复过程中有细胞毒性的 NO 生成,具有抗炎、镇痛等功效,通过促进 TGF 和 IGF 的产生,促进凝血和创面的愈合,且具有改善细胞功能和促进新生血管形成的作用。此外,壳聚糖是自然界中唯一存在的一种阳离子碱性多糖,能与红细胞表面的阴离子作用,产生红细胞的聚集,促进创面红色血栓的形成。同时,壳聚糖的氨基还具有吸附脂质能力,而红细胞膜上的脂质比重较大,通过氨基与细胞膜上的脂质吸附,促进其聚集,达到止血目的。壳聚糖还可促进血小板中 PDGF - AB 和 TGF - β 的表达,从而有利于血小板的黏附和聚集。另外实验研究表明,水解后的壳聚糖处理海藻酸钠纤维能加固纤维的结构,提高纤维的拉伸性能,同时发现壳聚糖/海藻酸钠纤维具有一定的抗菌性能,能够缓慢释放抗菌物质。其复合物因具有良好生物相容性、生物可降解特性,在生物材料等领域显示出广阔的应用前景。近几年来利用壳聚糖-海藻酸盐复合物制备纤维敷料,已经取得可喜成果。

5. 含明胶壳聚糖海藻酸敷料

明胶是动物皮、骨等结缔组织中的胶原经部分水解和热变性而得到的大分子蛋白质,具有良好透水透气性、可降解性、生物相容性等特性。另外明胶还可活化巨噬细胞,促进生长因子的释放,刺激细胞的增殖,有利于保持细胞的活力,因此被普遍认为是具有潜力的环境友好型生物材料。海藻酸-明胶共混纤维生物相容性好,黏附性强,具有促进伤口愈合和止血的功能,作为医用纱布、创面敷料时可为创面提供密闭的环境,有效地隔绝了外界微生物的侵入,同时该微环境潴留的伤口渗出液中含有的巨噬细胞可增强局部杀菌能力。同时该共混纤维还具有较好的药物缓释作用,可与局部抗菌药物组合制成基因工程敷料用于感染创面,也可结合各类活性生长因子或细胞制成基因工程敷料用于顽固性溃疡和烧伤创面。海藻酸-明胶共混纤维因具有高吸湿性常被用于面部创面敷料、鼻内镜手术后黏膜创面敷料和儿科填充物等来吸收渗出液,减少黏膜水肿,抑制细菌生长等。

壳聚糖和海藻酸是众所周知能有效促进伤口愈合的材料。壳聚糖是自然阳离子聚合物,具有生物可再生性、可降解特性、良好生物相容性、生物功能性和无毒性,且能增加炎症细胞、巨噬细胞和纤维母细胞的功能,从而促进伤口的愈合。将该材料与海藻酸以化学键形式结合形成的新的多聚体具有良好生物相容性、可降解特性,且该聚合物所形成的聚合物是良好的药物载体,在伤口局部能持续释放药物保持 20 天,对伤口的愈合具有促进作用。

6. 其他类型敷料

(1)海藻酸锌敷料:海藻酸纤维交联锌离子形成的海藻酸锌敷料也被用于伤口的护理,锌离子可能增加局部的免疫调节能力和抗菌效果,也增加角质细胞的迁移和内源性生长因子的水平。另外,对于合并缺锌的患者而言,海藻酸锌还可补充机体的锌元素含量。

(2)胶原海藻酸:1988 年,有学者报道,胶原蛋白结合海藻酸盐敷料对浸泡和术后伤口渗出液变化较大的伤口有明显优势,其使伤口愈合时间由 36 天减少至 24 天,明显缩短伤口的愈合时间。

可见通过加入其他各类不同促进伤口愈合活性高分子单位制备而成的各种功能性敷料,不但改善了海藻酸盐敷料应用上的不足,同时赋予其更多功能。另外,海藻酸盐敷料还可与其他动物性纤维等多种材料以不同方法制备更多衍生化功能性敷料,从而形成具有高技术附加值的海藻酸盐敷料产品系列,以满足不同临床需求,具有巨大开发潜力。目前临床上常用的主要包括海藻酸钙等多种敷料。

(四)海藻酸钙敷料临床应用

1946 年,英国皇家军队的 George Blaine 医生首次将海藻酸钙敷料应用于外科伤口,取得良好效果，并显示出其具有良好组织相容性。自 1970 年后，海藻酸钙敷料大规模应用于临床，迄今有 40 余年历史，目前海藻酸钙敷料正被逐步认可，主要应用于以下渗出伤口：糖尿病足溃疡、下肢静脉溃疡、烧伤创面及植皮后供皮区创面、压疮、外科伤口和其他伤口、创面等。

1. 糖尿病足溃疡

糖尿病是一组以高血糖为特征的代谢性疾病，也是一种严重威胁人类健康的代谢性疾病。主要是因糖尿病血管、神经病变和感染等因素导致糖尿病患者足或者下肢组织破坏的一种病变。我国每年约增加 120 万糖尿病患者，其中 2 型糖尿病患者约占 95%。糖尿病时长期存在的高血糖会导致各种器官组织，尤其是眼、肾、心脏、血管以及神经慢性损伤和功能障碍。在糖尿病诸多并发症中，糖尿病足是糖尿病最严重、治疗费用最高的慢性并发症之一，也是糖尿病患者住院的首要原因。糖尿病足患者足部溃疡的机制非常复杂，其愈合难、病程长，多有其他合并症，进展较非糖尿病足溃疡快，预后差，花费也巨大。糖尿病足溃疡治疗不积极将会导致截肢，其溃疡是导致糖尿病患者截肢的最主要原因。据调查，在美国截肢的患者中，84% 是糖尿病足溃疡。美国创面协会资料报道约 66% 的难愈性创面即使经过 6 个月的治疗仍无明显改善。糖尿病足溃疡的难愈性给临床的治疗带来极大困难，成为今日医学研究重点。目前治疗主要包括内科治疗、局部的清创与更换伤口敷料及外科治疗等，其中创面局部处理对于糖尿病足溃疡的愈合至关重要，而海藻酸钙敷料的高吸湿性和低黏合性使其适合用于糖尿病足溃疡创面的治疗，尤其适合溃疡周围皮肤浸润者，如图 8-18。1983 年，Fraser 等首次报道将海藻酸钙敷料应用于糖尿病性伤口取得良好疗效，并初步发现海藻酸钙敷料在糖尿病性伤口的治疗中具有潜在价值。随后的实验将海藻酸钙敷料应用于 75 例糖尿病足溃疡患者的治疗，结果显示实验组的平均伤口缩小面积和完整愈合例数分别为 80.6%±6% 和 48%（24/50）；而对照组分别为 61.1%±26% 和 36%（9/25），认为在伤口表

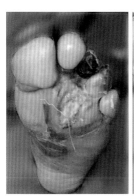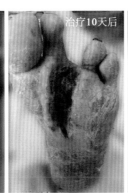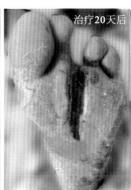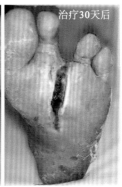

图 8-18　海藻酸钙敷料在糖尿病足溃疡伤口中应用后有助于创面愈合

面形成的柔软凝胶,为创面的愈合提供了湿润微环境,相对于对照组而言,海藻酸钙敷料在糖尿病足伤口缩小面积和完整愈合例数方面具有明显优势。在一项海藻酸钙敷料应用于77例糖尿病足溃疡患者的临床随机对照研究中,发现治疗6周后海藻酸钙组伤口愈合率达42.8%,而凡士林纱布组为28.5%,再次说明海藻酸钙敷料在糖尿病足的疗效中与经典纱布换药相比,具有明显优势。在长期应用海藻酸钙敷料的糖尿病足患者中,亦无明显不良反应的发生,国外学者将海藻酸钙敷料应用于糖尿病足患者,并进行长达12周的观察,结果未见任何不适、并发症的发生。海藻酸银是海藻酸钙类的一种,其在糖尿病足的治疗中有着独特的疗效。在一项海藻酸银和海藻酸钙敷料随机对照研究中,将其分别应用于130例糖尿病足溃疡患者的治疗,结果海藻酸银敷料组溃疡愈合率达87.7%,伤口愈合时间平均为53天,伤口深度平均减少0.25 cm;而在海藻酸钙组分别为70.8%、58天和0.13 cm,表明在糖尿病足伤口的愈合过程中,海藻酸银更具有优势,其主要原因可能与银离子能有效抑制伤口细菌的繁殖有关。海藻酸钙敷料除了具有吸收伤口渗出液,维持伤口环境湿润,促进伤口愈合外,有报道称适量口服后还具有降低餐后血糖升高的作用,为糖尿病足的治疗提供了稳定的正常血糖水平。创伤愈合时,IL-1是重要的炎性介质之一,具有致热和介导炎症的作用,主要在细胞免疫激活中发挥调节作用,在糖尿病伤口愈合过程中发挥重要作用。IL-6是由活化的T细胞和成纤维细胞产生的细胞因子,调节多种细胞的生长与分化,具有调节免疫应答、急性期反应及造血功能的作用,并在机体的抗感染免疫反应中起重要作用。TNF是主要由活化的巨噬细胞、NK细胞及T细胞产生的细胞因子,可增强中性粒细胞和单核细胞向内皮细胞的黏附,促进炎症细胞向伤口趋化,刺激伤口炎性细胞因子和成纤维细胞增殖。有研究报道,富含M组的海藻酸钙敷料能刺激糖尿病患者外周血中单核细胞释放TNF、IL-1、IL-6,为海藻酸钙敷料促进糖尿病足的愈合提供理论基础。作为糖尿病溃疡伤口的局部换药功能敷料,在治疗复杂的糖尿病足溃疡中是安全有效的,能加快创面愈合和减少截肢的发生。明显缩短溃疡愈合时间,减少感染机会和换药次数,减轻水肿和缩短住院时间、节省医疗费用等。

2. 下肢静脉溃疡

下肢静脉溃疡是指由静脉功能异常引起的下肢皮肤长期慢性溃疡,在下肢溃疡疾病中占70%~80%,也是外科常见的慢性难愈性的创面。这种溃疡长期不能愈合,或愈合后仍反复发作,严重溃疡甚至会癌变或需截肢来治疗,严重影响人们的生活质量,其原因主要是静脉腔内高压引起下肢静脉功能不全(静脉瓣膜的损伤),内皮细胞间隙增宽,导致纤维蛋白漏出,堆积在毛细血管周围,阻碍毛细血管氧的交换,引起局部皮下组织出现营养性变化,导致溃疡的发生。有报道静脉性溃疡病程短则数周,长则10余年。患者年龄偏大、伤口时间长和伤口面积大是延缓静脉性溃疡伤口愈合的独立高危因素。下肢静脉溃疡伤口的治疗给社会和家庭带来沉重负担,据报道,2001年在英国,一个静脉溃疡未愈合伤口平均花费1 300英镑。目前在下肢静脉溃疡伤口的治疗中,弹力绷带加压包扎是静脉下肢溃疡治疗的基石,因此正确选择与创面直接接触的伤口敷料尤为重要。

下肢静脉性溃疡由于血液流通不畅,皮肤组织缺少必要的养分而形成损失,伤口的形成过程缓慢,通常有中等至大量渗出液,因此海藻酸钙敷料在下肢静脉溃疡伤口也有广泛的应用,如图 8-19。1989 年,Thomas 等首次报道将海藻酸钙敷料应用于 64 例下肢溃疡患者,实验组使用海藻酸钙敷料,对照组则使用凡士林纱布。结果发现实验组伤口愈合率达到 31%,伤口好转率高达 73%;而对照组仅 4% 患者伤口愈合,伤口好转率则为 43%。随后有学者报道利用 3 级压力弹力袜联合经典换药方法来治疗 40 位下肢静脉溃疡患者,使用海藻酸钙敷料换药的患者中,6 例患者痊愈,70% 患者病情好转(溃疡面积较前缩小 40% 以上);而在使用传统方法换药的患者中 2 例患者痊愈,45% 患者有好转。且在治疗过程中,使用海藻酸钙敷料患者的疼痛较对照组明显减轻。国内有学者报道将海藻酸钙敷料应用于 19 例下肢静脉溃疡患者中,发现所有患者伤口 6 周内全部愈合,再次说明海藻酸钙敷料在下肢静脉溃疡伤口的治疗中能有效缩短伤口愈合时间,对于伤口的愈合具有明显促进作用。

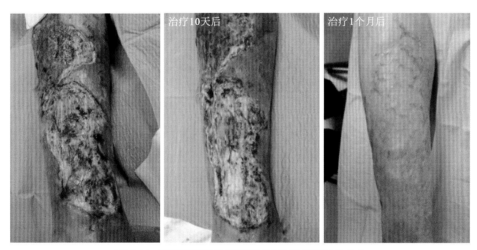

图 8-19　海藻酸钙敷料促进下肢静脉溃疡伤口的愈合

在下肢静脉溃疡的伤口的治疗中,不同品牌的海藻酸钙敷料效果也存在较大差异。据报道,将 Tegagen 和 Sorbsan 品牌的海藻酸钙敷料应用于 20 位下肢溃疡患者,发现使用前者品牌的海藻酸钙敷料 6 周伤口愈合有效率为 33.7%,后者为 29.6%,并具有统计学意义,故从该实验结果来看,Tegagen 品牌的海藻酸钙敷料相对于 Sorbsan 具有较好的伤口愈合结果。然而近来,也有学者对海藻酸钙敷料促进下肢静脉伤口的愈合持反对意见,通过将海藻酸钙敷料应用于下肢静脉溃疡患者,发现海藻酸钙敷料用于下肢静脉溃疡,愈合时间约为 56.6 天,而对照组(普通亲水性敷料)为 41.8 天,认为海藻酸钙敷料并未缩短下肢静脉溃疡伤口的愈合时间,在促进下肢静脉溃疡伤口的愈合方面并未达到预想效果,其远期效果有待于进一步研究。

3. 烧伤创面以及植皮后供皮区创面

由热力所引起的组织损伤称为烧伤,从烧伤的发病机制来看,烧伤是具有一定的温度、通过一定的时间由外界因素导致的皮肤或者皮下组织损害。烧伤不仅包括烧伤和烫伤,还包括化学烧伤、电击伤等,且它的病情程度主要是与受伤的面积、深度有关。烧伤后创面的愈合是组织连续修复的过程,其基础是炎性细胞、成纤维细胞和内皮细胞等组织修复细胞的一系列活动,这些活动受到全身和局部因素的影响。与一般创伤而言,烧伤创面的修复时间长,愈合困难,所受的影响因素也较多,包括创面的湿润微环境、温度和 pH 等均会对创面的愈合造成影响。同时烧伤创面多为耐药细菌感染,细菌繁殖快,创面渗出液和伤口坏死组织是细菌良好的生存条件。及时清洁创面渗出液、坏死组织是阻止细菌繁殖的有效手段。因此烧伤创面的治疗关键在于控制创面的感染,为创面愈合提供适宜的微环境,从而促进细胞再生修复。

海藻酸钙敷料具有优良的止血效果和吸收大量伤口渗出液的优势,可减缓细菌的繁殖速度,降低伤口感染率。因此其在烧伤创面的应用具有较大价值,如图 8-20。海藻酸钙敷料首次应用于烧伤供皮区创面,发现其具有良好的止血效果,其吸收能力是普通纱布的 3 倍左右,且清创后 5 分钟内伤口出血量是普通纱布的一半。随后有学者将其应用于 155 例烧伤患者植皮后供皮区创面的长期研究,其中实验组 130 例患者伤口行海藻酸钙敷料治疗,对照组 25 例患者创面使用凡士林纱布处理,结果实验组伤口愈合时间为 7±0.71 天,而对照组为 10.75±1.6 天,且在治疗过程中患者的舒适情况和伤口愈合情况明显优于对照组。最近进行一项海藻酸钙与聚氨酯薄膜敷料用于 38 例皮肤移植后患者供皮区伤口的随机对照研究,发现术后第 1 天实验组疼痛较对照组明显减轻,术后第 5 天无明显差异,且在整个观察期内未出现伤口渗漏,是良好的引流敷料。然而以上观点并非获得临床上的一致同意,有学者认为海藻酸在促进伤口的愈合方面上并无明显优势,但患者花费较对照组少,患者更容易接受。

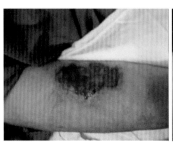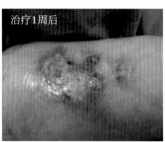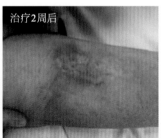

图 8-20　海藻酸钙敷料促进烫伤伤口的愈合

在烧伤创面的治疗,海藻酸钙敷料也具有一定促进伤口愈合的作用。据研究表明将海藻酸钙敷料应用于手部二度烧伤的患者,在伤口皮肤移植后能有效止血,且有效防止术后创面暴露结构(关节、肌腱)的干燥,在创面形成适合伤口愈合的湿润微环境,促进伤口的愈合,缩短创面愈合时间。且有国外学者报道将海藻酸银敷料应用于局部烧伤患者,结果发现实验组伤口愈合时间为 7 ± 3 天,而对照组为 14 ± 4 天,表明海藻酸银敷料能明显缩短烫伤患者伤口愈合时间,加速创面的愈合。在特大面积烧伤的伤口的愈合过程中,海藻酸钙敷料也具有明显效果。1991 年,就有学者首次报道将海藻酸钙敷料应用于全身大面积烧伤的 7 岁患儿,在植皮部位不足的部位应用海藻酸钙敷料覆盖,术后 10 天形成皮岛,术后 28 天达全面覆盖。因此海藻酸钙敷料在烧伤伤口创面和植皮后供皮区创面的愈合过程中具有明显的促进愈合作用。

4. 肛瘘术后

肛瘘是肛腺感染形成肛周脓肿破溃引起的肛管或直肠下段与肛门周围皮肤之间的异常通道,是肛肠外科常见的疾病,可以达到治愈的主要手段仍是手术,促进创面的生长愈合是肛瘘患者术后康复的重点和难点。由于肛门生理结果特殊,肛瘘术后创面为开放性创口且部位特殊,手术后创面渗血,同时由于排便或术后创面引流等因素,创面污染可能性较大,继而局部发生炎性水肿,导致疼痛进一步加剧。同时肛周局部血循环丰富,创面易发生出血,且渗出液较多,影响伤口愈合,及时合理地换药能够大大减少术后伤口感染的机会。传统方式常采用紫草油纱条填塞换药促进术后伤口愈合,但该换药方式导致换药疼痛和潜在的过敏现象。海藻酸钙敷料因具有高吸湿、高透氧和易去除等优点,且具有凝胶阻塞性和生物降解等功能特性,此外能促进伤口凝血,吸收伤口过多的渗出物,确保伤口维持一定湿度,使海藻酸钙敷料在肛瘘中的应用日益广泛。海藻酸钙敷料是湿性伤口治疗中一种新型伤口敷料,与传统的紫草油纱条相比,具有有效清创、可靠止血、促进愈合、不粘连伤口、安全耐受性好等优点。同时海藻酸钙敷料能有效清创,置于创面后可立即吸收伤口渗出液并形成凝胶,创面细菌、微生物以及坏死组织等被快速吸附,锁定于凝胶中,使清创快速有效地进行,保护了新鲜创面。由于肛周拥有丰富的血管和皮下神经,疼痛更为敏感,传统方法填塞的敷料过紧、过多,以至于术后疼痛更为明显,海藻酸钙敷料可明显缓解患者换药时的伤口疼痛。海藻酸钙敷料与血液和伤口分泌物中的钠盐接触后,转化为一种凝胶状物质,在术后初期有利于血管窦凝结止血,且海藻酸钙敷料中的钙离子释放至创面,激活凝血酶原,加速止血过程。有学者报道将海藻酸钙敷料应用于肛瘘术后患者的治疗,将 80 例患者随机分为治疗组和对照组各 40 例。治疗组采用海藻酸钙敷料换药,对照组采用生理盐水纱条换药,结果发现治疗组较对照组术后创面疼痛轻、愈合快,提示海藻酸钙敷料能减轻低位单纯性肛瘘术后创面疼痛,缩短伤口愈合时间。另一项观察研究将海藻酸钙敷料应用于肛瘘术后患者的治疗,将 30

例肛瘘术后患者随机分为治疗组和对照组,分别用海藻酸钙敷料和传统红油膏纱条予肛瘘术后创面换药至痊愈。观察两组创面愈合天数、创面渗出液情况、创面疼痛级别、换药时间和治疗满意度等指标,结果显示治疗组创面渗出液减少的时间短于对照组,且换药时间少于对照组,差异有统计学意义。治疗组在减少创面渗出液、渗血、减轻疼痛以及提高治疗满意度等方面优于对照组。这提示海藻酸钙敷料具有促进复杂性肛瘘术后创面修复的作用。

5. 压疮

压疮(即褥疮、压力性溃疡)因身体局部组织长期受压,导致局部组织水肿、血液循环障碍,皮肤和皮下组织缺乏营养而失去正常的功能,形成血液阻塞的坏死状态,最终引起皮肤及软组织的坏死,给临床上的治疗带来极大困难。多见于昏迷、尿失禁、营养缺乏、长期卧床等不能自主翻身的病重患者。好发部位主要是经常受压的突出部位,如枕后部、肩胛骨突出处、骶尾骨、股骨大转处和足跟等处,处理不当会导致创面扩大,甚至可能导致患者死亡。压疮的治疗方法因其认识的改变而存在差异,一般来说压疮患者的局部创面换药对整个伤口的愈合有着密切联系,过去普遍认为创面的干爽清洁促进伤口的愈合,主要以经典纱布来进行伤口的换药,但其疗效较差。目前则认为在无菌条件下,湿润的微环境有利于创面上皮细胞的形成,促进肉芽组织的生长和创面的愈合,海藻酸钙敷料不仅能吸收伤口大量渗出液,还形成创面的湿润微环境。1991 年,Fowler 等首次报道将海藻酸钙敷料应用于压疮的治疗,治疗时间从 1 周到 3 个月不等,均取得良好疗效。国内一项报道将海藻酸钙敷料应用于压疮创面,随机将 38 例压疮患者分为实验组和对照组,实验组患者采用海藻酸盐治疗,对照组患者采用传统 1∶5 000 呋喃西林溶液湿敷治疗,观察两组患者的疼痛程度、愈合时间、换药次数、换药所花时间和费用。结果海藻酸钙敷料治疗压疮效果明显优于传统换药疗法,具有换药时疼痛轻、治愈率高、伤口愈合快、护理总时数少等优点。随后有学者将海藻酸钙敷料应用于 92 例压疮的治疗,结果发现实验组有 74% 患者伤口面积至少缩小 40%,平均时间为 4 周;而在对照组患者为 42%,平均缩小时间超过 8 周。两组患者平均每周缩小面积分别为 $2.39 \pm 3.54 \ cm^2$(实验组)和 $0.27 \pm 3.21 \ cm^2$(对照组),结果显示其有效缩短压疮患者伤口愈合的进程,减少患者住院时间。虽然海藻酸钙敷料治疗压疮效果明显,但需注意的是,海藻酸钙敷料应直接覆盖在压疮创面或充填溃疡腔后再覆盖创面,且压疮创面敷料选择还应根据压疮的分级、创面大小、有无感染、分泌物量、疼痛程度、周围皮肤情况、患者体位等,选择相应有效的海藻酸钙敷料。

然而在海藻酸钙敷料促进压疮伤口愈合的效果,临床上观察并非保持统一意见,有学者认为在压疮患者应用海藻酸钙敷料并未加速伤口的愈合过程。有学者通过将海藻酸银敷料应用于 20 例背部压疮的患者,对照组为磺胺嘧啶锌银,结果发现与对照组相比,在压疮伤口面积大小和压疮愈合评分上并无明显区别,即海藻酸银敷料相对于实验组而言,并未加速压疮患者伤口的愈合进程。但实验组住院期间费用较对照组低,故从最终结果观察来看,海藻酸钙敷料对于压疮患者伤口的愈合具有一定优势作用。

6. 外科伤口

早期海藻酸钙敷料主要作为止血剂被用于临床。1948 年,有学者首次报道将海藻酸应用于外科手术伤口的止血实验,并取得良好止血效果。随后的研究报道了海藻酸钙在外科伤口的应用,不仅发现海藻酸钙是良好的伤口止血剂,并具有良好生物相容性,未引起任何不良反应。在一项海藻酸钙应用于上鼻甲修复术后鼻腔的研究中,在海藻酸钙敷料应用于伤口后 36～48 小时内均达到止血目的,且在敷料取出后无再次出血的发生,说明海藻酸钙具有明显止血效果。但也有学者持反对意见,在一项研究 6 只兔脾脏出血模型时,发现海藻酸组的出血时间 5.33±0.49 分钟,而壳聚糖组为 2.83±0.17 分钟,认为海藻酸的止血效果不及壳聚糖。

作为外科伤口的引流敷料,海藻酸也具有一定优势,有学者将海藻酸钙纤维作为填充物应用于 29 例术后外科伤口,引起的疼痛较轻,且认为能减少伤口细菌数目。随后在一项将海藻酸钙应用于 16 例脓液切除后脓腔患者的研究中,对照组 18 例患者则使用经盐水浸泡过的纱布,结果发现海藻酸引起的疼痛较对照组明显减轻($P<0.01$),且较对照组更容易去除($P<0.01$)。学者 Ingram 等也将海藻酸钙和经典凡士林纱布应用于 50 例痔切除术后患者,进行随机对照试验,结果也同意以上观点。但也有学者持反对意见,有报道,在 36 例腹部裂开伤口的患者比较三种不同的敷料:普通的海藻酸钙敷料、次氯酸盐浸泡纱布和混合敷料(增加半渗透膜),这三种敷料在伤口愈合过程中的愈合率无明显差异,故认为海藻酸钙敷料在外科伤口中并未促进伤口的愈合。

7. 鼻内镜术后

鼻内镜手术理论和技术的推广应用,使得鼻腔鼻窦手术跨上新的发展台阶,各种新技术新方法应运而生,提高了慢性鼻窦炎鼻息肉的疗效。然而传统鼻腔鼻窦术后常用的填塞材料仍是油纱条,虽然油纱条填塞经济有效,但其存在填塞时疼痛、填塞时间长、抽出时易出血等许多缺点。自 20 世纪 80 年代以来,海藻酸钙敷料被广泛应用于临床。由于鼻腔、鼻窦术腔为深在的腔隙,表面黏膜具有分泌能力,类似于上述创面,故可将海藻酸钙敷料应用于鼻腔鼻窦手术后术腔的填塞。海藻酸钙敷料呈长条状,具有三维网状结构,非编制而成,因此具有良好的塑形作用,能更好地与创面贴合。填塞时将其纵性撕开成两条,像搓麻绳样搓紧,呈长条绳股状,以增加强度,增强抗拉力,以防抽除时拉断。填塞时保持海藻酸钙敷料干燥,因该敷料浸水后会变硬,不易在术腔内塑形而影响填塞效果。用枪状镊夹持绳股状敷料的一端往鼻腔内送,助手抓紧另一端,避免松开,稍用力向术腔内压紧,根据术腔大小确定填塞的根数,直至达到止血效果。填塞部位根据手术部位而定,主要是以中鼻道为主的术腔,这样既可达到止血效果,又不影响鼻腔其余部分(主要为下鼻道)的通气。因其质地柔软,对鼻腔黏膜的损伤很小,填塞及抽除时的鼻腔疼痛感、鼻黏膜上皮细胞损伤、黏膜水肿程度均较金霉素油纱条轻。在鼻腔中,海藻酸钙敷料与血或鼻腔创面分泌物中的钠盐结合变成凝胶状,覆盖创面,可起到止血作用并能保持创面湿润。当然填塞的止血效果也与操作者技术有关,需尽量从后到前填满中鼻道,并紧贴于创面。与传统的鼻腔填塞物通常在填塞48小时后取出不同,海藻酸钙敷料在填塞24小时后即抽除,并不因此增加术后出血情况。抽除时,可见海藻酸钙敷料呈棕黑色,有时较黏软,这是由于其大量吸收渗出液和血液,并与它们发生作用而致。这种较柔软、潮湿的特性,使其不会与创面干结、粘连在一起,减少了抽除填料时的疼痛和出血。由于缩短了填塞时间,大大减轻了患者的痛苦。为减少抽纱条对患者造成的痛苦,减少出血,对于金霉素油纱条填塞患者,在抽除前及抽除时均滴用液体石蜡油以保持纱条的湿润。即使如此,由于抽出时出血而需填塞肾上腺素棉片止血的例数仍很多,有时不得不延长填塞时间,术后48小时才能完全抽除,增加了患者的痛苦。有学者报道,对53例慢性鼻窦炎患者在鼻内镜手术后应用海藻酸钙敷料随机填塞一侧鼻腔,金霉素油纱条填塞另一侧鼻腔作为对照。观察及评价填塞与抽取时,两侧鼻腔的出血量、疼痛及鼻黏膜水肿情况,并对两侧鼻黏膜进行光镜观察与比较。结果发现海藻酸钙敷料填塞止血效果好,填塞及抽取时出血少($P<0.01$),鼻腔疼痛轻($P<0.01$),术后鼻腔黏膜水肿轻($P<0.01$)。填塞海藻酸钙敷料的鼻腔术后第3周随访时,鼻黏膜下层炎细胞的浸润,海藻酸钙敷料组与金霉素油纱条组比较,无显著差异($P>0.05$)。表明海藻酸钙敷料对鼻腔黏膜的术后恢复无明显不良影响,海藻酸钙敷料是较理想的鼻腔手术后填塞止血材料。

8. 其他伤口

在一项海藻酸应用于真菌感染和放射线损伤创面的研究中,发现富含 M 段海藻酸敷料治疗感染性伤口具有明显优势,缩短伤口的愈合时间,有效促进伤口的愈合。也有报道将海藻酸钠或海藻酸钙敷料成功应用于因中毒性表皮坏死性松懈症引起的大片皮肤缺损的治疗,结果也收到良好效果。

另外术后组织和器官之间的纤维非正常结合常会导致组织粘连,且组织粘连的形成常会引起严重的疼痛、器官的功能障碍和再次手术的困难,将会导致医疗费用的增加。为了降低术后组织粘连的形成,大量化学药剂被用于临床,但收益不容乐观,单纯应用该化学药剂未能有效缓解粘连的形成。近年来也发现在预防术后腹腔粘连方面,海藻酸也具有较好效果,在一项大鼠模型动物实验发现,海藻酸膜预防术后腹腔的粘连,其机制可能是其在伤口愈合的过程中起着润滑剂的作用。Imamura 等报道将海藻酸钠或钙敷料成功应用于因中毒性表皮坏死性松懈症引起的大片皮肤缺损。随后发现在各类海藻酸钙敷料中,非交联海藻酸生物膜具有良好抑制术后组织粘连的形成,而交联海藻酸则效果差,因此在预防术后组织粘连形成的过程中尽量选取非交联海藻酸生物膜。Thomas 等将海藻酸应用于真菌感染和放射线损伤的创面,并发现富含 M 海藻酸敷料在治疗感染性伤口具有明显优势。

总的来说,海藻酸钙敷料在治疗各类外科伤口具有广泛的应用,且收到良好的治疗效果,得到临床工作者和患者的一致好评。其主要作用机制是海藻酸钙敷料吸收各类外科伤口渗液中的钠盐后,即转化为一种凝胶状物质,在创伤早期有利于创面止血,同时其纤维能吸收大量创面坏死物和渗出液,提供伤口相对清洁的微环境,且透氧性优异。黏稠凝胶体又给创面提供了湿润透气的愈合环境,使胶原蛋白生长旺盛。凝胶体不会粘连创面组织,因此更换敷料时不会损伤创面刚形成的肉芽组织。且预后瘢痕轻微,非常适宜于用来塞入和覆盖各类外科伤口,它的出现及临床应用为患者带来了福音,在糖尿病足溃疡、下肢静脉溃疡、烧伤创面及植皮后供皮区创面、压疮、外科伤口,以及其他伤口和创面等方面得到了广泛的临床应用。

四、银离子藻酸钙敷料的临床应用

作为医用敷料,海藻酸钙敷料具有缩短创面愈合时间、减轻创面疼痛、吸收伤口渗出液、减少伤口感染等优势。但单纯海藻酸钙敷料促进伤口愈合能力有限。当前大量功能性海藻酸钙敷料的研究正如火如荼地进行,而这些被赋予的功能主要是通过纤维改变或者成分添加来实现的,如银离子藻酸钙敷料相对于海藻酸钙敷料额外赋予了抗菌性能,在临床上应用更加广泛。

(一)概述

银是已知的最古老的抗微生物试剂之一,很久以前就被作为一种抗菌剂,1884 年就有报道将 1% 的硝酸银溶液应用于防止婴幼儿眼睛的感染。因银离子具有广泛的抗菌谱(需氧菌、厌氧菌、革兰阳性菌和革兰阴性菌等),且具有较高抑菌性、低成纤维细胞毒性和较强的抗炎等优异特性,其抗菌机制可能与其在潮湿环境下释放的银离子能使细菌的 DNA 凝固、变性有关,从而有效抑制细菌数量的增长。且银离子在抑制革兰阴性菌、革兰阳性菌活性的同时,不易产生耐受性。同时银离子对肝脏毒性较低,具有较高安全特性,无其他明显不良特性,很少出现严重的不良反应。海藻酸是从海藻中提取的水溶性多聚糖,因具有良好生物相容性和无细胞毒性被作为细胞载体广泛应用于临床,而以海藻酸为载体将银离子与其结合而形成的海藻酸银抗菌敷料在临床的广泛应用大大减少了伤口细菌数量,降低临床伤口感染的发生率,显著促进伤口的愈合。

银离子藻酸钙抗菌敷料是一类新型治疗外科创面的抗菌敷料,抗菌材料不仅防止创面感染,为创面提供最佳愈合环境,同时还具有安全、吸收少、不良反应少和使用方便等特点。

具体来说,银离子藻酸钙敷料具有良好的耐受性,很少出现严重的不良反应,具有卓越的吸收伤口渗出液能力,减轻伤口周围组织的水肿,并能够持续有效地释放银离子,有效抑制细菌的繁殖速度,且保持伤口湿润的愈合环境。银离子藻酸钙敷料在伤口治疗中的作用主要依赖于银离子独有的抗菌能力,其可通过不同的机制对细菌产生杀伤作用,因此病原体很难对银离子产生耐药性。另外,据研究发现,银离子作为一种广谱抗菌物质,只有处于可溶性形式时,才具有其生物学效应。银的可溶性形式主要包括 Ag^+ 或 AgO,Ag^+ 是银的离子形式,主要存在于磺胺嘧啶银、硝酸银及其他形式的银化合物中。而 AgO 指的是不带电荷的金属银,本身并不具有抗菌活性,但在银的纳米晶体里,通过与 Ag^+ 形成特殊 Ag^+/AgO 化合物而产生作用,Ag^+ 可以强烈吸引细菌体中蛋白酶上的巯基(—SH),迅速与其结合在一起,使蛋白酶丧失活性,导致细菌死亡。当细菌被 Ag^+ 杀死后,其又从裂解的细菌体游离出来,再与其他细菌接触,周而复始地进行上述过程,这也是银离子杀菌持久性的原因之一。据测定,水中的 Ag^+ 浓度为 0.01 mg/L 时,就能完全杀死水中的大肠埃希菌,且能维持长达 90 天内不繁衍出锌的菌落,因此含银离子敷料可长期有效地抑制细菌的繁殖速度。另一项研究表明银离子可以通过干扰微生物呼吸链中的细胞色素,阻断其呼吸链反应,从而导致细菌体的死亡。除了以上原因外,银离子还能与微生物中的 RNA 和 DNA 相结合,抑制微生物细胞内正常的复制、转录、翻译的执行,从而对包括细菌、病毒、真菌以及原生动物在内的各种微生物发挥强大的杀伤作用。

目前可持续释放银离子的含银医用敷料已成功地应用于伤口护理中,并取得很好的效果。在临床上,含银离子医用敷料的主要功能是在伤口上释放出银离子和避免创面细菌的侵入。且银离子还可通过与敷料相结合,显著延长作用时间,从而减少患者的换药次数,减少患者的负担。此外,一些含银离子产品能吸收伤口产生的带细菌的渗出液,而渗出液被吸入敷料后能进一步促进银离子的释放,起到持续的抗菌作用。研究结果显示,银离子可在减少伤口感染的同时强化伤口的上皮化过程,且通过基质金属蛋白酶的作用起到消炎作用。临床上使用的磺胺嘧啶银和硝酸银后都可看到促进伤口的上皮化的现象。银离子可引发伤口周边上皮细胞和真皮中胶原细胞所含金属硫蛋白(MT-1 和 MT-2)的活性。金属硫蛋白中的半胱氨酸含量高,分子量低,有促进有丝分裂的作用。他们也有利于皮肤组织抵抗汞、镉等金属的毒性。且在动物实验结果中发现,使用含银敷料后皮肤中的锌含量有所提高,锌金属酶的含量也有所提高,这使上皮细胞的数量增加,因而改善了皮肤的上皮化。在观察经过 0.01%~1.0% 的硝酸银处理后的皮肤发现,皮肤局部组织中的钙离子含量有所提高,也在一定程度上促进了伤口的上皮化,促进了伤口的愈合进程。

不同种类的伤口与银离子的释放量也有不同的要求。烧伤患者的伤口易受感染,因此在烧伤伤口上使用含高浓度银离子敷料,在创面上可以维持较高浓度的银;在一些感染程度较低的伤口(如烧伤供皮区的伤口)使用浓度较低的银离子敷料效果较好。最近的研究结果表明银离子的释放与敷料内银离子的含量和敷料从伤口上所吸收的渗出液的量有着密切的联系。在高吸湿性的医用敷料中,细菌和伤口渗出液一起被吸进敷料,创面与敷料之间含有少量渗出液,故从敷料上释放少量的银离子即可达到抑菌的效果,也在一定程度上保护了伤口和人体,所以含银医用敷料可以安全地使用在各类急性伤口和慢性伤口上,控制伤口上细菌的增殖,促进伤口的愈合。

一般来说,临床上释放银离子的产品主要有 3 种类型:①含银量高且释放速度快的产品,适用于渗出液多、细菌感染严重的伤口;②银离子的释放速度缓慢,但是可以持续释放的产品,这类材料的主要功能体现在载体材料上,如聚氨酯泡沫能控制伤口产生的渗出液,水凝胶能维持伤口的湿润微环境;③含银量低的产品,被用在低感染的伤口上来隔离外来细菌的侵入。

(二)临床应用

1987 年,Thomas 首次将银离子加入伤口敷料并进行实验研究,并取得良好实验效果。目前市场上有各类含有银离子的敷料,常见的主要有藻酸银敷料和磺胺嘧啶银乳膏(silver sulfadiazine cream,SSD)等,其均在各类伤口中有广泛应用。但磺胺嘧啶银乳膏为相对速效,作用时间较短,需每日最少更换一次,消耗时间且操作繁琐。近来,含有银离子和银离子化合物与各类水凝胶或海绵等敷料相结合而形成的新型敷料被越来越多地应用于伤口,这些敷料不仅使用方便,而且能提供创面一定银离子浓度,有着明显的杀菌作用,其持续释放的银离子能显著延长作用时间,从而减少患者的换药次数,减少患者的负担,有效解决了磺胺嘧啶银乳膏等含银离子敷料的不足。海藻酸银敷料是该类新型敷料的主要成员之一,目前已在临床上广泛应用,现将其主要临床应用总结如下。

1. 急性伤口

(1)烧伤

1)部分烧伤伤口:有学者将海藻酸银敷料应用于 70 例部分烧伤伤口,对照组为磺胺嘧啶银乳膏,结果发现海藻酸银敷料组伤口愈合时间明显短于对照组,大大减少了临床护理时间,实验过程中发现实验组疼痛较对照组相比明显缓解,明显提高患者的生存质量。

2)烫伤伤口(浅、深二度):有学者将纳米银敷料应用于 191 例烧伤患者伤口(浅和深二度),对照组选用磺胺嘧啶银乳膏和凡士林纱布。结果显示纳米银敷料和磺胺嘧啶银乳膏均能减少感染伤口创面的大小,而在凡士林纱布组伤口愈合则较缓;然而进一步研究浅二度烧伤创面治疗过程中发现,相对于纳米银敷料和磺胺嘧啶银乳膏组来说,凡士林纱布组伤口愈合时间更短。故认为在深二度和感染较严重的烧伤创面,银离子敷料具有较好的治疗效果;但在烧伤较轻且无明显感染创面,其促进伤口愈合效果较差。

3) 烧伤植皮后供皮区：银离子敷料在烧伤植皮后供皮区创面的治疗也有一定效果，有报道将银离子敷料应用于 20 例烧伤植皮后供皮区的治疗，对照组选用 5% 磺胺米隆烧伤敷料，结果发现两组敷料供皮区创面愈合时间和其并发症无明显差异，但银离子敷料患者住院期间费用明显低于对照组。

（2）外科创伤伤口

1) 结肠、直肠外科伤口：有学者将银尼龙敷料应用于 110 例结肠和直肠术后患者，对照组使用经典棉纱布，结果提示银尼龙敷料可显著降低术后伤口的感染率。同样有报道在 160 例结肠和直肠患者术后应用银离子纤维敷料治疗 7 天，结果也发现银离子纤维敷料可显著降低伤口的感染率。

2) 潜毛窦炎：潜毛窦又称藏毛窦，是骶尾部臀间裂的软组织内生长的一种慢性窦道或囊肿，内藏毛发。可表现为骶尾部急性脓肿，穿破后形成慢性窦道，或暂时愈合，终又穿破，如此可反复发作。将银离子纤维敷料应用于 43 例前毛窦炎患者，对照组应用海绵敷料，结果显示实验组伤口愈合时间和所需敷料的数量较对照组明显减低。

3) 开放性手术和创伤伤口：将银离子纤维敷料应用于 67 例开放性手术和创伤伤口，对照组为聚乙烯吡咯酮碘。发现使用 2 周后，在疼痛、舒适度和伤口引流方面，银离子纤维敷料明显优于对照组，且实验组伤口愈合率也明显高于对照组。

2. 慢性伤口

（1）下肢静脉溃疡伴感染：下肢静脉溃疡是外科常见的慢性难愈性的创面，这种溃疡长期不能愈合，或愈合后仍反复发作，严重溃疡甚至会癌变或需截肢来治疗，严重影响人们的生活质量。海藻酸银敷料的良好吸水性和优异的抑菌特性在下肢静脉溃疡伤口的治疗中发挥着重要作用，如图 8-21。

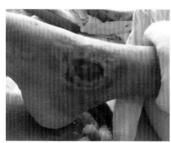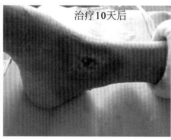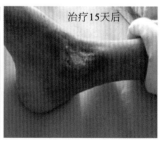

图 8-21　海藻酸银敷料促进患者下肢静脉溃疡伤口的愈合

有报道将含银离子的海藻酸敷料和未含银离子海藻酸敷料随机应用于 36 例慢性下肢静脉溃疡和压疮患者并进行为期 4 周的观察，目的是控制感染、加速伤口的愈合，结果发现与对照组相比，实验组伤口创面表现出较强抗菌能力，其伤口局部的疼痛、红疹和伤口渗出液明显较对照组轻。银离子海绵敷料应用于 42 例下肢静脉溃疡伴感染的患者,对照组使用单纯不含银离子海绵敷料,治疗 9 周后,实验组中 81% 患者伤口已完全愈合,而对照组为 48%,其伤口愈合率明显高于对照组。同样,还有学者将含银离子纤维敷料应用于 102 例下肢慢性静脉溃疡并伴有感染患者,亦收到良好治疗效果,其对照组应用不含银离子纤维敷料,治疗 8 周后,实验组伤口缩小面积速度明显优于对照组,其伤口感染率也明显低于对照组。在一项 129 例下肢静脉溃疡患者随机对照的研究中,将含有银离子的泡棉敷料和亲水无银离子泡棉敷料用于伤口,结果发现 4 周后实验组伤口的面积相对于对照组明显减小。

(2)压疮:将银离子纤维敷料应用于 40 例 3 级或 4 级压疮患者,对照组使用磺胺嘧啶银乳膏,治疗 8 周后,实验组伤口愈合率明显高于对照组,且实验组平均费用要低于对照组。

(3)糖尿病足溃疡伤口:将银离子纤维敷料应用于 134 例糖尿病足溃疡患者,对照组使用不含银离子敷料,治疗 8 周后,实验组患者溃疡深度愈合变浅明显快于对照组,实验组整体治疗效果均优于对照组,伤口愈合平均时间明显缩短于对照组,另外在抗生素的配合使用下,其抑菌效果更佳,见图 8-22。

(4)其他类伤口:在与海藻酸钙的一项研究中,99 例局部感染的慢性溃疡伤口患者,结果相对于对照组,伤口愈合率明显增加,伤口严重评分也显著改善。

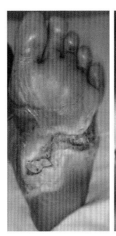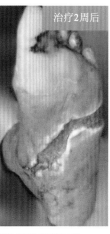

图 8-22　海藻酸银敷料促进糖尿病足溃疡伤口的愈合

海藻酸钙与银离子结合制备而成的海藻酸银敷料具有良好的吸收伤口渗出液能力,能够持续释放银离子,保持伤口湿润的愈合环境,维持有效杀菌作用。银离子海藻酸钙敷料不仅具有良好的渗出液吸收性,且有良好的杀菌效果。海藻酸银敷料在吸收伤口渗出液时会将银离子释放出来。海藻酸敷料中银离子的加入能增加敷料的抗菌活性和提升对弹性蛋白酶、基质金属蛋白酶-2 和促炎细胞因子(TNF-α、IL-8 等)的亲和力,同时也能增加抗氧化能力。国内有学者报道比较了含银离子海藻酸钙敷料与传统海藻酸钙敷料对难愈性压疮治疗的效果,结果发现前者控制压疮局部感染效果更显著,还能促进创面快速愈合。因此认为海藻酸钙类敷料与银离子结合可有效促进伤口愈合进程。

(三) 关于银离子敷料的争议

需要注意的是近来关于银离子在伤口敷料的使用存在一些争议,主要包括治疗安全性的考虑,甚至某些程度上限制了银离子敷料的使用。

1. 长期使用银离子敷料是否会导致银中毒

银离子敷料的长期使用可引起局部皮肤色泽改变,包括褪色或色素沉着。这对身体健康无明显影响,因为这些局部皮肤颜色的变化不是真正的系统性银中毒。后者是一种银质沉着的罕见病,会让患者的皮肤和巩膜逐渐变成一种微弱的蓝色,从而导致周围神经病、癫痫发作及血液、心、肝和肾等脏器毒性。目前尚无确凿证据表明银离子敷料引起真正的银中毒。

2. 银离子敷料是否延缓伤口的愈合

有文献报道一些含银敷料对成纤维细胞和角质形成细胞具有毒性,在动物伤口愈合模型中,影响其新生肉芽组织的形成和再上皮化的进程。相反,还有文献报道银离子敷料无明显毒性,且认为银离子对于伤口的愈合具有促进作用。考虑各方观点的不一致,其在细胞毒性方面有待于进一步研究。但目前认为银离子类敷料的主要目的是减轻伤口局部的负担,治疗局部感染和防止感染的全身扩散,因此认为银离子敷料在感染伤口具有明显优势,在清洁或感染较轻的伤口其治疗效果欠佳。

3. 细菌是否对银离子产生耐受性

目前对银离子产生耐受性的普遍性不明确,但其耐受性发生率极低。银离子拥有多重抑制细菌活性机制,这可大大降低细菌对银离子耐受性产生的机会。

4. 银离子敷料是否适用于儿童

银离子敷料在儿童患者的使用过程中需谨慎,且使用时间最好不超过 2 周。

5. 银离子敷料是否有害于环境

有报道认为银离子释放会导致周围环境的破坏,其实不然,伤口敷料中银离子的含量很少,仅占全球银离子消费的 0.000 8%,其在临床上的使用不足以给周围环境带来巨大破坏。

第四节 · 海藻酸钙敷料的应用前景及展望

一、医用敷料的使用现状

棉纱布是我国生产和使用量最大的医用敷料。从使用情况看,棉纱布有较高的吸液能力,可使液体均匀分布于整块纱布中,防止局部积液产生,但是棉纱布易干燥,在去除时还会从伤口表面粘连下一些有生命力的组织,给患者带来极大痛苦。现在欧、美、日等发达国家和地区医用敷料已由非织造纱布逐步取代棉纱布。非织造纱布有许多优点,如对细菌尘埃过滤性高、吸湿性强、便于消毒及质地柔软等。此外,国外医学领域已经开始应用生物可吸收功能材料,这类材料具有良好的生体组织适应性、血液适应性和生体可吸收性,因而备受推崇,海藻酸钙敷料具有上述功能,且以其丰富的资源和独特的性能而成为生物医学研究的焦点,已经开发出了体表止血敷料、体表促愈敷料等产品,并相继应用于对患者的治疗。

二、海藻酸钙敷料的应用前景

随着对伤口愈合的深入研究,经典的纱布敷料已显示出其局限性。近年,随着湿性伤口愈合理论的提出,各种新型敷料应运而生。据统计,目前临床上使用的伤口敷料已超过2 400种,如何根据患者伤口情况来选择合适的敷料,是临床医务人员经常面临的难题。海藻酸盐敷料是从海藻中提炼出的柔软纤维所制成的新型湿性敷料,对人体无明显毒性作用。该产品与创面接触时,通过离子交换,使不溶性海藻酸钙变成可溶性海藻酸钠,其钙离子在伤口表面形成一层网状凝胶,利用海藻酸这种凝胶特性,可维持伤口湿性愈合环境。海藻酸盐敷料促进伤口愈合的最大优势在于在伤口表面形成潮湿、适合伤口愈合的环境,且减轻患者疼痛,移去时不会导致二次创伤。因此海藻酸被视为低黏附、表面凝胶形成和能吸收超过自身体积的渗液。其次海藻酸盐敷料具有强大吸水性,能吸收超过自身重力20倍的伤口渗出液,而且吸收伤口渗出液的同时也伴随着离子的交换,如敷料的钙离子与伤口的渗出液或血液的钠离子交换,当足够的钙离子被钠离子交换后海藻酸盐敷料体积膨胀,局部溶解,并形成凝胶状纤维。同时,其具有良好的生物相容性和可吸收性,且具有抑菌、止血、促进创面愈合等功能,无刺激,生物相容性好,使用安全。

(一)适应证和注意事项

海藻酸盐系列敷料主要包括海藻酸钠、海藻酸钙、海藻酸银、含壳聚糖海藻酸、含明胶壳聚糖海藻酸敷料等其他类型敷料,可应用于骨科、普外科和胸外科等多个科室。其应用范围非常广泛,主要适应证包括:①处理渗出液和局部止血;②糖尿病足溃疡伤口、下肢静脉/动脉溃疡伤口;③烧伤供皮区创面以及难愈性烧伤创面;④有中-重度渗出液以及有腔隙的伤口,如压疮;⑤肛肠科肛瘘术后创面渗液、渗血。

注意事项:①海藻酸钙敷料(填充条)不适用于自身生理不能控制、必须借助外科手术止血的伤口;②不适用于干性创面;③每贴海藻酸钙敷料覆盖伤口的时间最长不能超过7天。

（二）临床需求

1. 临床对生产敷料的要求

随着人口老龄化程度的加剧，与老年人密切相关的溃疡、压疮等慢性伤口的护理日益受到关注。创面愈合是创伤后机体功能康复的前提，因此加快创面愈合研究尤为重要，其中对创面敷料的研制是研究的热点之一。传统敷料由于不具备治疗、修复等功能，在临床中应用范围受到局限。新型敷料也称为活性或革命性敷料，自 1962 年 Winter 博士在动物（猪）的实验中获得，发现在密闭湿润环境下伤口的愈合速度比暴露于空气中干燥创面要快 1 倍，从而奠定了采用新型医用敷料处理创面的理论基础。直到 20 世纪 80 年代才诞生了第一代的保湿水胶体敷料，90 年代随着材料技术的发展，产生了多种根据伤口的不同阶段有不同作用的敷料。海藻酸钙系列敷料是天然珍贵海藻中提炼出的藻蛋白酸，是一种类纤维素的不溶解多糖，在制作过程中被转成一种钙盐，在与创面渗出液接触时，能通过离子间交换，使不溶解性海藻酸钙变为可溶性海藻酸钠，并释放出钙，具有极强的吸收性，能吸收相当于自身重量 20 倍的液体，这保证了伤口湿性愈合环境，延长换药时间，同时使伤口内的坏死组织自溶，海藻酸钙中的钙离子在伤口表面形成一层网状凝胶有助于促进止血。海藻酸钙系列敷料在临床上的应用，缩短了创面修复的时间，降低了伤口感染率，提高了伤口创面的治愈率，减轻了患者的痛苦，相应地节省了患者医疗费用，尤其是慢性溃疡患者可在家庭自行换药，增加了患者的顺应性。

目前海藻酸钙系列敷料可应用于多个科室，据不完全统计，就以下肢静脉溃疡患者为例，其人群总发病率为 0.4%～1.3%，需进行局部伤口换药，其敷料的使用量具有巨大的市场潜力。

2. 敷料的生产现状

我国人口基数庞大，因此医用敷料市场容量也很大，但目前国内的医用敷料市场上，众多企业仍处于低水平竞争阶段，产业升级、技术发展迟缓，传统医用敷料占主导地位，现代敷料尚处于市场初级阶段。据统计，2002 年以来，我国医疗卫生用纺织品的用量保持在 10% 以上的年增长率，其主要产品是传统医用敷料。传统医用敷料技术门槛不高，国内生产企业众多，且大部分为规模很小的地区性小企业。2009 年 5 月统计的数据显示，我国医用敷料行业内小型企业占 90% 以上，然而其总销售收入仅占全行业的 53%。这说明一方面不足 10% 的企业掌握着 47% 的市场份额，市场呈现一定程度的集中；另一方面众多小企业的存在在一定程度上也促进规模较大的企业寻找新的业务增长点，有些企业在巩固传统敷料市场优势的同时，加强技术和产品的创新，开拓现代新型敷料市场，争取在新型医用敷料市场中占得先机。

近年来,包括海藻酸钙系列等在内的各类新型敷料在各类伤口有出色的促进伤口愈合效果,代表医用敷料和卫生材料的发展方向。我国医用敷料制造业也在规模上高速发展——由 2005 年的 106.73 亿元增长至 2009 年的 352.89 亿元。但是目前国内涉足海藻酸钙敷料的企业较少,行业研发能力较弱,产品仍停留在棉制敷料或无纺布敷料等初级产品阶段。根据米内网-医疗器械注册批文数据库显示,此类批文大多为外企所有。自 2011 年以来,随着政府刺激内需政策效应的逐渐显现以及国际经济形势的好转,海藻酸钙系列敷料下游行业进入新一轮景气周期,从而带来海藻酸钙系列敷料市场需求的膨胀,行业的销售回升明显,供求关系得到改善,行业盈利能力稳步提升。同时在国家"十三五"规划和产业结构调整的大方针下,海藻酸钙系列敷料面临巨大的市场投资机遇,行业有望迎来新的发展契机。

对比国际未来新型医用敷料的发展趋势和国内现代医学对新型医用敷料的未来需求,主要集中于以下发展方向:①材料的高效性、产品的高效能、使用的高效率;②功能组合科学、多功能、高附加值,是未来医用敷料的功能发展方向;③能保持创面接触面的湿度,能控制和充分吸收伤口渗出液、气体和水蒸气合适的穿透率,能阻隔各类病原体的侵入,营造适合组织生长的良好环境,促进伤口组织的生长,抑菌效果好,能提供热隔离和传导,储存方便,使用方便,效果快捷,患者舒适感好,更换容易,安全,无毒、无害、无刺激等。

三、当前海藻酸钙敷料研发的不足之处及未来发展

海藻酸钙敷料是从海藻酸中提炼的柔软无纺织纤维,由天然海藻酸钙纤维组成。可有效缩短创面修复的时间、降低伤口感染率、提高伤口治愈率并减轻患者的痛苦,不仅节省患者医疗费用,且慢性溃疡患者可在家庭换药,更增加了患者的顺应性,对伤口的护理有良好的疗效。另外海藻酸钙敷料作为一种先进的生物创面敷料已有多年的应用历史,其良好的理化性能和生物性能已获得临床的普遍认可,但随着其新用途、新技术的不断涌现,相应的应用基础研究需加强,以便为临床应用提供技术支持和方向指导。同时加强对现有海藻酸产品的功能的完善,以便生产出更有利于伤口的护理产品。

(一)来源和加工控制尚无规范平台和统一标准

目前我国有多家海藻酸原料的生产厂家,但尚无医用级原料生产平台,缺乏系统的原料来源可追溯性控制和工艺控制,产品质量不高,批次间差异较大,难以满足临床需求。今后应对我国现有的多家海藻酸原料的生产厂家进行审查规范,统一标准。并建立医用级原料生产平台,加强对原料来源的可追溯性控制和工艺控制的监管,以便生产出均一和高质量的

海藻酸钙敷料产品,满足临床需求。

(二) 结构与功能关系尚不明确

结构决定功能,不同相对分子质量及分布、不同 M/G 比值的海藻酸钙敷料功能也不一样。不同相对分子质量区间的医用海藻酸钙敷料表现何种力学性能和生物学功能,其更适用于哪种临床需要,至今仍不明确。不同比值 M/G 比值的医用海藻酸钙敷料有何功能差异,不同相对分子质量、M/G 比例的医用海藻酸钙敷料对不同细胞行为的影响有何不同、其机制是什么,目前尚未明确。今后工作需加强对不同相对分子质量及分布、不同 M/G 比值的海藻酸钙敷料的结构和功能的基础研究。主要包括:不同相对分子质量以及不同比值 M/G 比值的医用海藻酸钙敷料表现何种力学性能和生物学功能,以及对不同细胞行为影响机制的研究;阐明海藻酸分子的结构和功能之间的相互关系,并进行系统的功能和机制研究,为全面、客观、合理认识和应用该材料提供科学依据。

(三) 降解机制不明确

医用海藻酸钙敷料具有可降解特性,其降解规律与相对分子质量、M/G 比例等多种因素相关,其代谢途径是什么、结果如何、有哪些影响因素,目前尚缺乏系统的应用基础研究。今后工作应继续完善海藻酸钙敷料的体内和体外降解的系统基础实验研究,初步探索其降解规律与相对分子质量、M/G 比例等多种因素的相关性。推断其代谢途径,并总结影响降解的因素,为后续的进一步研究做好理论基础。

(四) 种类单一,各类新型海藻酸钙敷料有待于进一步研发

目前促进伤口愈合的海藻酸钙敷料种类仍较单一,其功能有待于进一步强化。解决该问题需加强海藻酸钙敷料新产品的设计和合成,该过程需利用组织工程学技术,并加入更多各类蛋白和促进伤口愈合等活性因子,与敷料结合,提升海藻酸产品的优良特性,将来更多的应用将会选择使用海藻酸为载体。还有海藻酸将结合更多各类的活性分子,如抗菌复合物、人类生长因子、酶等,进一步提升海藻酸敷料的功能,使其具有更强的抑菌效果,更有效地促进伤口愈合。

(五) 基础研究尚需加强

面对海藻酸钙敷料新用途和新技术的涌现,其基础研究尚需加强。医用海藻酸钙敷料作为伤口修复材料已有多年的应用历史,尽管安全性和有效性均得到临床证实,但随着其新用途、新技术的不断涌现,相应的基础研究尚需加强。

（六）相对传统敷料，海藻酸钙敷料价格偏高

海藻酸钙敷料属于医疗耗材，患者对价格较为敏感，与传统敷料比较而言价格偏高。可通过各种技术创新，增加生产效率，降低海藻酸钙敷料产品成本，多挖掘一些性价比高的海藻酸钙系列敷料，伤口敷料要经济实惠、价格合理才能让广大患者接受。而当前进口海藻酸钙系列敷料一般需 200～300 元，仅连续使用一个月需 6 000～9 000 元，这对普通老百姓而言很难承受，所以还需生产企业将敷料进行技术革新，降低成本。

总的来说，新材料有三个特点：材料的高效性（efficacy）、产品的高性能（effectiveness）、护理的高效率（efficiency），这三个 E 代表了新型医用敷料总的发展方向。通过改性和复合的方法，改善现有材料的不足，以增强其作为敷料的性能。新型医用敷料的开发应从患者角度考虑，尽量减少换药次数，减轻换药带来的痛苦，同时满足社会可持续发展、资源可再生利用的需求，坚持绿色生产，开发更多新型的可降解的生物材料并应用于医用敷料。随着组织工程技术的发展，未来将能结合生物学、材料学、生物化学等学科知识，利用高分子材料在体外构建三维多孔支架，为细胞的生长和繁殖提供营养和代谢环境，调节细胞的生长和排列，最终三维多孔支架通过降解和吸收达到组织永久性替代的目的。

（赵 珺 范隆华 汪 涛）

参 考 文 献

[1] 博洛格尼.皮肤病学[M].朱学骏译.北京：北京大学医学出版社,2011：1 - 2911.

[2] Tao Wang, Qisheng G, Jun Zhao, et al. Calcium alginate enhances wound healing by up-regulating the ratio of collagen types I/III in diabetic rats [J]. Int J Clin Exp Pathol, 2015,8(6)：6636 - 6645.

[3] 汪涛,赵珺,梅家才,等.海藻酸钙敷料对糖尿病大鼠创面组织基质金属蛋白酶 9 表达的影响[J].中华糖尿病杂志,2016,8(3)：1 - 6.

[4] 汪涛,刘芳,顾其胜,等.海藻酸钙敷料对大鼠创面愈合影响的组织学研究[J].感染、炎症、修复,2014,15(3)：154 - 157.

[5] 汪涛,赵珺.海藻酸盐敷料在伤口换药中应用的研究进展[J].中国现代普通外科进展,2014,17(4)：292 - 297.

[6] 汪涛,赵珺,张震,等.海藻酸钙敷料的细胞毒性体外检测结果分析[J].中国现代普通外科进展,2014,17(9)：692 - 696.

[7] 汪涛,赵珺,刘芳,等.Tunel 法检测海藻酸钙敷料对成纤维细胞凋亡的实验研究[J].中国现代普通外科进展,2014,17(12)：930 - 933.

[8] 汪涛,顾其胜,赵珺,等.海藻酸钙对伤口 TGF - β、VEGF、IL - 6 水平影响的实验研究[J].中国现代普通外科进展,2015,18(1)：10 - 14.

[9] 余丕军,王露萍,莫秀梅,等.蛋白质-多糖复合纳米纤维膜用于皮肤缺损修复实验研究[J].中国医学工程,2010,18(4)：1 - 9.

[10] 顾其胜,周则红,关心.医用海藻酸钙产品标准与质量控制[J].中国修复重建外科杂志,2013,27(6)：760 - 764.

[11] 位晓娟,奚廷斐,顾其胜.医用海藻酸基生物材料的研究进展[J].中国修复重建外科杂志,2013,27(8)：1015 - 1020.

[12] 顾其胜,王帅帅,王庆生,等.海藻酸钙敷料应用现状与研究进展[J].中国修复重建外科杂志,2014,28(2)：255 - 258.

[13] 顾其胜,朱彬.海藻酸钙基生物医用材料[J].中国组织工程研究与临床康复,2007,11(26)：5194 - 5198.

[14] 刘芳,赵珺,赵俊功,等.糖尿病下肢动脉病变的影响因素分析[J].中国现代普通外科进展,2009,12(12)：1058 - 1061.

[15] 张健,赵珺,梅家才,等.糖尿病足的外科治疗体会[J].中国普外基础与临床杂志,2010,17(7)：664 - 667.

[16] 张健,赵珺,梅家才,等.糖尿病足的外科一站式治疗[J].中国血管外科杂志,2011,3(2)：101 - 103.

[17] 邵明哲,张健,赵珺,等.浅谈糖尿病足的一站式治疗[J].医药专论,2012,33(5)：257 - 260.

[18] Jayakumar R, Prabaharan M, Sudheesh Kumar P T, et al. Biomaterials based on chitin and chitosan in wound dressing applications [J]. Biotechnology Advances, 2011,29(3): 322 – 337.

[19] Maged S S. Negative pressure wound therapy (NPWT) using on-shelf products for treatment of post-traumatic wounds: a case series [J]. Medicine Journal Cairo University, 2012,80(2): 87 – 93.

[20] Lee K Y, Mooney D J. Alginate: properties and biomedical applications [J]. Progress in Polymer Science, 2012,37(1): 106 – 126.

[21] Sweeney I R, Miraftab M, Collyer G. A critical review of modern and emerging absorbent dressings used to treat exuding wounds [J]. Internal Wound Journal, 2012,9(6): 601 – 612.

[22] Kaiser D, Hafner J, Mayer D, et al. Alginate dressing and polyurethane film versus paraffin gauze in the treatment of split-thickness skin graft donor sites: a randomized controlled pilot study [J]. Advances in Skin & Wound Care, 2013,26 (2): 67 – 73.

[23] Opasanon S, Muangman P, Namviriyachote N. Clinical effectiveness of alginate silver dressing in outpatient management of partial-thickness burns [J]. Internal Wound Journal, 2010,7(6): 467 – 471.

[24] Admakin A L, Maksiuta V A, Nigmatulin M G, et al. Experience with application of gel and alginate wound covering in treatment of burns [J]. Vestnik Khirurgii Imeni I. I. Grekova, 2012,171(6): 62 – 64.

[25] Chuangsuwanich A, Chortrakarnkij P, Kangwanpoom J. Cost-effectiveness analysis in comparing alginate silver dressing with silver zinc sulfadiazine cream in the treatment of pressure ulcers [J]. Archives of Plastic Surgery, 2013,40(5): 589 – 596.

[26] Cho W J, Oh S H, Lee J H. Alginate film as a novel post-surgical tissue adhesion barrier [J]. Journal of Biomaterials Science-Polymer Edition, 2010,21(6): 701 – 713.

[27] Zhao X H, Huebsch N, Mooney D J, et al. Stress-relaxation behavior in gels with ionic and covalent crosslinks [J]. Journal of Applied Physics, 2010,107: 1 – 5.

[28] Roy D, Cambre J N, Sumerlin B S. Future perspectives and recent advances in stimuli-responsive materials [J]. Progress in Polymer Science, 2010,35: 278 – 301.

[29] Rabbany S Y, Pastore J, Yamamoto M, et al. Continuous delivery of stromal cell-derived factor-1 from alginate scaffolds accelerates wound healing [J]. Cell Transplant, 2010,19(4): 399 – 408.

[30] Murakami K, Aoki H, Nakamura S, et al. Hydrogel blends of chitin/ chitosan, fucoidan and alginate as healing-impaired wound dressings [J]. Biomaterials, 2010,31,83 – 90.

[31] Storm-Versloot M N, Vos C G, Ubbink D T, et al. Topical silver for preventing wound infection [J]. Cochrane Database of Systematic Reviews, 2010,17(3): 64 – 78.

[32] White R. Silver-containing dressings: availability concerns [J]. Ostomy Wound Manage, 2010,56: 6 – 7.

[33] White R, Kingsley A. Silver dressings the light of recent clinical research: what can be concluded? [J]. Wounds UK, 2010,6(2): 157 – 158.

[34] Beele H, Meuleneire F, Nahuys M, et al. A prospective randomized open label study to evaluate the potential of a new silver alginate/carboxymethylcellulose antimicrobial wound dressing to promote wound healing [J]. Internal Wound Journal, 2010,7: 262 – 270.

[35] Moura L I, Dias A M, Leal E C, et al. Chitosan-based dressings loaded with neurotensin-an efficient strategy to improve early diabetic wound healing [J]. Acta Biomater, 2014,10(2): 843 – 857.

[36] Leung V, Hartwell R, Elizei S S, et al. Postelectrospinning modifications for alginate nanofiber-based wound dressings [J]. Journal of Biomedical Materials Research part B Applied Biomaterials, 2014,102(3): 508 – 515.

[37] Ding X, Shi L, Liu C, et al. A randomized comparison study of aquacel Ag and alginate silver as skin graft donor site dressings [J]. Burns, 2013,39(8): 1547 – 1550.

[38] Higgins L, Wasiak J, Spinks A, et al. Split-thickness skin graft donor site management: a randomized controlled trial comparing polyurethane with calcium alginate dressings [J]. Internal Wound Journal, 2012,9(2): 126 – 131.

[39] Valle M F, Maruthur N M, Wilson L M, et al. Comparative effectiveness of advanced wound dressings for patients with chronic venous leg ulcers: a systematic review [J]. Wound Repair and Regeneration, 2014,22(2): 193 – 204.

[40] Gee Kee E, Kimble R M, Cuttle L, et al. Comparison of three different dressings for partial thickness burns in children: study protocol for a randomized controlled trial [J]. Trials, 2013,25(14): 403 – 417.

[41] Coşkun G, Karaca E, Ozyurtlu M, et al. Histological evaluation of wound healing performance of electrospun poly (vinyl alcohol)/sodiumalginate as wound dressing in vivo[J]. Biomedical Materials Engineering, 2014,24(2): 1527 – 1536.

[42] Lauchli S, Hafner J, Ostheeren S, et al. Management of split-thickness skin graft donor sites: a randomized controlled trial of calcium alginate versus polyurethane film dressing [J]. Dermatology, 2013,227(4): 361 – 366.

[43] Kaiser D, Hafner J, Mayer D, et al. Alginate dressing and polyurethane film versus paraffin gauze in the treatment of

split-thickness skin graft donor sites: a randomized controlled pilot study [J]. Advance in Skin & Wound Care, 2013,26 (2): 67 - 73.

[44] Hooper S J, Percival S L, Hill K E, et al. The visualisation and speed of kill of wound isolates on a silver alginate dressing [J]. Internal Wound Journal, 2012,9(6): 633 - 642.

[45] Beele H, Meuleneire F, Nahuys M, et al. A prospective randomised open label study to evaluate the potential of a new silver alginate/carboxymethylcellulose antimicrobial wound dressing to promote wound healing [J]. Internal Wound Journal, 2010,7(4): 262 - 270.

[46] Meng X, Tian F, Yang J, et al. Chitosan and alginate polyelectrolyte complex membranes and their properties for wound dressing application [J]. Journal of Materials Science-materials in Medicine, 2010,21(5): 1751 - 1759.

[47] Venkatrajah B, Malathy V V, Elayarajah B, et al. Synthesis of carboxymethyl chitosan and coating on wound dressing gauze for wound healing [J]. Pakistan Journal of Biological Sciences, 2013,16(22): 1438 - 1448.

[48] Verbelen J, Hoeksema H, Heyneman A, et al. Aquacel(®) Ag dressing versus Acticoat[TM] dressing in partial thickness burns: a prospective, randomized, controlled study in 100 patients. Part 1: Burn wound healing [J]. Burns, 2014,40(3): 416 - 427.

第九章 · 海藻酸基材料在口腔科的应用

在口腔临床对牙体缺失进行义齿修复和矫治器制作时,需要制取口腔的模型,用于记录或重现缺失牙或者牙列畸形,以及周围口腔软硬组织的外形及其关系,在此基础上准确地制作全口、固定、活动的义齿和正畸需要的保持器、殆垫、殆导板等辅助矫治器。

制作口腔印模所用的材料称为印模材料(impression material),通常临床上将调拌好的流动状并未凝固的印模材料放到托盘内,然后准确放置和压至口腔内需要修复或正畸的区域,待其凝固后取出,即获得口腔修复区域或者矫正区域组织的阴模,再将调好的模型材料灌入阴模中,凝固后从阴模中脱出模型,以模型为基础,制作修复义齿或者辅助矫治器等。因此,印模材料的性能决定着模型是否准确反映口腔修复区域或者矫正区域的真实形态和最终的修复义齿、矫治器等的质量。

第一节 · 概述

一、印模材料的性能要求

理想的印模材料应当具备以下性能：

（1）良好的生物安全性（biosafety）：无毒、无刺激性和无致敏性。

（2）凝固前具有适当的稠度（consistency）：在一定压力下既维持口腔软组织不变形，又能流动至修复区域的细微部位，具备流动性和可塑性，以保证取得清晰且完整的印模。稠度通常是通过对定量的材料施加一定压力压薄材料，用材料延展的直径或者面积来表示，直径或面积越大，说明材料的稠度越小。

（3）具有一定的亲水性（hydrophilicity）：一定的亲水性可以使印模材料在凝固前充分润湿口腔软硬组织，以便复制精细结构；印模材料凝固后的亲水性有利于模型材料润湿印模表面，以便获得良好的复制再现性。

（4）适当的工作时间（working time）和凝固时间（setting time）：工作时间是指材料开始调和至其开始凝固所需要的时间，也是临床可操作的时间；凝固时间是指从开始调和到材料完全凝固获得必要的弹性以便分离取下印模所需的时间。

（5）凝固后具有适度的柔软性（flexibility）和强度（strength）：柔软性是指印模受到外力后形变的性质。适度的柔软性可以确保印模容易从口腔组织的倒凹中取出，而且保持一定的硬度，通常用压应变（strain in compression）来表示，即对凝固后的印模施加压力后材料的压缩变形率。

（6）与模型材料不发生化学反应，具有良好的准确性和形稳性。

（7）操作简单、价格低廉，良好的储存稳定性。

二、印模材料分类

1. 根据印模塑形后有无弹性分类

分为弹性（elastic）和非弹性（inelastic）印模材料。弹性印模材料凝固后具有弹性，如琼脂印模材料、海藻酸盐印模材料；非弹性印模材料凝固后没有弹性。

2. 根据印模材料是否可反复使用分类

分为可逆性(reversible)和不可逆性(irreversible)印模材料。凝固后能够多次反复使用的印模材料称可逆印模材料,如琼脂印模材料;凝固后不能再恢复到原有状态的材料称为不可逆印模材料,如海藻酸盐印模材料。

3. 根据材料的主要成分分类

分为海藻酸盐(alginate)印模材料、琼脂(agar)印模材料和硅橡胶类印模材料等。

4. 根据印模材料凝固的形式分类

分为化学凝固类、热凝固类和常温定型类。化学凝固类是材料在使用中经化学反应后产生凝固。热凝固类属热可塑性材料,具有加热软化冷却后自行凝固的特点。常温定型类是利用材料的可塑性,在常温下稍加压力定形。

第二节 · 海藻酸盐印模材料

海藻酸盐印模材料是一种弹性不可逆印模材料,又称不可逆水胶体印模材料,其本质上是一种水胶体(hydrocolloid)。早在 20 世纪中期,海藻酸盐印模材料应用于临床口腔修复,它具有操作简便、无异味,不含铅、汞、镉等化学物质,在短时间内凝固,印模清晰,价格较低,精确度较高,凝固后柔软、有弹性,患者感觉舒适等优点;而且应用范围较广,可用于全口、固定、活动义齿修复、正畸等的印模。目前是口腔修复科和正畸科常用的印模材料之一。

一、组成

海藻酸盐印模材料有两种剂型:粉剂型和糊剂型两类。粉剂型使用时与水调和,糊剂型与胶结剂(半水硫酸钙)混合使用。两种剂型的主要成分和作用见表 9-1 和表 9-2。

表 9-1 粉剂型海藻酸盐印模材料的基本组成

成分	含量(质量%)	主 要 作 用
海藻酸盐	12~15	基质,与 Ca^{2+} 形成凝胶
硅藻土	60~70	调节稠度,增加强度

续 表

成分	含量(质量%)	主 要 作 用
二水硫酸钙	8～16	胶结剂,与海藻酸根离子反应形成凝胶
磷酸钠	2～4	缓凝剂,调节胶凝时间
氟钛酸钾	3～10	改善石膏模型表面质量
调味剂、色素	微量	调味、着色

表 9-2　糊剂型海藻酸盐印模材料的基本组成

成分	含量(质量%)	主 要 作 用
海藻酸盐	7～10	基质,与 Ca^{2+} 形成凝胶
无水碳酸钠	2	缓凝剂,调节胶凝时间
滑石粉、轻质碳酸钙	7～15	补强填料
硼砂	0.2	调节稠度,使材料凝固后具有适当的柔性
酚酞	适量	指示剂,指示反应过程
防腐剂、调味剂	适量	防腐、矫味
水	80～85	分散介质

　　因糊剂与胶结剂的取量比例不易掌握准确,致使印模材料中存在未反应的物质,从而影响了精度,而且强度低,所以目前使用较少。而粉剂印模材料由于生产厂家已经将海藻酸盐与胶结剂按比例配好,使用时只需按照操作规定加水即可,精度高,强度亦符合要求,且保存期长,目前在临床上广泛采用粉剂型海藻酸盐印模材料。

(一) 海藻酸盐

　　海藻酸盐是海藻酸与氢氧化钙或氢氧化钾反应形成的盐。海藻酸是从海藻中提取的一种天然高分子,为无水 β-D-甘露糖醛酸与无水 β-D-古罗糖醛酸的高分子量嵌段共聚物(图 9-1)。海藻酸盐溶于水后呈溶胶状态,其分子结构上的钠可解离成钠离子,呈现一定的碱性。解离后的酸盐分子能被多价阳离子交联,使海藻酸盐溶胶转变为凝胶。

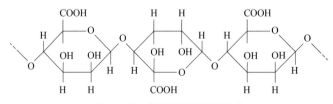

图 9-1　D-甘露醇糖醛酸结构式

（二）惰性填料

主要有滑石粉、硅藻土、碳酸钙等。均匀分散的惰性填料能够充实材料体积，提高材料硬度以及压缩强度。填料的粒度对于印模材料的精度也有很大影响，粒度越小，则取制的印模精确度越高。

（三）缓存剂

主要有无水碳酸钠、磷酸三钠及草酸盐。海藻酸盐溶胶与硫酸钙的反应速度极快，无法满足临床操作的要求。缓凝剂能优先与胶结剂的 Ca^{2+} 反应，延缓海藻酸盐溶胶与胶结剂的反应，从而使印模材料具有一定的工作时间。

（四）增稠剂

主要是硼砂，其作用是增加溶胶的稠度，提高材料流动性，并且有一定加速凝固的作用。

（五）反应指示剂

常用的反应指示剂是 10％酚酞乙醇溶液，用于指示糊剂型海藻酸盐印模材料凝固反应进程。凝固前，海藻酸盐溶胶因呈碱性而显示为红色；凝固后，碱性降低趋向于中性，则颜色会逐渐转变为无色，指示反应完成。

二、凝固原理

海藻酸盐印模材料的凝固过程是各组分在溶液中电离出离子并发生置换与交联反应的结果。以海藻酸钠为例，当海藻酸钠（NaAlg⁺）与硫酸钙在溶液中发生相互作用时，Na^+ 与 Ca^{2+} 置换。由于 Ca^{2+} 与 Na^+ 电荷的差异，为达到平衡，当两者发生置换反应时，一个 Ca^{2+} 取代 2 个相邻的 Na^+，从而使得两个海藻酸盐分子之间产生交联，反应最终会形成具有立体网结构的海藻酸钙凝胶弹性体（图 9-2）。

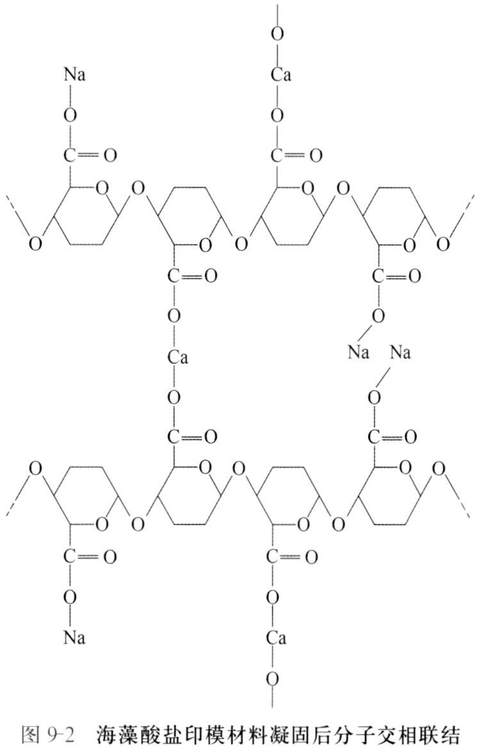

图 9-2 海藻酸盐印模材料凝固后分子交相联结

三、性能

海藻酸盐印模材料的一些典型性能列于表 9-3,表中同时也列出了弹性可逆印模材料、琼脂印模材料的性能。

（一）工作时间及凝固时间

市售的海藻酸盐印模材料有快凝型和常规型两种。快凝型的凝固时间为 1～2 分钟,工作时间应不少于 45 秒;常规性的凝固时间为 2～4.5 分钟,工作时间应不少于 60 秒。美国牙医协会（ADA）标准规定,室温 20～22 ℃,2～5 分钟凝固。

表 9-3　海藻酸盐印模材料及琼脂印模材料的一些典型性能

	工作时间 （分钟）	凝固时间 （分钟）	凝胶温度 （℃）	弹性恢复率* （%）	压应变** （%）	压缩强度+ （MPa）	撕裂强度++ （N/mm）
海藻酸盐	1.25～4.5	1.5～5.0	—	98.2	8～15	0.5～0.9	0.37～0.7
琼脂	—	—	37～45	99.0	4～15	0.8	0.8～0.9

注：＊压缩形变为 10%,时间 30 秒;＊＊应力为 0.1 MPa;＋加速速率为 10 kg/min;＋＋ASTM 撕裂模型 C 为 25 cm/min。

影响凝固时间的因素：①混合比例：对糊剂型来说,胶结剂多,凝固时间快,反之亦然;对粉剂型来说,粉多凝固快,反之亦然;混合比例应当严格按照产品说明书推荐比例,否则会影响印模的性能。②材料的温度：材料温度高,反应速度加快,凝固时间缩短。因此,可以通过调节材料的温度来调整凝固时间,例如调整水粉剂调和用水的温度。③缓凝剂的添加量：缓凝剂越多,凝固越慢。

（二）压应变

海藻酸盐印模材料凝固后较为柔软,压应变在 10%～14% 的范围内,大于橡胶印模材料。糊剂型海藻酸盐印模材料的压应变略大于粉剂型。

（三）弹性恢复率

海藻酸盐印模材料的弹性恢复率较差,低于其他印模材料。应当注意的是,水胶体印模材料的形变恢复率与其压缩率、压缩时间、压缩载荷去除后的恢复时间有关。当压缩率较小、压缩时间较短或者恢复时间较长时,材料形变恢复率较高。因此,临床应用中要求印模材料托盘与牙齿间有合理的厚度,从口腔中取出印模时应当快速,要使印模形变充分恢复后再灌制石膏模型。

（四）尺寸稳定性

海藻酸盐印模材料凝固后的尺寸稳定性较差。因为凝固后的海藻酸盐印模材料含有大量水分,水分减少时印模的体积发生收缩,甚至出现干裂,这种现象称为凝溢（syneresis）；反之,海藻酸盐印模接触水后会进一步吸收水分,导致体积膨胀,此现象称为渗润（imbibition）。凝溢和渗润现象都会改变海藻酸盐印模的尺寸。通常海藻酸盐印模材料在凝固初期因吸收口腔水分或冲洗的水分而存在渗润现象,在口腔中放置一段时间后会出现凝溢现象。印模置于空气中 30 分钟就会导致印模准确性下降而需要重新取模。即使放置于空气中 30 分钟以上的印模再浸入水中,也不能确定何时印模能吸收恰当的水分而恢复至原来刚取模的尺寸。为了获得最好的准确性,应尽快灌制石膏模型。如果因某些原因而不能直接灌制模型,印模应保存于密封的塑料袋中（加 2~4 滴水）或用湿毛巾包裹,前者可保存 15~18 小时,后者可保存 3~4 小时。

（五）强度

海藻酸盐印模材料的压缩强度和撕裂强度较低,我国相关标准规定,海藻酸盐印模材料的压缩强度应不低于 0.35 MPa,通常为 0.5~0.9 MPa。糊剂型海藻酸盐印模材料的撕裂度略高于粉剂型。海藻酸盐印模材料的强度具有载荷时间依赖性,加载速度越快,强度越大。

（六）细节再现性

海藻酸盐印模材料凝固前具有良好的流动性和亲水性,对口腔软硬组织有良好的润湿性,能够复制出 50 μm 宽的 V 形线槽。

（七）与模型石膏的配伍性

海藻酸盐印模材料与石膏模型材料有良好的相容性,模型材料在印模表面有良好的湿润性,能复制出印模上宽度 50 μm 的 A 形线棱。

临床操作中,印模取好后应当用冷水冲洗去除印模表面附着的唾液和血液,然后消毒,因为唾液和血液会影响石膏在印模表面的润湿性。如果在灌制模型前,海藻酸盐印模已经放置 30 分钟或者更长时间,应当用冷水去除印模表面因凝胶而造成的渗出物,这些渗出物会影响石膏的凝固。另外,石膏模型凝固后,应将模型和印模尽快地分离。

（八）可消毒性

印模材料与患者口腔内环境直接接触,必然带有一定的病菌。为了避免肝炎等传染性疾病的交叉感染,取模后,除了对口腔印模进行冲洗外,应该常规进行二次消毒处理。

海藻酸盐印模材料为不可复性水胶体材料,具有较强的亲水性,化学消毒时易发生形变,出现凝溢及渗润现象,会影响印模的尺寸稳定性,并最终影响修复体的质量精度。

在调和用水中加入消毒剂,也可对印模进行喷雾消毒,或者将印模浸于1%次氯酸钠或2%强化戊二醛溶液浸泡10~30分钟,浸泡后体积变化在0.1%之内,不会对表面质量造成影响。有实验加入洗必泰、碘制剂、二氧化氯等消毒剂处理,或采用5%的酸性戊二醛喷洒消毒,印模材料表面性能和尺寸精度并未受影响,操作简便快捷,对操作人员无损害和影响。鉴于常规消毒处理可能会影响印模材料的表面润湿性,临床上使用时应该注意不同品牌的海藻酸盐印模应与相应的消毒液配伍,必要时建议使用表面活性剂或润湿剂以避免消毒处理对其表面润湿性的不良影响。

四、应用

(一)适用范围

通常用于制取全口义齿及部分义齿印模、正畸用印模。

1. 制取阴模

牙体、牙列的缺损和缺失都可以用海藻酸盐印模材料制取阴模。单组分剂型(主要成分海藻酸钾)或双组分糊剂型(主要成分海藻酸钠)都要按商品比例要求使用,在调拌时,不要随意改变水和胶结剂的用量去控制凝固时间。调拌用具要保持清洁,去除调拌用具上残留的石膏碎屑,否则会加速印模凝固。以调拌刀平压材料和调和碗,转动橡皮碗的方向,避免产生气泡,调和时间一般为0.5~1分钟,时间不足和过长都会使胶体性能受影响而降低准确性。由于海藻酸盐胶体材料在胶凝后的强度差别较大,故要严格掌握自口腔内取出印模的时间,临床上至少应在胶凝后2~3分钟取出。为了提高印模的尺寸稳定性,自口内取出后要立即灌注石膏。

2. 判断义齿是否重衬

义齿戴入后,牙槽骨不断吸收,或义齿制作过程中塑料变形等原因使义齿的基托与口腔组织间出现间隙而不密合时,常导致食物嵌塞、基托翘动、咬合不稳定、固位不良、疼痛等问题。此种情况应用海藻酸盐印模材料作间接垫底,可收到良好效果。方法是先将义齿基托组织面磨除一层,特别是除去倒凹、骨隆突区的塑料,将稍稀薄的海藻酸盐印模材料放入基托组织面,戴入患者口内,准确就位后嘱患者正中咬合,同时做肌功能修整,待材料凝固后去除周缘多余物,常规装盒、充填。

3. 制作暂时冠

临床上修复制作暂时冠时,在牙体预备前可先用海藻酸盐印模材料制取阴模,尽量保湿放置。待牙体预备后,涂以石蜡,将糊状白色自凝塑料放入阴模内,对准患牙就位。当塑料凝固后,取出印膜,修整完成暂时冠制作。此种方法省时、简便、效果满意。

4. 确定咬合关系

对难以确定准确的颌关系者,一般采用蜡颌记录法来确定。这种方法准确性低,加上蜡压迫黏膜,义齿完成后易造成黏膜疼痛。临床上可在蜡颌记录上再置印模材料,或直接用印模材料放入缺牙区,嘱正中咬合,待之凝固后取出放在模型上,对好颌关系及时置入颌架,这样可以得到印迹清晰、颌关系准确的上下咬合关系。

(二)注意事项

(1)粉剂型印模材料先按照常规说明书推荐的比例称取或量取混合用水,再称取胶结剂或印模粉,将胶结剂加入糊剂中或者将印模粉加入水中进行调和,混合45秒至1分钟即可。

印模材料在口腔中凝固后2~3分钟即可取出,取出后充分冲洗印模,去除黏液和食物残渣,然后晾干印模(印模表面光亮消失),尽快灌模,灌模后1小时取出印模。

(2)糊剂型材料:有一定的储存期,时间过长,其中的补强填料会沉淀,海藻酸盐也会降解,导致材料凝固不良,或者凝固后强度很低。粉剂型材料在储存时应当注意密封防潮及避免温度过高,材料吸湿后会凝结。

制取印模时,按糊剂与胶结剂体积比1:1~2:1在橡皮碗内均匀搅拌,装入印模托盘,放入口腔内3~5分钟凝固后,取出即成印模。

(三)海藻酸盐印模材料的保存与储藏

目前,市场上有多种水粉剂型海藻酸盐印模材料,如Tropiealgin(三色龙)、(zhemrack,意大利)、Neoeolloid(高精度)(Zhemrack,意大利)、Alginoplast(快凝型)(贺利氏)、Heraplast NF(贺利氏)、Ruby(贺利氏)、Jeltrate(翡翠)(天津登士柏)及红叶(北京红叶齿科医用器材厂)等。

1. 海藻酸盐印模材料的储藏

海藻酸盐印模材料的保存期一般为3年,保存的适宜温度为18~25℃,避免暴露于阳光照射下。印模材料一旦拆封,应放置在密闭的容器中,每次取用后即关紧盖子,防止空气中水分渗入材料。因一旦有水分渗入,会造成材料性能改变及细菌污染,故应储藏在阴凉、干

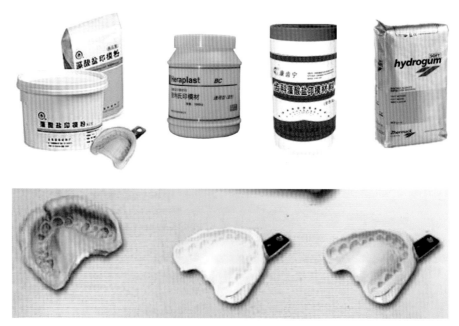

图 9-3　市场常见海藻酸盐印模材料及包装、颜色

燥的环境中。

2. 海藻酸盐印模材料的防污染

目前，虽然未有因细菌污染过的材料对患者造成不利影响的报道，但有资料研究表明，材料确实有被污染的现象。有实验在海藻酸盐印模材料中加入碘酊等消毒剂处理，发现材料性能并未受影响，此类方法也可能成为今后材料防污染的措施之一。

（四）海藻酸盐印模材料的调和操作以及注意事项

1. 海藻酸盐印模材料的水/粉比例和性能

海藻酸盐印模材料由水/粉（Water/Power，W/P）两部分调和后使用，材料调和后的稠度特性对获取准确的印模至关重要。稠度过高、过低都不能获取准确的印模。

首先，W/P 之比是关键，在一般印模时，要严格按照使用说明，使用配套的量具，取得水、粉的量和相适合的比例。粉剂溶于水后，可溶的海藻酸盐即与硫酸钙发生反应。如水过少，海藻酸盐未完全溶解，反应不完全，导致最后生成物混有各种成分；如水过多，海藻酸盐含量减少，强度下降，影响取模的精确性。所以每个生产厂家都会根据材料中不同的匹配比例，给出 W/P 值，使用时应严格遵守使用说明。

2. 海藻酸盐印模材料的一般调和操作

目前,有人工和机调两种调拌方式来调拌海藻酸盐印模材料。手动调拌应用调拌刀和橡皮碗,如图 9-4。手工调拌时,调拌刀要紧贴橡皮碗,调拌的力点在调拌刀的前部,用适量的力和均匀的速度,调和要充分,使水与粉完全混合均匀,调至不含有颗粒的糊状,且以材料不从调拌刀上脱落为最佳。如果调和不完全,印模材料的黏度会下降 50%。调和时间过多、过少,速度过快、过慢都不能达到调和所要求的印模材料。一般调和时间在 0.5~1 分钟,最短凝固时间为 2 分钟,但由于季节的冷热有变化,温度相应有差异,冬季凝固时间相对略为延长,夏季略为缩短。

半自动海藻酸盐搅拌机(图 9-5)是调拌碗在旋转,需要人工控制调拌刀进行调拌均匀,较纯手工调拌均匀、省力。

全自动海藻酸盐搅拌机是一种配有专用印模材料的调拌设备,如图 9-6。搅拌机在搅拌过程中由电脑控制,采用减震及制动装置,使得搅拌过程平稳,粉液混合均匀,无气泡。可以使水分子均匀扩散在粉体空隙中,从而充分促进对粉液之间的渗润作用。按照说明操作,较手工调拌均匀、省时、省力、省材料。

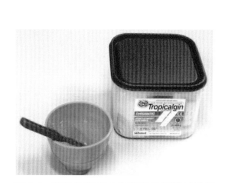 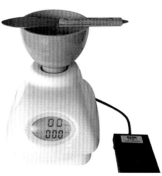 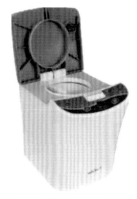

图 9-4　市场常见手工海藻酸盐印模材料调　　图 9-5　市场常见半自动海藻酸盐　　图 9-6　市场常见全自动海藻酸
　　　　　拌碗和刀　　　　　　　　　　　　　　　　印模材料调拌机　　　　　　　　盐印模材料调拌机

3. 海藻酸盐印模材料的调和技巧

海藻酸盐印模材料用于制取全口、固定、活动义齿修复、正畸的印模时,对各种印模材料的稠度要求各不相同,一般在工作范围内,稠度逐渐增加,直至凝固。如不能通过改变 W/P 比例而获得不同的稠度,这就需要通过材料调和的经验积累和技巧,以及调和时所用水的温度来进行调节。另外,为了避免反应过于迅速,厂商都在粉剂中加有缓凝剂,以保证有一定的操作时间。因此,如果需要稠度降低一些,则可选择缓凝剂相对较多的材料类型,从而达到要求。

取全口义齿印模时,海藻酸盐印模材料主要用作加衬,所以要求材料稠度降低一些,可以使用温度较低的水,延长操作时间。另外,调和时速度相对加快,可使稠度降低。手工调和时,调拌刀前端凸部与橡皮碗底部的凹部的弧度相吻合来回调和,材料呈稀糊状时,即可使用。

取活动义齿修复印模时,一般按常规调和,但如果加过印模膏的托盘印模时,材料稠度可略微低些,这样流动性好,有利于临床医师的均匀施压,能更好地反映颊舌向的软组织及各系带情况。

取固定义齿修复印模时,对精度要求比较高,而海藻酸盐印模材料难以达到要求。而如使用硅橡胶取模,虽精度好,但成本较高,同时增加了患者的费用。这样,使用精度介于上述两者之间且流动性好的琼脂印模材料较为理想,但琼脂凝固时间长、操作不便,所以将琼脂印模材料与海藻酸盐印模材料配套使用。医师将加热的琼脂注入所需精细取模的部位后,护士则将海藻酸盐印模材料调和均匀并装入托盘内,进行取模。而此时的海藻酸盐印模材料稠度可略高些,印模时有适当的压力,使印模清晰。

另外,在将印模材料放置到托盘上时,要均匀,不留空隙和气泡,上颌后部略低平,防止患者产生恶心现象。要保持橡皮碗和调拌刀的清洁,特别不能粘有其他材料的残留。并且特别要注意,因海藻酸盐印模材料凝固后,在干燥空气中会发生溢水,在水中会发生吸水,有报道,材料在空气中干燥放置 60 分钟,收缩为 0.6%,水中浸泡 60 分钟,膨胀为 0.3%。所以为保证印模精度,取模后应立即灌模,如不能立即灌模,则应将其放入保湿装置中。

4. 造成调和印模材料失败的原因

调和时间过长,会破坏已凝固的海藻酸钙,使材料成颗粒状。材料如有水分污染,会使材料已有化学反应发生,造成调和后材料的强度下降,印模材料易撕裂。调和不充分、不均匀,使反应不充分,造成反应后海藻酸钙沉淀,与未反应的粉剂成分相混,影响强度。另外,调和不匀易产生气泡,同时会使强度下降。

目前,海藻酸盐印模材料(粉剂)已在口腔修复临床模型的制取中充当了相当重要的角色。所以,正确了解和掌握其保存、调和注意事项及在口腔修复临床中的使用说明,将在很大程度上帮助医生取得满意的印模,提高修复质量。

第三节 · 海藻酸盐印模材料的消毒

口腔是一个复杂的生态系统,口腔微生物群落是人体最复杂的微生物集群之一,口腔印模在制取的过程中会发生病原微生物的传播和传染。在口腔修复和口腔正畸操作中,需大量制作口腔印模(即阴模)。从患者口腔取出的印模已被其口腔中的唾液和血液中的微生物污染,这些微生物能在印模的表面甚至内部生存,尤其是肝炎病毒、单纯疱疹病毒、人类免疫缺陷病毒(HIV)、结核分枝杆菌等。因此,为了尽可能地减少微生物的潜在危害性,必须对印模进行消毒。若未经特殊的消毒处理立即灌注模型,容易造成患者以及医师、技师人员之间的医源性交叉感染。

有调查表明,约67％口腔印模被大肠埃希菌、铜绿假单胞菌、产酸克雷伯杆菌等条件致病菌和链球菌、结核分枝杆菌、支原体及衣原体等致病菌污染。消毒可杀灭或清除传播媒介上的病原微生物,使其达到无害化的处理。

20世纪70年代,发达国家开始真正重视印模消毒的问题,对其进行了较为深入的研究并制定相关规定。美国牙医协会(ADA)和疾病控制预防中心要求印模材料在口腔中取出后应立即进行消毒,以防止乙型肝炎、结核、疱疹、艾滋病等传染疾病的传播。同时,ADA还建议在制取模型后,除了用流动水初步冲洗口腔印模外,还应使用消毒剂进行二次消毒。目前,国内80％以上的诊所都进行常规口腔印模消毒。ADA还针对不同的印模材料规定了消毒剂的消毒时间、浓度和温度,以利于其发挥最佳的效果。印模的消毒被认为是在口腔诊室和口腔技工加工室的常规程序,口腔印模材料由于其特殊性,不能耐受高温高压,目前,国内外尚未形成一套完善的、公认的消毒方法。

一、海藻酸盐印模材料的消毒方法

海藻酸盐印模材料若水胶体中水分减少,则体积收缩;若水胶体吸收水分,则体积膨胀。体积收缩和膨胀现象均可影响印模尺寸稳定性和准确性。因此,此类印模材料的消毒比其他印模材料更困难。目前,国内外应用和研究最多的口腔印模消毒方法主要包括以下几种。

(一) 物理消毒法

1. 微波消毒法

微波消毒是利用微波的热效应、场效应、量子效应等综合效应达到消毒目的。高频电场使介质内部的分子方向发生改变形成偶极子,偶极子沿外加电场的方向排列,高速运动引起分子相互摩擦,使介质温度迅速升高,联合微波其他效应可改变微生物细胞膜的通透性、破坏酶活性,并使蛋白变性失活杀灭微生物。

微波作为一种物理杀菌因子,杀菌谱广,效率高,消毒后不产生毒副产物,与化学消毒剂或金属离子联合作用还可起到协同杀菌效应。近年来,新一代的灭菌技术——应用微波诱导产生等离子体灭菌体系出现,由微波源、传输系统、等离子灭菌腔、真空泵等四部分组成,通常是以氩气为工作气体,氩气分子吸收微波能量后发生部分离子化反应,生成包含有中性粒子、离子、紫外光、真空紫外光及自由基等复杂物质的等离子体,它们极易与病原微生物体内蛋白质和核酸发生反应,在对致病菌具有强大杀伤力的同时,对杀菌物体损伤很低。

微波的消毒效果受微波的功率、作用时间、有效载荷量、所消毒物品的含水量等的影响。

微波消毒印模的方法相对于化学消毒方法具有以下优点:①灭菌时间短,效率高;②穿透性强,灭菌效果均匀一致;③只对物料本身起作用,能量损失少。虽然微波消毒对感染性较强的病原微生物有效,但对于口腔印模的精确性是否存在影响有待研究。

2. 臭氧消毒法

臭氧消毒效果很不理想,这可能是由于臭氧体的密度低于液体所致。主要原因是由印模表面凝溢现象产生的水分以及进入印模浅表内部的病毒更增强了臭氧消毒的难度。

3. 紫外线照射法

利用紫外线照射海藻酸盐印模对其进行消毒。研究认为,紫外线对印模消毒是一个值得临床推广的方法。但紫外线穿透性较弱,对于外形比较复杂的印模模型的消毒,存在无法达到的区域。

(二) 化学消毒法

1. 浸泡消毒法

目前,用化学消毒剂浸泡被认为是最可靠的印模消毒方法,其操作步骤为:将印模从口腔中取出后,立即用流水洗去残留的唾液、血液及碎屑,然后在消毒液中浸泡至规定的时间,取出后再用流水冲洗,轻轻甩干后灌制石膏模型。它可保证印模表面和托盘均与消毒液直接接触,印模上牙列对应的点隙裂沟等隐匿部位也能被很好地浸润,杀菌效果肯定。

临床常用的消毒剂有次氯酸钠、碘化合物、季铵盐类、酚类、戊二醛和酸性氧化电位水等。用浓度为 0.5% NaClO 溶液浸泡海藻酸盐印模 10 分钟可有效杀灭细菌,用 2% 中性强化戊二醛溶液浸泡 40 分钟可灭活海藻酸盐印模表面的乙型肝炎病毒。部分消毒剂可腐蚀金属托盘,损坏印模表面质量,或可引发眼结膜刺激、对人体有吸入毒性等危害,故使用时可根据消毒需要,选用适宜的消毒剂。

近年来,中性氧化电位水逐渐应用于口腔印模消毒,它是通过在电解槽中电解低浓度氯化钠溶液得到的一种高氧化还原电位(ORP)、中性 pH、含有效氯的新型消毒剂,除了迅速强大的杀菌作用外,还具有效果持久、对金属托盘无腐蚀性、杀菌后无残留等优势,相比酸性氧化电位水更接近中性的 pH,使其生物安全性也大大提高。有研究证实,中性氧化电位水作用 1 分钟可杀灭 99.9% 大肠埃希菌,作用 25 分钟可杀灭枯草杆菌黑色变种芽孢。

不可逆水胶体印模材料(海藻酸盐类)本身具有亲水性质,由于结构特点,会吸收消毒液中的水分而发生凝溢和渗润现象。统计显示,浸泡消毒法会使海藻酸盐印模产生明显的膨胀变形。用苯酚、聚维酮碘(碘伏)、戊二醛溶液浸泡印模 10 分钟后引起形变,因此,消毒后的海藻酸盐印模可达到制作诊断模型、对颌牙模型、可摘义齿支架的要求;用 2% 戊二醛浸泡海藻酸钾印模,结果显示浸泡 10 分钟后印模即发生有统计学意义的膨胀形变,且随浸泡时间延长,形变增加,将给修复体带来极其不利的影响,可能导致全冠边缘不密合。通过改变消毒液的浓度和浸泡时间,浸泡法是可以达到良好的消毒效果。因此,变形与消毒液种类无关,与浸泡时间有关。但大多数学者认为,只要严格控制消毒时间,这种形变可为临床所接受。

2. 喷雾消毒法

喷雾消毒法也是一种常用的消毒方法,其基本操作是:常规流水冲洗印模,去除表面的水分,用喷雾消毒剂均匀地喷涂一层,放入相对湿度 100% 的密闭容器中达到规定的消毒时间,取出后流水冲洗甩干,灌制模型。

用消毒液直接喷雾对印模的尺寸稳定性影响较小,但由于口腔结构的特殊性,消毒剂可能积聚在印模的某些凹陷部分而使其他部分消毒不完全;对于含水量较高的印模材料,材料水分渗出降低表面消毒剂的浓度,可能影响消毒效果;且消毒剂的挥发对人体健康有潜在的危害。以 3 000 mg/L 三氯羟基二苯醚为主要成分的复方消毒喷雾剂作用 10 分钟以上,对印模和石膏表面的微生物杀灭对数值 ≥3.0,达到消毒技术规范中对高效消毒剂的消毒效果要求。还有研究将酸性氧化还原电解水进行印模消毒,印模经雾化酸性氧化电位水处理后,不发生统计学意义的形变,不影响修复体的精度和质量。

3. 擦拭消毒法

有研究者用有效碘浓度为 5 000 mg/L 的聚维酮碘(碘伏)消毒液直接沾棉球擦拭消毒印模,其操作简单、易用、环节少、省时、省力,消毒效果可靠,便于管理,可有效地控制口腔取模操作过程的感染和交叉感染。但由于印模表面被唾液、血液等污染,容易影响消毒效果。

4. 消毒剂调拌法即自身消毒法

自身消毒法主要用于海藻酸盐印模材料,是将消毒液与海藻酸盐印模材料混合制取印模从而达到消毒抗菌效果,其使用的消毒液包括 0.1% 洗必泰、NaClO 消毒液、二氧化氯消毒液、0.01% 的聚维酮碘(碘伏)消毒液、壳聚糖等。

将消毒剂或抗菌剂加入印模材料中赋予其自身杀菌性能是一种新的消毒方法。有研究证明,添加了醋酸洗必泰、LZB－GC纳米载银抗菌剂等成分的自身消毒型印模材料能有效抑制口腔常见微生物,其印模尺寸精度变化总体小于在2％戊二醛溶液浸泡消毒产生的印模形变。自身消毒印模材料的优势在于与微生物接触时间长,均匀分布在材料中的消毒剂对深入印模内部的致病菌也有杀灭作用,简化了消毒程序。但也有学者报道,自身消毒型印模材料在流动性、凝胶强度、凝结时间、三维形变和表面细节再现等性质方面有明显变化。研究证明,添加抗菌剂的自身消毒海藻酸盐印模材料在尺寸精度方面总体上优于浸泡消毒的印模。除此之外,自身消毒型印模材料对耐药菌群及病毒的杀灭效能如何,怎样减少或避免对口腔黏膜的刺激或过敏反应等问题有待进一步研究。

自身消毒法是在印模材料中加入抗菌剂,制取印模后可直接灌模,省略了消毒过程,将消毒程序引起最终翻制模型误差的可能性降低,具有对印模精度影响小、省时、消毒效果好的优点,利于临床上的操作及推广。

（三）物理和化学联合消毒法

1. 印模清洗消毒机消毒法

印模清洗消毒机是采用物理和化学方法相结合的一种全自动新型消毒方法,其优点是：临床操作简便、消毒剂性能稳定、消毒效果好、消毒时间短(2～4分钟);同时,研究表明,测试样本的尺寸和角度的精度没有明显的影响。印模清洗消毒机消毒效果明显优于含氯消毒液浸泡处理,有利于减少医院内交叉感染。因此,使用印模清洗消毒机是消毒处理口腔印模的方法之一。

2. 流水冲洗加化学消毒法

用流水冲洗印模,甩去表面水分,可以初步去除印模表面污染物,再进行消毒。研究表明,流水冲洗能去除40％～90％的细菌,但不能去除HBV、HIV、结核分枝杆菌等。由于自来水冲洗达不到理想的消毒结果,只能清洗印模表面的一些污染物,不能清除病毒。因此,流水冲洗后还要进行化学消毒,这是目前最常用的消毒方法。

总之,消毒方法各有利弊：①喷雾消毒效果不肯定,消毒剂挥发对人体造成潜在危害;②浸泡消毒时间长,易造成印模变形,影响修复体的精度;③高科技消毒方法成本太高,设备昂贵。

二、消毒对印模精确性的影响

印模的精确性有很多影响因素,不同的消毒方法对其影响的因素主要体现在温度、湿度、时间三方面。消毒对口腔印模性能的影响主要有印模表面质量、尺寸稳定性、复制再现性和表面润湿性等方面。目前,国内外研究主要集中在尺寸稳定性和表面润湿性。

（一）对尺寸稳定性的影响

国内外学者就消毒对印模尺寸稳定性的影响已有一系列研究,影响口腔印模消毒质量的主要因素为消毒剂的组成和浓度、消毒的时间、消毒所用的方法以及不同消毒剂与印模材料间的配伍。对于不可逆性水胶体的印模,目前最常用的方法是浸泡消毒,由于其吸水膨胀的特性而要严格控制消毒时间,以免影响临床使用。对于弹性体印模,喷雾消毒和浸泡消毒均可达到消毒灭菌的效果。但由于缺乏测试手段的标准化,造成各研究之间结论不一,甚至相互矛盾。有研究认为,用二氧化氯溶液短时间浸泡消毒可能引起印模变形,而喷雾法消毒则对印模的尺寸的稳定性影响较小。另有研究表明,7.35 mol/L 二氧化氯浸泡消毒海藻酸盐印模在 30 分钟以内不会影响印模的精度,且优于 20 g/L 戊二醛。还有研究表明,用有效氯 2 500 mg/L NaClO 类消毒液调和海藻酸盐的印模,在 60 分钟内不影响模型的精度。用 20 g/L 戊二醛、5 250 mg/L NaClO 浸泡聚醚橡胶 10 分钟,对印模尺寸的稳定性无明显的影响。许多学者对不同的弹性体印模材料采用不同类型的消毒剂,并采用不同的消毒时间进行消毒,均得到较一致的结论,即浸泡消毒对弹性体印模影响不大。

海藻酸盐印模材料具有较强的亲水性,化学消毒时易发生形变。主要是因为海藻酸盐为不可复性水胶体材料,凝溢及渗润现象均会影响印模的尺寸稳定性,并最终影响修复体的质量精度。但有大量的研究表明,浸泡消毒法会破坏海藻酸盐印模表面的细微结构,使其吸收水分产生一定的形变,且易引起印模和托盘的分离。喷雾法对印模的尺寸稳定性影响较小,但容易产生消毒不完全的现象。主要表现在表面湿润性、光洁度及表面细节的复制性上。海藻酸盐印模材料凝固时表面残留的游离酸会与模型石膏起化学反应,印模材料浸泡消毒后残留的消毒液可以使石膏软化,这些都可导致模型表面强度的降低和表面粗糙度的增加。

（二）对印模表面润湿性的影响

表面润湿性通常指固体表面可被液体浸润的能力。若印模表面润湿性好,则灌制模型时,模型材料能充分流入印模的微细表面形态中,所灌制模型的细节再现性好,表面也不易产生凹陷、缺损。有研究表明,消毒剂可影响印模的表面润湿性。在消毒液中加入表面活性剂可显著提高印模材料的表面润湿性,降低石膏模型上空隙发生的可能。

第四节 · 海藻酸盐印模材料与其他材料的联合应用

采用琼脂与海藻酸盐印模材料在固定修复中的联合应用,利用两种印模材料的性能互补及加强，对固定修复体（高精度烤瓷、烤瓷桥、桩冠等）进行去取模，保障了前牙美观、后牙稳定的修复效果。

琼脂是一种弹性可逆的水胶体印模材料，基本成分是琼脂，由海草中萃取而得的一种亲水性胶体。它具有亲水性、流动性、黏性、胶凝作用、渗润和凝溢等特性，海藻酸盐印模材料属于不可逆性水胶体，特性弱于琼脂。

琼脂、海藻酸盐印模材料都属于弹性水胶体材料，它们能牢固地粘连，给联合应用创造了契机，它们的性能基本一致，但是琼脂性能更好。由于大面积应用，它在口腔冷却凝胶，给医生取模带来了困难，正好海藻酸盐印模材料可以代替大面积取模，而琼脂对基牙附近高精度部位、小面积的精确呈现肩台、颈缘骨嵴、固定桥基牙的准确，都恰到好处地弥补了海藻酸盐印模材料的性能不足（图9-7）。琼脂能够亲附细微的组织结构及要取出的重要部位的组织结构，让实体再现。琼脂材料的局部应用，较好地解决了固定修复体与基牙连接处的密合度，这一直是修复科临床医生值得重视的问题，如果密合度不好，唾液及食物残渣渗透到修复体与基牙之间，无论活髓牙或死髓牙都会引起继发龋，而且还会影响修复体的粘结效果。修复体的边缘密合度差、边缘卫生不良也会引起牙龈炎与牙龈退缩，造成边缘密合状态更差，琼脂与海藻酸盐印模材料的联合应用较好地解决了这一难题。

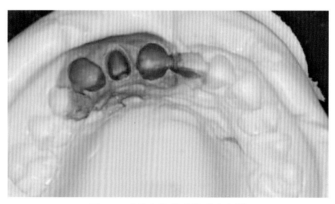

图9-7　琼脂与海藻酸盐联合印模

第五节 · 海藻酸盐印模材料的改良

国内外学者对海藻酸盐印模材料印模的消毒做出了许多努力。如何选择与所消毒的印模材料相匹配的消毒剂种类、浓度、作用时间、消毒方式以达到最佳配伍，在确保印模的精确度和质量的前提下达到最佳消毒效果,这些都是一直需要研究改良的问题。

近年来,研究热点有以无机抗菌材料为原料,添加到海藻酸盐印模材料中。我国对抗菌材料的标准规定为抗菌率大于90%表示有抗菌作用,大于99%表示有强抗菌作用,并证实其对印模材料的物理性能无明显影响。浸泡消毒建议选择能经受住长时间的浸泡消毒而不影响印模精度的印模材料,需要改善海藻酸盐印模材料的吸水性,降低其形变率。自身消毒法用于海藻酸盐印模材料可以有效地预防交叉感染。

抗菌材料加入到材料中可赋予材料多种性能,如抗菌、吸波、防震、催化等特性,具有抗菌持久、耐高温、生物安全性良好以及不易变色的优点。

第六节　海藻酸盐印模材料临床应用展望

目前,口腔印模多以海藻酸盐印模材料为主,其制取、消毒仍然以传统方法为主,口腔医务工作者务必重视交叉感染的控制,严格执行临床操作规范,印模送往技工室之前必须经过彻底消毒。

抗菌海藻酸盐印模材料的优点在于:解决了印模材料在保存和使用过程中的污染问题;避免了因消毒液浸泡消毒引起的印模变形、破坏表面细节、腐蚀金属托盘问题以及喷雾消毒引起的消毒剂挥发而对人体造成潜在危害等问题;节省消毒时间,简化临床操作步骤。

印模消毒方法中,有些因灭菌效果不佳或影响印模质量,还需进一步研究;有些则因消毒方法操作复杂,临床上难以推广,不利于口腔无菌操作的规范化。至今还没有达成一个可以被口腔专业界所公认,并能满足口腔修复临床需要的印模消毒标准性的方案。

综上所述,虽然含有消毒剂的印模材料在抗菌效果、消毒剂组成等方面有待于进一步研究,但以其临床使用的方便性,将有广阔的发展前景。特别是现代抗菌材料的研究和发展,为抗菌海藻酸盐印模材料的研制和改进提供了更系统的理论指导和技术支持,而有望成为解决海藻酸盐印模消毒问题的理想方法。我们也应密切关注口腔材料学的发展,以进一步优化海藻酸盐印模材料。

但随着光学、计算机图像识别处理技术及先进制造技术在口腔医学领域的应用,计算机辅助设计/计算机辅助制造(computer aided design/computer aided manufacturing, CAD/CAM)技术的飞速发展和完善,数字化诊疗模式将会成为今后口腔修复的发展趋势与主流技术,将来可能有一天会逐步替代海藻酸盐印模材料取模。

(王　磊　徐余波)

参 考 文 献

[1] 赵信义.口腔材料学[M].5 版.北京：人民卫生出版社,2012.

[2] 刘彩虹,段蔚泓,顾勤益.二氧化氯-藻酸盐印模材料自身消毒效果的研究[J].同济大学学报(医学版),2011,32(2)：51‐53.

[3] 刘琳.口腔印模材料消毒研究进展[J].甘肃科技,2010,26(6)：147‐148.

[4] 谭小凤,张叶,毕小琴.机混硅橡胶与藻酸盐印模材料在口腔修复印模制取中的应用研究[J].中国循证医学杂志,2014,14(3)：268‐270.

[5] 杨永帆,胡常红,彭明勇,等.两种消毒方法对藻酸盐印模材料尺寸精度的影响[J].重庆医学,2010,39(10)：1224‐1226.

[6] 王欣荣,孙娴静,孙国姝.添加 T‐ZnOw 对藻酸盐印模材料抗菌性的影响[J].口腔医学,2016,36(9)：788‐790.

[7] 钱小亚,林云红,吴云鼎.消毒方法对弹性体印模尺寸稳定性影响的研究进展[J].广东牙病防治,2015,23(6)：327‐330.

[8] Vlahova A P, Kisov C K, Popova V, et al. A new method for photodynamic disinfection of prosthetic constructions and impressions in prosthetic dentistry [J]. Folia Med (Plovdiv), 2012,54(1)：51‐57.

[9] 张叶影,屈野,郝玉梅,等.口腔印模消毒方法及前景展望[J].中华医院感染学杂志,2016,26(24)：5757‐5760.

[10] 刘琴,董海东,顾钰.口腔印模消毒效果的研究现状[J].中国消毒学杂志,2013,30(10)：959‐962.

第十章 · 海洋蛋白质基生物医用材料的临床应用

　　与海洋多糖类生物医用材料相比,海洋蛋白质基生物医用材料的开发及应用相对滞后,在医学领域尚未形成成熟的产业与市场。近年来,随着陆地源性蛋白质类材料来源、风险等压力日趋凸显,海洋蛋白质类材料再度成为关注热点。海洋蛋白质类材料用于医疗产品的开发虽然具有巨大市场潜力和社会价值,但整个行业尚处于萌芽期和培育期,未形成产业规模。截至目前仅有胶原/明胶、黏附蛋白等几类材料相对成熟,并初步形成成果转化。随着海洋资源开发日趋推进,已有多种新型海洋蛋白质类材料和活性物质的研究陆续发表,但多为不系统的基础研究,尚难形成技术或产品导向。为更有的放矢地评述行业现况、推动行业发展,本章仅介绍已有较为系统性应用基础研究和产业规模的胶原/明胶、黏附蛋白等几种代表性蛋白质基海洋材料,其他尚未形成临床应用的海洋蛋白质类材料此处暂不做展开介绍。

第一节 · 海洋胶原类生物医用材料的临床应用

2017 年 5 月 26 日，英国路透社报道了一例巴西医生用罗非鱼皮成功救治一位严重烧烫伤患者，初步结果证实，其疗效和患者顺应性远高于常规疗法，且无需服用止痛药。这一方法有望为解决经济欠发达或不发达地区、宗教区域人民参与全球技术进步成果共享提供更为经济有效、可行性强的新途径，也为胶原类海洋蛋白质基医用材料的临床应用可行性提供了有力证据。

海洋胶原在化妆品、保健品、食品等领域已日趋成熟，甚至在食品、保健品等领域已基本替代陆地来源胶原，但其在医疗产品领域的开发应用在世界范围内尚处于起步阶段，未形成市场规模。印度 EUCARE 公司和冰岛 Kerecis 公司是目前全球仅有的鱼胶原基医用产品的制造商。我国在该领域的产品开发基本空白，仅有部分应用基础类研究，没有形成突出优势的技术团队或集群，其应用领域多为化妆品、保健品及功能食品，但在转化医学领域仍处于萌芽阶段。就临床适应证而言，海洋胶原用于止血材料和创面愈合产品研究集中度和技术成熟度最高，已形成成果转化突破，用于伤口护理材料、组织修复材料、组织替代物、3D 打印材料、药物缓释材料等方面是较为集中的研究热点，但作为新兴领域尚未形成突破性进展。

一、伤口护理材料

印度 EUCARE 公司开发了 KOLLAGEN® -D、Helisorb® Sponge Powder、Helisorb® Sponge、KolSpon®、BioFil®、DonorDres®、KolSpon® Tape 等系列鱼胶原基医用产品，可用于急性创伤、部分皮肤缺损、各种烧烫伤、供皮区覆盖、压力性溃疡、静脉瘀积性溃疡、糖尿病溃疡、口腔止血等多种创面的护理，可有效止血且促进创面愈合，并可即时缓解患者伤痛，顺应性良好。该类产品大部分已获欧盟 CE marking，可在欧盟国家销售。

青岛海大倍尔信生物科技有限公司开发的创面敷料产品"倍尔信止血愈合海绵"以甲壳素和鱼鳔胶原为主要组分，可用于外科、妇产科、整形外科、口腔科等手术中创面止血和伤口愈合，还可用于浅度烧烫伤、压疮、糖尿病创面、宫颈炎等难愈性创面的护理，以及意外创伤、战地救护、工矿事故创伤等急救止血处理，其止血和伤口护理等效果均优于市售的猪、牛源性胶原蛋白海绵和可吸收止血纱布。

二、口腔修复材料

EUCARE 公司开发的 KolSpon® Plug、KolSpon® Cubes、Periocol®-GTR 等产品可用于牙窝填塞或缺损修补和牙周组织的再生,已获得 CE marking,可在欧盟国家销售。已有临床研究证实,上述鱼胶原类口腔修复材料用于牙周袋骨缺损、二级根分叉病变或牙周膜的辅助治疗,可显著改善预后质量,促进牙周组织及骨组织再生。

三、人工角膜

柏登生医公司利用台湾鲷鱼鱼鳞开发的脱细胞鱼鳞生物眼角膜"视原™生物眼角膜",在构造上与人类角膜相似,具有排列规则的层状结构和透明度,已于 2015 年取得德国联邦卫生部所属之德国联邦药品及医疗器械研究院核准进行人体试验。该人工角膜具有天然有序的胶原结构支架,接种角膜细胞后,可引导细胞迁入三维结构中有序生长。迷你猪等动物模型试验结果显示,该脱细胞鱼鳞源性新型人工角膜可有效修复 2 mm 厚度穿透性角膜穿孔。中国海洋大学樊廷俊团队以鳕鱼胶原和鱼皮源性硫酸软骨素复合做载体支架构建人工角膜,相较于陆地源性胶原而言更易于细胞潜入,在兔全层角膜移植动物模型移植 3 个月后基本可以恢复角膜透明度,为海洋源性全层人工角膜的构建奠定了基础。

四、组织修复材料

2013 年,美国 FDA 批准了首例脱细胞鱼皮产品 Kerecis™ 用于慢性溃疡创面的治疗,该产品临床适应证与市售的猪/牛脱细胞基质产品类似,但该产品中含有丰富 Ω-3 等不饱和脂肪酸,表现出优异的抗炎性能,可有效促进难愈性创面的愈合。小样本人体临床研究结果显示,难愈性溃疡患者连续使用 Kerecis™ 5 周后,创面面积、深度分别减少 40%、48%,部分患者创面甚至完全闭合,效果优于市售的猪/牛脱细胞基质产品。

Baldursson 等招募了 81 名志愿者(约 4 mm 全层皮肤损伤),对比研究 Kerecis™ 和脱细胞猪小肠黏膜下层用于组织修复的有效性。结果显示,Kerecis™ 组伤口愈合更快,在主要终点(术后 28 天)时伤口完全闭合。ELISA 检查结果证实该脱细胞鱼皮基质不会引起机体的自身免疫反应,安全性和有效性良好,为该类新型产品的转化和应用提供了重要依据。Kjartansson 等初步研究了 Kerecis Omega-3 Dura™ 对硬脑膜缺损的修复作用,发现脱细胞鱼皮基质可显著促进硬脑膜的再生,术后 11 周时可形成完整的新生硬脑膜结构,为脱细胞鱼皮基质用于硬脑膜损伤修复的可行性提供了科学依据。

第二节 · 海洋黏附蛋白类生物医用材料的临床应用

海洋源性黏附蛋具有湿黏附的特性,是开发新型、高效、具有优良湿性黏合性能的生物黏合剂的重要来源,也是仿生材料学研究关注的热点之一。贻贝黏蛋白是开发度尚可的代表性海洋源性黏附蛋白,因不具有放热反应,不导致闭合后的切口或创口硬化,具有反复黏接性,闭合过程中可以进行调整,可广泛用于普外科、心胸外科、神经外科、肛肠外科、泌尿外科、肿瘤外科、骨科和妇产科等。

美国 Biosciences 公司自 20 世纪 80 年代开始直接从贻贝足腺中提取并研制成组织培养用的黏合剂产品 Cell Tak™,该产品主要是 Mfp-1、Mfp-2 和 Mfp-3 的混合物,用于细胞培养过程中非贴壁细胞与培养皿的黏附和用于生物组织黏合。Chung 等将 Cell Tak™ 与大鼠乳房切除术模型中的纤维蛋白黏合剂 BioGlue® 进行比较,显示在不引起异物反应和仅引起轻微炎症反应的情况下 Cell Tak™ 抑制 66% 浆膜瘤的形成,因此被认为在需要相邻组织层间黏附的外科应用中具有前景。该公司还以贻贝细胞外基质黏附蛋白为主要功能成分开发了 MAPTriX™ 技术产品,可作为组织一种工程材料涂层使用,使其表面产生适合应用的生物功能界面。

2014 年,江苏贝瑞森公司研发的"贻贝黏蛋白创面修复敷料"获得了江苏省药品监督管理局审批的医疗器械产品注册证,可用于创面的修复,例如修复微等离子体治疗痤疮瘢痕后的创面,可以缓解激光治疗后引起的红斑、水肿、脱屑、疼痛和瘙痒,且使用方便、疗效快。此外,该产品还可用于瘢痕痒感的治疗,缓解彻底、起效迅速、使用简单、无明显不良反应。临床研究证实,烧伤后创面愈合期和瘢痕增生期患者使用贻贝黏蛋白后瘙痒平均分由治疗前的 9.3 下降至治疗后的 1.1,表明贻贝黏蛋白治疗烧伤后瘙痒安全有效,可为临床提供一种可行的治疗方法。

截至目前,我国 CFDA 业已批准了 4 项黏附蛋白类医疗器械上市,均用于临床浅表性创面的防护,按 Ⅱ 类医疗器械管理(表 10-1)。由此来看,海洋黏附蛋白类医用产品从产品开发、市场培育到上市监管均处于逐步成长期,可为 Ⅲ 类医疗器械产品的开发、评价、标准及监管积累经验。

表 10-1　我国 CFDA 已批准的海洋黏附蛋白类产品

序号	注册证编号	产品名称	结构及组成	适用范围
1	苏械注准 20162640499	贻贝黏附蛋白水凝胶敷料	主要成分为贻贝黏附蛋白,蛋白质含量为 0.5 mg/g 和 1.5 mg/g。每 100 g 产品贻贝黏附蛋白含量分别为 0.05 g 和 0.15 g,甲基纤维素均为 2.22 g,丙二醇均为 11.11 g,甘油均为 11.11 g,柠檬酸均为 0.29 g,其余均为注射用水	适用于临床浅表性创面的防护
2	吉械注准 20172640182	贻贝黏附蛋白水凝胶敷料	主要成分为贻贝黏附蛋白,蛋白质含量分别为 0.3 mg/g、0.5 mg/g 和 1.5 mg/g,每 100 g 产品中贻贝黏附蛋白分别为 0.030 g、0.050 g 和 0.150 g,甲基纤维素均为 2.22 g,丙二醇均为 11.11 g,甘油均为 11.11 g,柠檬酸均为 0.29 g,其余均为纯化水	适用于临床浅表性创面的防护
3	吉械注准 20172640178	贻贝黏附蛋白水凝胶敷料	主要成分为贻贝黏附蛋白,蛋白质含量分别为 0.3 mg/g、0.5 mg/g 和 1.5 mg/g,每 100 g 产品中贻贝黏附蛋白分别为 0.030 g、0.050 g 和 0.150 g,甲基纤维素均为 2.22 g,丙二醇均为 11.11 g,甘油均为 11.11 g,柠檬酸均为 0.29 g,其余均为纯化水	适用于临床浅表性创面的防护
4	川械注准 20192140172	贻贝黏附蛋白水凝胶敷料	主要成分为贻贝黏附蛋白,蛋白质含量分别为 0.5 mg/g 和 1.5 mg/g,每 100 g 产品中贻贝黏附蛋白分别为 0.050 g 和 0.150 g,甲基纤维素均为 2.22 g,丙二醇均为 11.11 g,甘油均为 11.11 g,柠檬酸均为 0.29 g,其余均为注射用水	适用于临床浅表性创面的防护

(位晓娟)

参 考 文 献

[1] Magnússon S, Baldursson B T, Kjartansson H, et al. Decellularized fish skin: characteristics that support tissue repair [J]. Laeknabladid, 2015,101(12): 567 - 573.

[2] Yang C K, Polanco T O, Lantis J C 2nd. A prospective, postmarket, compassionate clinical evaluation of a novel acellular fish-skin graft which contains Omega-3 fatty acids for the closure of hard-to-heal lower extremity chronic ulcers [J]. Wounds, 2016,28(4): 112 - 118.

[3] Baldursson B, Kjartansson H, KonrádsdóttirF, et al. Healing rate and autoimmune safety of full-thickness wounds treated with fish skin acellular dermal matrix versus porcine small-intestine submucosa: a noninferiority study [J]. Int J Low Extrem Wounds, 2015,14(1): 37 - 43.

[4] Kjartansson H, Olafsson I H, Karason S, et al. Use of acellular fish skin for dura repair in an ovine model: A pilot study [J]. Open Journal of Modern Neurosurgery, 2015,5(4): 124 - 136.

[5] Yang M L, Wu J H, Fang D Q, et al. Corrosion protection of waterborne epoxy coatings containing mussel-inspired adhesive polymers based on polyaspartamide derivatives on carbon steel [J]. Journal of Materials Science & Technology, 2018,12: 2464 - 2471.

[6] 费烨,王韵,沈征宇,等.贻贝粘蛋白在微等离子体治疗痤疮凹陷性瘢痕后的应用[J].临床皮肤科杂志,2015,44(1): 40 - 42.

[7] 黄海峰,毕鸣晔,胡君,等.贻贝粘蛋白的生物特性及在皮肤色素痣 CO_2 激光术后创面的临床应用[J].中华损伤与修复杂志(电子版),2016,11(1): 49 - 52.

[8] 于东宁,张国安,顾铭.贻贝粘蛋白治疗瘢痕瘙痒的临床研究[J].中华损伤与修复杂志(电子版),2013,8(6): 39 - 41.

附录 · 海洋生物医用材料专业名词术语

acceptable daily intake，ADI	每日允许摄入量
acetyl chitosan microspheres，ACM	乙酰壳聚糖微球
acetylglucosamine，AGS	乙酰氨基葡萄糖
acid-soluble collagen，ASC	酸溶性胶原
acipenseridae	鲟鱼
acrothrix	顶毛(丝)藻属
additive manufacturing，AM	增材制造
adenosine diphosphate，ADP	腺苷二磷酸
adriamycin，ADR	阿霉素
alanine aminotransferase，ALT	丙氨酸转氨酶
alariaceae	翅藻科
alginate	海藻酸盐
alginate-chitosan-alginate，ACA	海藻酸-壳聚糖-海藻酸
alginate-polylysine-alginate，APA	海藻酸-聚赖氨酸-海藻酸
alginate fiber	海藻酸盐纤维
alginate wound dressing	海藻酸盐医用敷料
alginic acid	海藻酸
alkaline phosphatase，ALP	碱性磷酸酶
alphal-galactosyle，α-Gal	α-半乳糖基抗原
American College of Cardiology，ACC	美国心脏病学会
American Society of Testing Material，ASTM	美国材料实验协会
aminoglucose，AG	氨基葡萄糖
amphiphilic chitosan，AC	双亲性壳聚糖
angiotensin converting enzyme，ACE	血管紧张素转换酶

anti-adhesion	防粘连
aplanosporeae	不动孢子纲
arginine，Arg	精氨酸
arginine-glycine-aspartic acid，RGD	精氨酸-甘氨酸-天冬氨酸
ascophyllum nodosum	泡叶藻
asialoglycoprotein receptor，ASGPR	去唾液酸糖蛋白受体
aspartate aminotransferase，AST	天冬氨酸转氨酶
asperococcaceae	粗粒(散生)藻科
asterias rolleston	罗氏海盘车
atomic absorption spectroscopy，AAS	原子吸收光谱法
atomic force microscope，AFM	原子力显微镜
Australian Orthopaedic Association National Joint Replacement Registry，AOANJRR	澳大利亚骨科协会关节登记系统
autologous chondrocyte transplantation，ACT	自体软骨细胞移植技术
best aquacultural practice，BAP	水产养殖认证
biocompatibility	生物相容性
biodegradation	生物降解
bioglass ceramic，BGC	生物玻璃陶瓷
biological evaluation	生物学评价
blood urea nitrogen，BUN	血尿素氮
bone mesenchyml stem cell，BMSC	骨髓间充质干细胞
bone morphogenetic protein，BMP	骨形态发生蛋白质
botrytella	聚果深属
bovine serum albumin，BSA	牛血清白蛋白
bovine viral diarrhoea virus，BVDV	牛病毒性腹泻病毒
bronchial artery chemoembolization，BACE	支气管动脉灌注化疗栓塞
byssal thread	足丝纤维部
c-kit proto-oncogene，C-KIT	酪氨酸激酶受体
calcium alginate	海藻酸钙
calcium alginate gel，CAG	海藻酸钙凝胶
carboxymethyl chitosan，CMCS	羧甲基壳聚糖
case report form，CFR	数据调查表

续　表

catlacatla	喀拉鲃
cavernous hemangioma of the liver，CHL	肝海绵状血管瘤
cellulose acetate，CA	醋酸纤维素
central nervous system，CNS	中枢神经系统
ceratin	角蛋白
chitase	壳聚糖酶
chitin	甲壳素
chitin deacetylase，CDA	甲壳素脱乙酰酶
chitin whisker，CW	甲壳素晶须
chitinase	甲壳素酶
chitooligosaccharides/chitosan oligosaccharides，COS	壳寡糖
chitosan，CS	壳聚糖
chitosan-collagen matrix，CCM	壳聚糖-胶原基质
chitosan-collagen-starch membrane，CCSM	壳聚糖-鱼胶原-淀粉膜
chitosan-dithioglycolic acid，CS-TGA	壳聚糖-二硫基乙醇酸水凝胶
chitosan composite	壳聚糖复合材料
chitosan derivative，CD	壳聚糖衍生物
chitosan fiber，CSF	壳聚糖纤维
chitosan hydrogel，CSH	壳聚糖水凝胶
chitosan microsphere，CM	壳聚糖微球
chitosan quaternary salt，CQS	壳聚糖季铵盐
chitosan sponge，CSS	壳聚糖海绵
chnoospora	毛孢藻属
chnoosporaceae	毛孢藻科
chorda	绳藻属
chordaceae	绳藻科
chordariaceae	索藻科
chordariales	索藻目
circular dichroism，CD	圆二色性
cleaning-in-place，CIP	在线清洁消毒系统
clinical attachment level，CAL	临床附着水平
clinical evaluation	临床评价

collagen	胶原
collagen canonical	胶原域
collagen fibril	胶原原纤维
collagen peptide	胶原多肽
collagen type Ⅰ antibody，COL-Ⅰ Ab	Ⅰ型胶原抗体
collagenous fiber	胶原纤维
colony forming unit，CFU	菌落形成单位
colpomenia	囊藻属
complaint handling	投诉处理
concanavalin A，Con A	刀豆蛋白 A
confocal laser scanning microscope，CLSM	激光扫描共聚焦显微镜
corrective actions，CA	纠偏措施
creatinine，Cr	肌酐
critical concentration	临界聚集浓度
critical control point，CCP	关键控制点
critical micelle concentration，CMC	临界胶束浓度
cross-polarized magic angle spinning nuclear magnetic resonance，CP/MAS NMR	交叉极化魔角旋转固体磁法
cyclosporeae	圆子纲
cysteine，Cy	半胱氨酸
cystoseiraceae	囊链藻科
D-glucosamine，GlcN	2-氨基-D-吡喃葡萄糖
danazol alginate microsphere，DKMG	达那唑海藻酸钠血管栓塞剂
degree of deacetylation，DD	脱乙酰度
degree of polymerization，DP	聚合度
denaturation temperature	热变性温度
desmarestia	酸藻属
dexamethasone sodium phosphate injection，DEXSP	地塞米松磷酸钠
dextran aldehyde，DA	右旋糖酐醛
dichloroacetic acid，DCA	二氯乙酸
dichloromethane，DCM	二氯甲烷
dictyopteris	网翼藻属

续　表

dictyosiphon	网管藻科
dictyota	网地藻属
dictyotales	网地藻目
differential scanning calorimetry，DSC	示差扫描量热法
diffusion coefficient	扩散系数
digital subtraction angiography，DSA	数字减影血管造影
dilophus	厚缘藻属
dimethylformamide，DMF	二甲基甲酰胺
dionyl hydrazine adipate，AAD	己二酸二酰肼
doxorubicin，DOX	阿霉素
drug carrier	药物载体
duck hepatitis virus，DHV	鸭病毒性肝炎病毒
dynamic light scattering，DLS	动态光散射仪
ecklonia	昆布属
ectocarpaceae	水云科
ectocarpales	水云目
ectocarpus	水云属
elachista	短毛藻属
elastic modulus，EM	弹性模量
electronic data capture，EDC	电子化的数据录入和管理
electronic medical record，EMR	电子病历
electrospinning	静电纺丝
elongation at break，EB	断裂伸长率
endothelial cell	内皮细胞
environmental scanning electron microscope，ESEM	环境扫描电子显微镜
enzyme-linked immuno sorbent assay，ELISA	酶联免疫吸附测定
epidermal growth factor，EGF	表皮生长因子
epidermal growth factor receptor，EGFR	表皮生长因子受体
establish critical limit，ECL	关键限值
ethylene oxide，EO	环氧乙烷
ethylenediaminetetraacetic acid，EDTA	乙二胺四乙酸
eudesme	真丝藻属

European Medicines Agency，EMA	欧洲药品管理局
European Pharmacopoeia，EP	欧洲药典
extracellular matrix，ECM	细胞外基质
feldmannia	费氏藻属
fibrillar or fibril-forming collagen	成纤维胶原
fibroblast，FB	成纤维细胞
fibroblast growth factor，FGF	成纤维细胞生长因子
fish collagen	鱼胶原
fish collagen peptide	鱼胶原多肽
fish gelatin	鱼明胶
fluorescein isothiocyanate，FITC	异硫氰酸荧光素
Food and Drug Administration，FDA	（美国）食品药品监督管理局
formic acid，FA	甲酸
Fourier transform infrared spectroscopy，FI-IR	傅里叶变换红外光谱
fucaceae	墨角藻科
fucales	墨角藻目
functional wound dressing	功能性医用敷料
gadusmorhua	大西洋鳕鱼
gas chromatography-mass spectrometer，GC-MS	气相色谱-质谱联用仪
gel blocking	凝胶阻断
gel permeation chromatography，GPC	凝胶渗透色谱
gelatin	明胶
genipin	京尼平
gingival index，GI	牙龈指数
glacial acetic acid，GAA	冰醋酸
glass transition temperature	玻璃化转变温度
Global Harmonization Task Force，GHTF	国际医疗器械协调组织
glucosaminoglycan，GAG	葡糖胺聚糖
glutamine transaminase，GT	谷氨酰胺转氨酶
glycerophosphate，GP	甘油磷酸钠
glycine，Gly	甘氨酸
glycine-arginine-glycine-aspartic-serine-proline，GRGDSP	正（甘氨酸）-精氨酸-甘氨酸-天冬氨酸-丝氨酸-脯氨酸

续 表

glycosaminoglycan，GAG	糖胺聚糖
good clinical practice，GCP	药品临床试验质量管理规范
graphene oxide，GO	氧化石墨烯
guided bone regeneration，GBR	引导骨再生术
guided tissue regeneration，GTR	引导组织再生术
guinea pig maximum test，GPMT	豚鼠最大剂量试验
guluronic acid	古罗糖醛酸
halothrix	褐毛藻属
hazard analysis and critical control point，HACCP	危害分析与关键控制点
hazard analysis and preventive measure，HAPM	危害分析和预防措施
hepatocellular carcinoma，HCC	肝细胞癌
heteroralfsia	异形褐壳藻属
high performance liquid chromatography，HLPC	高效液相色谱法
hincksia	褐茸藻属
hizikia	羊栖菜属
homotrimer	同型三聚体
horseradish peroxidase，HRP	辣根过氧化物酶
human like collagen，HLC	类人胶原
human neutrophil elastase，HNE	人嗜中性粒细胞弹性蛋白酶
human periodontal ligament cell，HPDLC	人牙周膜成纤维细胞
human umbilical vein endothelial cell，HUVEC	人脐静脉内皮细胞
hydroclathrus	网胰藻属
hydroxyapatite，HAP	羟基磷灰石
hydroxybutyl chitosan，HBC	羟丁基壳聚糖
hydroxylysine，Hyl	羟赖氨酸
hydroxyproline，Hyp	羟脯胺酸
hydroxypropyl-methylcellulose，HPMC	羟丙基甲基纤维素
hypodermic hematopoietic necrosis virus，HHNV	皮下造血器官坏死病毒
immunofluorescence assay，IFA	免疫荧光试验
immunoglobulin A，IgA	免疫球蛋白 A
immunoglobulin G，IgG	免疫球蛋白 G
immunoglobulin M，IgM	免疫球蛋白 M

implant registration	植入物登记
induced pluripotent stem cell，IPS	诱导多能干细胞
insoluble collagen，ISC	不溶胶原
intelligent hydrogel	智能型水凝胶
intent to treat，ITT	意向性治疗
interleukin，IL	白介素
International Conference on Cardiovascular Research，ICCR	国际心血管注册登记联盟
International Conference on Orthopaedic Research，ICOR	国际骨科注册登记联盟
International Conference on Vessel Research，ICVR	国际血管注册登记联盟
International Medical Device Regulators Forum，IMDRF	国际医疗器械监管机构论坛
International Organization for Standardization，ISO	国际标准化组织
International Union of Pure and Applied Chemistry，IUPAC	国际纯粹与应用化学联合会
ishige	铁钉菜属
ishigeaceae	铁钉菜科
isoelectric point	等电点
isoleucine	异亮氨酸
jellyfish	海蜇
keloid fibroblast，KFB	瘢痕疙瘩成纤维细胞
kelp micro gelation，KMG	海藻酸钠血管栓塞剂
kilogray，kGy	千戈瑞
kuckuckia	库氏藻属
labeorohita	南亚野鲮
lamellibranchia	双壳纲
laminaria	海带属
laminaria digitata	掌状海带
laminaria hyperborea	极北海带
laminaria japonica	海带
laminariaceae	海带科
laminariales	海带目
laminariocolar	带绒藻属
laser scattering-gel permeation chromatography，LLS-GPC	激光散射-凝胶渗透色谱联用法
leathesia	黏膜藻属

续　表

leathesiaceae	黏膜藻科
lessonia flavicans	巨藻 LF
lessonia nigrescens	巨藻 LN
lessoniaceae	巨藻科
limulus amoebocyte lysate，LAL	鲎变形细胞溶解物
lipopolysaccharide，LPS	脂多糖
liquid chromatography-mass spectrometer，LC-MS	液相色谱-质谱联用仪
lobophora	匍扇藻属
loop electrosurgical excisional procedure，LEEP	宫颈环形电切术
lophotrochozoa	冠轮动物
low critical solution temperature，LCST	低临界溶解温度
macrocystis	巨藻属
macrocystis pyrifera	巨藻 MP
macrophage activating factor，MAF	巨噬细胞活化因子
mannuronic acid	甘露糖醛酸
mast cell chymase，MCT	肥大细胞蛋白酶
matrix-assisted laser desorption/ionization time-of-flight，MALDI-TOF	基质辅助激光解析电离飞行时间
matrix metalloproteinase，MMP	基质金属蛋白酶
methionine	蛋氨酸
methyl isobutyl ketone，MIBK	4-甲基-2-戊酮
minimum inhibitory concentration，MIC	最低抑菌浓度
mitoxantrone，MTO	米托蒽醌
moist healing	湿润愈合
molecular weight，MW	分子量
molecular weight cut-off，MWCO	可截留物质的分子量
mollusca	软体动物门
monitoring	监控体系
mouse embryonic fibroblast，MEF	小鼠胚胎成纤维细胞
mucosa delivery	黏膜递送
multiangle laser light scattering，MALLS	多角度激光光散射法
myagropsis	囊链藻属

续 表

myelophycus	肠髓藻属
myriactula	多毛藻属
mytilidae	贻贝科
mytilus coruscus	厚壳贻贝
mytilus edulis foot protein，MEFP	贻贝足蛋白
mytilus edulis linnaeus	紫贻贝
mytioida	贻贝目
nanoparticle	纳米颗粒
National Joint Registry，NJR	国家关节登记库
National Medical Products Administration，NMPA	国家药品管理局
nemacystus	海蕴属
nerve growth factor，NGF	神经生长因子
N-hydroxysuccinimide，NHS	N-羟基丁二酰亚胺
N-octyl-*O*,*N*-carboxymethyl chitosan，OCC	N-辛基-O,N-羧甲基壳聚糖
non-fibrillar or non-fibril-forming collagen	非成纤维胶原
nonwovens	非织造布
nordihydroguaiaretic acid，NDGA	去甲二氢愈创木酸
normal fibroblast，NFB	正常成纤维细胞
nuclear magnetic resonance，NMR	核磁共振
ommochrome	眼色素
ornithine	鸟氨酸
osteoarthritis，OA	骨关节炎
osteocalcin，OCN	骨钙素
osteopontin，OPN	骨桥蛋白
oxidative stress，OS	氧化应激
pachydictyon	厚网藻属
padina	团扇藻属
papenfussiella	异丝藻属
paugusiushamiltoa	芒鲇
pectin dialdehyde，PD	果胶二醛
pepsin-soluble collagen，PSC	酶溶性胶原
periodontal pocket depth，PPD	牙周袋深度

续　表

peripheral nervous system，PNS	外周神经系统
peritoneal exudate cell，PEC	腹腔渗出细胞
perna viridis	翡翠贻贝
petalonia	幅叶藻属
petrospongium	海绵藻属
phaeosporeae	褐子纲
Pharmaceuticals and Medical Devices Agency，PMDA	（日本）药品和医疗器械管理局
phosphate buffer solution，PBS	磷酸盐缓冲液
pilayella	间囊藻属
pilayellaceae	间囊藻科
plaque	糖胺聚糖
platelet-derived growth factor，PDGF	血小板衍生生长因子
platelet factor，PF	血小板因子
pogotrichum	髭毛藻属
polyacrylamide，PAM	聚丙烯酰胺
polyacrylic acid，PAA	聚丙烯酸
polycaprolactone，PCL	聚己内酯
polydimethylsiloxane，PDMS	聚二甲基硅氧烷
polyelectrolyte，PE	聚电解质
polyelectrolyte complex，PEC	聚电解质复合物
polyethersulfone，PES	聚醚砜
polyethylene glycol，PEG	聚乙二醇
polyethylene glycol diamine，PEG-DA	聚乙二醇二胺
polyglycolide，PGA	聚乙交酯
polyhydroxybutyrate hydroxyvalerate，PHBV	聚羟基丁酸羟基戊酸酯
polylactic acid，PLA	聚乳酸
polylactic acid-glycolic acid，PLGA	聚乳酸羟基乙酸
polymethacrylic acid，PMA	聚甲基丙烯酸
polymorphonuclear leukocyte，PMN	多形核白细胞
polystyrene，PS	聚苯乙烯
polytretus	多孔藻属
polyvinyl alcohol，PVA	聚乙烯醇

续　表

polyvinylpyrrolidone，PVP	聚乙烯吡咯烷酮
porcine parvovirus，PPV	猪细小病毒
porphyromonasgingivalis	福赛坦氏菌
post-marketing	上市后
pragmatic randomized clinical trial，pRCT	实用性随机临床试验
primary irritation index，PII	原发性刺激指数
primary structure	一级结构
probing depth，PD	探测深度
problem reporting	不良事件上报
proline	脯氨酸
proline-valine-glycine-leucine-isoleucine-glycine，PVGLIG	脯氨酸-缬氨酸-甘氨酸-亮氨酸-异亮氨酸-甘氨酸
propylene glycol alginate，PGA	海藻酸丙二醇酯
propylene oxide，PEO	聚氧乙烯
pseudo rabies virus，PRV	伪狂犬病病毒
pufferfis	河豚
punctaria	点叶藻属
punctariaceae	点叶藻科
pyrogen	热原
quaternary structure	四级结构
ralfsia	褐壳藻属
ralfsiaceae	褐壳藻科
ralfsiales	褐壳藻目
randomized clinical trial，RCT	随机临床试验
rapid prototyping，RP	原位快速成形
rapid prototyping manufacturing，RPM	快速成形技术
reactive oxygen species，ROS	活性氧
real-world data，RWD	真实世界数据
real-world evidence，RWE	真实世界证据
real-world study，RWS	真实世界研究
recall procedure	召回程序
recombinant human granulocyte-macrophage colony-stimulating factor，rhGM-CSF	重组人粒细胞-巨噬细胞刺激因子

续　表

record-keeping procedure，RKP	记录保持程序
relative growth rate，RGR	相对生长速率
relative humidity，RH	相对湿度
reverse transcription polymerase chain reaction，RT-PCR	逆转录聚合酶链式反应
risk management	风险管理
rosenvinges	如氏藻属
rotiramulus	粗轴藻属
S. polycystum	匍枝马尾藻
S. pallidum	海蒿子
salt-soluble collagen，SSC	盐溶性胶原
sargassaceae	马尾藻科
sargassum	马尾藻属
saundersella	褐条菜属
scaling and root planning，SRP	根面平整术
scanning electron microscope，SEM	扫描电子显微镜
schwann cell，SC	雪旺细胞
scytosiphon	萱藻属
scytosiphonaceae	萱藻科
seaweed pipefish	海草尖嘴鱼
secondary structure	二级结构
silver carp	银鲤鱼
silver containing wound dressing	含银医用敷料
silvetia	鹿角菜属
simulated body fluid，SBF	模拟体液
size exclusion chromatography-multi angle light scatterer，SEC-MALLS	尺寸排阻色谱-多角度激光散射测定仪
smooth muscle cell，SMC	平滑肌细胞
Society of Thoracic Surgeons，STS	(美国)胸外科医师协会
sodium alginate，SA	海藻酸钠
sodium dodecyl-sulfate polyacrylamide gel electrophoresis technology，SDS-PAGE	十二烷基硫酸-聚丙烯酰胺凝胶
sorocarpaceae	聚果藻科

spatoglossum	褐舌藻属
spermatochnaceae	狭果藻科(海蕴科)
sphaecelariaceae	黑顶藻科
sphaerotrichia	球毛藻属
spongonema	绵线藻属
standard operating procedure，SOP	标准操作程序
stem	足丝茎部
sterility assurance level，SAL	无菌保证水平
stimulus responsiveness	刺激响应性
streblonema	扭线藻属
striaria	环囊藻属
striariaceae	环囊藻科
sucrose aldehyde，SA	蔗糖醛
super-paramagnetic iron oxide nanoparticle，SPIO	载超顺磁氧化铁纳米粒
super-secondary structure	超二级结构
swelling index，SI	溶胀系数
swelling rate，SR	溶胀率
tannerella forsythia	牙龈卟啉单胞菌
taura syndrome virus，TSV	对虾桃拉病毒
TdT-mediated dUTP nick end labeling technique，TUNEL	原位缺口末端标记法
tea polyphenol，TP	茶多酚
tensile strength，TS	拉伸强度
tertiary structure	三级结构
tetrabutyl ammonium hydroxide，TBA-OH	四丁基氢氧化铵
tetracycline hydrochloride，TH	盐酸四环素
thermal shrinkage temperature	热收缩温度
thermal transition temperature	热转变温度
thermogravimetric analysis，TGA	热重分析
thrombin loadedalginate-calcium microsphere，TACM	开发止血栓塞微球
tilapia	罗非鱼
tinocladia	面条藻属
tissue culture plate，TCP	细胞培养板

续　表

tissue engineered medical product，TEMP	组织工程医疗产品
tissue engineering scaffold	组织工程支架
tissue repair and regeneration	组织修复与再生
transcatheter arterial chemoembolization，TACE	经导管动脉栓塞
transcatheter valve therapy，TVT	经导管瓣膜治疗
transforming growth factor，TGF	转化生长因子
transglutaminase-1，TGase-1	转谷氨酰胺酶-1
transmission electron microscope，TEM	透射电子显微镜
tricalcium phosphate，TCP	磷酸三钙
triethylenetetramine hexaacetic acid，TTHA	三乙烯四胺六乙酸
trifluoroacetic acid，TFA	三氟乙酸
trimethylsilane modified chitosan	三甲基硅烷改性的壳聚糖
tripolyphosphate，TPP	三聚磷酸盐
tropocollagen	原胶原
tryptophan，Trp	色氨酸
tumor necrosis factor，TNF	肿瘤坏死因子
tuna	金枪鱼
turbinaria	喇叭藻属
type Ⅰ collagen，COL-Ⅰ	Ⅰ型胶原
type Ⅱ collagen，COL-Ⅱ	Ⅱ型胶原
tyrosine，Tyr	酪氨酸
undaria	裙带菜属
Unique Device Identification，UDI	医疗器械唯一标识
United States Pharmacopoeia，USP	美国药典
upper critical solution temperature，UCST	上限临界溶解温度
uterine arterial embolization，UAE	子宫动脉栓塞术
UV-visible absorption spectrum，UV-VIS	紫外可见吸收光谱
vacuum sealing drainage，VSD	负压封闭引流
vascular endothelial cell，VEC	血管内皮细胞
vascular endothelial growth factor，VEGF	血管内皮生长因子
vascular smooth muscle cell，VSMC	血管平滑肌细胞
verification procedures，VP	验证程序

volume exclusion chromatography	体积排除色谱法
von Willebrand factor，vWF	血管性血友病因子
water in oil	油包水
water soluble chitosan，WSC	水溶性壳聚糖
water vapor permeability，MVP	水蒸气透过率
white blood cell，WBC	白细胞
white spot syndrome virus，WSSV	白斑病病毒
World Health Organization，WHO	世界卫生组织
X-ray diffraction，XRD	X线衍射
X-ray photoelectron spectroscopy，XPS	X线光电子能谱法
yellowhead virus，YHV	黄头症病毒
zonaria	圈扇藻属
1-[3-(Dimethylamino)propyl]-3-ethylcarbodimide hydrochloride，EDC	1-(3-二甲氨基丙基)-3-乙基碳二亚胺盐酸盐
3-(4,5-dimethyl-2-thiazolyl)-2,5-diphenyl-2-H-tetrazolium bromide，MTT	3-(4,5-二甲基噻唑-2)-2,5-二苯基四氮唑溴盐
3,3',5,5'-tetramethylbenzidine，TMB	3,3',5,5'-四甲基联苯胺
3D printing	3D打印
5-fluorouracil，5-FU	5-氟尿嘧啶